LE

MÉDECIN DU FOYER

⁎

PARIS. — IMPRIMERIE LAROUSSE

17, RUE MONTPARNASSE, 17

⁎

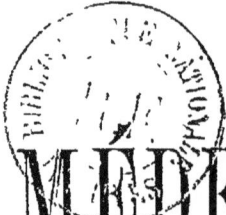

LE
MÉDECIN DU FOYER

CONTENANT

L'EXPOSÉ DE TOUS LES SOINS NÉCESSAIRES

A LA CONSERVATION DE LA SANTÉ

Depuis la naissance jusqu'aux limites extrêmes
de la longévité humaine

PAR A. YSABEAU

D. M. L. B.

Ancien professeur d'histoire naturelle à l'École normale
de Bruxelles.

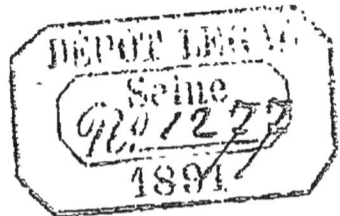

PARIS

GARNIER FRÈRES, LIBRAIRES-ÉDITEURS

6, RUE DES SAINTS-PÈRES, 6

INTRODUCTION

Pour posséder et conserver le plus précieux des
biens, la santé, l'homme a besoin de soins non interrompus, depuis l'instant où il vient au monde, et, plus
tard, de conseils judicieux, jusqu'aux dernières limites
de la durée de son existence. Bien des livres ont été
écrits sur cette matière, dans le but de tenir l'homme
en garde contre lui-même, de lui démontrer cette
vérité si bien reconnue, et si parfaitement méconnue
dans la pratique de la vie, que sur dix cas de maladie,
il y en a neuf qui proviennent de sa faute, et qu'il
n'aurait tenu qu'à lui de les éviter. Toutefois, grâce
aux progrès incessants des différentes branches de
l'art de guérir, surtout de l'hygiène qui reçoit chaque
jour de nouvelles et très-heureuses applications, il y
a place pour un bon livre à l'usage de ceux qui veulent ne rien négliger de ce qui peut contribuer à les
maintenir à l'état de santé normale, et, de plus, être

en mesure d'aider efficacement en cas d'accident, de blessure ou de maladie, tous ceux qui, en l'absence des hommes de l'art, peuvent avoir besoin d'être immédiatement secourus : ce peu de mots résume la pensée du livre nouveau que nous offrons au public, avec l'espoir qu'il deviendra dans tous les ménages, ainsi que son titre l'indique, LE MÉDECIN DU FOYER.

Afin de faire passer dans un ordre régulier sous les yeux du lecteur toutes les notions qui peuvent rentrer dans un pareil cadre, LE MÉDECIN DU FOYER prend l'enfant à l'instant de sa naissance, et le suit pas à pas, dans toutes les phases de son développement, à travers toutes les crises de sa croissance, toutes les maladies qui peuvent assaillir le premier âge, l'enfance, l'adolescence, la jeunesse jusqu'à l'âge adulte.

Il est homme enfin, et ce sera bientôt à lui d'être désormais son propre médecin. La loi qui domine l'humanité tout entière, la loi du devoir, prescrit à l'homme fait de veiller assidûment sur lui-même, de n'être jamais exposé, par sa propre faute, à se trouver hors d'état de remplir ses obligations. Le maintien de sa santé, non moins important pour les autres que pour lui-même, lui est garanti, s'il se conforme aux conseils d'une application sûre et facile que lui donne à ce sujet LE MÉDECIN DU FOYER.

Qu'il nous soit permis de mettre brièvement en relief dans cette introduction les conséquences funestes qu'entraînent à leur suite l'insouciance et l'incurie de l'homme au sujet de sa propre santé. Il en est beaucoup qui, lorsqu'on leur fait dans leur intérêt de sages représentations à cet égard, se hâtent de vous fermer la bouche par cette réponse banale : « Je ne fais tort qu'à moi-même. » Rien n'est plus complétement faux ; il n'est pas au pouvoir de l'homme de ne faire tort qu'à lui-même ; chaque fois qu'il se rend malade par sa propre faute, il fait tort évidemment à sa famille et à la société de toute la différence d'activité d'un homme bien portant à un homme cloué dans son lit par la maladie.

D'un point de vue plus élevé la même question s'offre sous un aspect encore plus grave. L'homme le plus isolé dans le monde a toujours quelqu'un qui s'intéresse à lui, quelqu'un qui sera malheureux si, faute de précautions et de soins, il compromet son existence, ou seulement sa santé ; l'histoire atteste qu'à toutes les époques, dans tous les genres de sociétés, il en fut toujours ainsi. Préoccupés de la conquête du monde, les Romains, ayant avant tout besoin de vigueur corporelle, prenaient congé de leurs amis en leur souhaitant la santé par cette formule brève et expressive : *Vale*, porte-toi bien. Les Grecs, plus ingénieux, exprimaient en se quittant une pensée meilleure ; ils se disaient mutuellement : μακάριοι ἐστε, soyez heureux ! Jamais ils ne disaient, même à l'homme le plus seul au monde : sois heureux ! Ils ne supposaient pas qu'il fût possible d'être heureux seul. Dans leur pensée, ce n'était pas souhaiter du bonheur à quelqu'un que de le lui souhaiter à lui tout seul ; ils comprenaient dans leurs vœux de bonheur celui des parents, des amis, de tous ceux dont le bonheur nous importe autant et plus que le nôtre, celui des êtres dont l'affection nous attache à la vie. De ce principe découlent tous les devoirs de l'homme envers lui-même et envers les autres, quant à la conservation de sa santé.

Le Médecin du foyer entreprend de lui montrer la route, non-seulément pour se secourir lui-même, mais aussi pour secourir les autres; il prévoit les maladies les plus fréquentes de l'homme adulte vivant en société, il lui retrace les soins qu'il doit prendre de lui-même, dans la vie active, dans la vie sédentaire, en voyage sur terre ou sur mer, lorsque pour ses affaires personnelles, ou pour suivre son drapeau, il est exposé à des changements brusques de climat ou de régime alimentaire; il lui fait connaître les mesures de précautions à prendre en temps d'épidémie, ou pour l'exercice des professions dangereuses à divers degrés.

Le voilà sur les limites de la vieillesse ; les infirmités graves n'en sont pas toujours les compagnes inséparables, surtout quand la jeunesse et l'âge mûr n'ont pas été troublés outre mesure par les orages des passions. LE MÉDECIN DU FOYER lui donne les conseils les plus salutaires sur les moyens de retarder et d'amoindrir les ravages du temps, d'avancer en âge en conservant le plein exercice de ses facultés. Lorsque enfin vient à sonner l'heure où le déclin des forces physiques amène l'inévitable décadence de l'organisme, il enseigne à la femme et aux enfants du vieillard à lui prodiguer ces soins délicats qui peuvent, dans des limites très-étendues, lui rendre plus facile à porter le poids inévitable d'un long âge.

Dans le plan qui vient d'être esquissé, l'auteur s'est appliqué à ne rien omettre de ce que le lecteur peut s'attendre à y trouver, d'après les engagements contenus dans le titre de l'ouvrage ; il répond à l'un des plus impérieux besoins de la société actuelle ; sa réalisation, aussi complète que possible, permet d'espérer, de la part de quiconque désire se bien porter lui-même et aider les autres à se maintenir en santé, un accueil bienveillant et une faveur durable pour LE MÉDECIN DU FOYER.

A. YSABEAU.

MÉDECIN DU FOYER.

CHAPITRE PREMIER.

Naissance. — Allaitement.

Éducation antérieure.—Un livre peu remarqué, quoique
très-remarquable, a été publié de nos jours sous le titre de :
l'*Éducation antérieure*. A travers beaucoup d'excentricités, ce
livre contient la démonstration de plusieurs vérités importantes, celle-ci entre autres : La responsabilité de la famille
envers l'enfant commence avant sa naissance ; l'état physique
et moral de la mère, les objets dont elle s'entoure, les idées
dont elle se préoccupe pendant la grossesse, exercent une
très-grande influence sur l'état physique et moral de l'enfant
au moment de sa naissance, par conséquent sur tout son avenir. La mère qui perd de vue cette partie de ses devoirs en
sera cruellement punie. La femme la plus légère, la plus in-
souciante, souffre en voyant languir et dépérir un malheureux
enfant né dans de mauvaises conditions. Elle ne se dit pas
toujours : j'ai eu tort de continuer à fréquenter les réunions
et les spectacles ; j'ai eu encore plus grand tort de me livrer
à des excès d'impatience et de colère qui ont altéré la santé
de mon enfant. peut-être même son caractère. Néanmoins,
cette pensée douloureuse lui revient quelquefois ; il y a,

comme dit Balzac, des moments où la conscience grogne,
quelque chose que l'on fasse pour l'en empêcher. Avant de
s'occuper de l'enfant, il y a donc lieu de recommander à la
jeune mère la plus grande attention à veiller sur elle-même,
sur sa santé, sur ses impressions, principalement durant les
trois derniers mois qui précèdent la naissance.

Si l'on insiste sur ce conseil, cela ne veut pas dire qu'on
admet d'une manière absolue les idées répandues parmi les
classes les moins éclairées de la société, quant aux résultats que peuvent avoir les sentiments de dégoût, d'horreur ou
d'effroi que la femme éprouve accidentellement pendant la
grossesse. On peut citer par milliers les femmes qui ont été
impressionnées jusqu'à l'évanouissement inclusivement, par
des objets effrayants ou hideux, et qui n'en ont pas moins
donné naissance à des enfants parfaitement bien conformés
sous tous les rapports. Mais, il suffit que ces objets produisent quelquefois des réactions funestes sur l'enfant qui
n'est pas né (et l'on ne peut nier qu'il y en ait des exemples
à l'abri de toute contestation), pour que ce soit un devoir de
n'y point exposer un être qui n'a pas demandé la vie, et pour
qui la vie, sans la santé normale du corps et de l'intelligence,
ne sera, certes, pas un bienfait.

Ce serait sortir dès le début trop évidemment du cadre de
cet ouvrage, que d'aborder ici l'examen de la question de
ces réactions très-réelles bien qu'elles semblent inexplicables,
et que, comme on l'a vu, elles ne se produisent pas nécessairement. On se borne à constater le fait de la valeur militaire héréditaire dans les familles dont les fils suivent constamment la carrière des armes, et l'effroi qu'éprouva toute sa
vie le fils de Marie Stuart à la vue d'une épée nue, parce que
sa mère avait vu tuer à coups d'épée le musicien Rizzio, lorsqu'elle était sur le point de devenir mère. L'effet est ici tellement lié à la cause, que l'évidence est complète.

Soins au nouveau-né. — Le premier soin à prendre en
faveur d'un nouveau-né, c'est de veiller à ce qu'il naisse avec
le moins de difficulté possible. Beaucoup de dames préfèrent,
par un sentiment de retenue des plus naturels, les soins d'une

sage-femme à ceux d'un accoucheur. Il n'y a aucun inconvénient sérieux, lorsqu'on s'adresse à une sage-femme, non pas
la plus habile et la plus renommée, mais la plus conscien-
cieuse. Quand les choses se passent régulièrement, l'intervention de la sage-femme se borne à peu de chose ; à la
rigueur, on pourrait s'en passer, et c'est ce qui a lieu dans
beaucoup de villages où les enfants et les mères ne s'en
trouvent pas plus mal. Quand il survient des difficultés, il
importe que la sage-femme ait assez d'habileté pour les
prévoir, et assez de conscience pour réclamer en temps
utile le concours d'un accoucheur. Si par présomption elle
veut se charger seule d'une besogne qui dépasse son savoir-
faire, il faut toujours qu'elle finisse par avouer son insuffisance ; mais alors, l'accoucheur n'arrive trop souvent que
quand il n'est plus en son pouvoir de sauver ni l'enfant, ni
la mère.

Quand la jeune femme a reçu avant son mariage les soins
d'un médecin expérimenté qui est en même temps accoucheur,
elle agit prudemment en se confiant à lui pour la naissance
de son premier enfant ; dans la suite, si elle préfère les soins
d'une sage-femme, elle doit choisir celle qui lui offre le plus
de garanties, non-seulement quant au talent, mais aussi et
principalement, quant à la conscience.

Allaitement. — L'enfant est né, dans les meilleures conditions possibles ; il a bonne envie de vivre ; une première
question s'offre à résoudre : qui le nourrira ? Cette question a
une telle importance pour l'avenir de l'enfant, qu'elle doit
être examinée avec beaucoup d'attention. On sait que, vers la
fin du dernier siècle, l'éloquence de J.-J. Rousseau avait mis à
la mode, dans les rangs les plus élevés de la société, la coutume pour les mères d'allaiter elles-mêmes leurs enfants. Ce
qu'on ne sait pas aussi généralement, et ce qu'il importe de
rappeler, c'est la raison péremptoire qui n'a pas tardé à faire
abandonner le précepte de J.-J. Rousseau. Dans les familles
où ce précepte avait été pris au sérieux et mis scrupuleusement en pratique, tous les enfants mouraient, sans exception ;
impossible d'en élever un seul ; de sorte que si cet engou-

ment pour l'allaitement maternel avait persisté, toutes les familles distinguées se seraient éteintes dans un temps fort court. Les choses ont peu changé depuis cette époque. Les jeunes personnes des classes aisées et riches sont élevées dans des couvents ou des pensionnats d'où elles ne sortent pas ordinairement très-robustes; elles seraient au regret d'avoir de grosses couleurs, de gros bras de cuisinière, ce qu'on nomme, avec une sorte de dédain, une grosse santé. On les marie le plus souvent très-jeunes à des hommes qui ont passé par toutes les épreuves d'une jeunesse orageuse, livrés, après comme avant le mariage, à l'agitation des affaires; les enfants issus de ces unions ne peuvent être que chétifs et délicats; si pour traverser la période toujours si difficile à passer du premier âge, ils n'ont qu'un lait échauffé, en quantité insuffisante, dépourvu de principes nutritifs, ils meurent. C'est la bonne qualité du lait des nourrices choisies parmi les femmes robustes de la campagne, qui leur donne seule la force de vivre; nourris par leur mère, on le répète, ils sont condamnés à périr. Le même ordre de considérations s'applique aux mères placées par la destinée dans une situation moyenne, et forcées d'habiter les villes, à cause de la profession de leurs maris. Si, pour vaquer aux soins de leur commerce, elles ne disposent pas du temps nécessaire pour s'occuper constamment de leur enfant, ou si, de l'avis de leur médecin, leur lait est trop pauvre ou trop peu abondant, elles ne doivent pas nourrir; elles ne le doivent même pas quand, ayant assez de lait et de loisir pour l'allaitement, elles ont donné le jour à un enfant très-délicat qui, s'il est confié à une bonne nourrice, d'un tempérament vigoureux, aura bien plus de chances pour vivre et se bien porter.

Allaitement par la mère. — Si toutes les conditions favorables se trouvent réunies pour faire préférer l'allaitement maternel, la jeune mère doit s'astreindre à un régime sévère, s'abstenir de tout ce qui peut échauffer son lait, s'interdire d'une manière absolue, les veilles, les spectacles, la fréquentation des salons où règne un air vicié par la foule qui les encombre, se coucher de bonne heure, afin d'avoir sa ration habituelle et nécessaire de sommeil, tout en se réveillant la nuit pour allaiter son enfant lorsqu'il en a besoin. Quand la situation de fortune de la mère qui nourrit elle-même lui permet d'avoir une bonne spécialement chargée de prendre soin de l'enfant, la mère doit exercer sur celle-ci la plus exacte surveillance, et ne jamais s'en remettre à elle des soins qu'elle peut prendre personnellement, surtout des soins de propreté, les plus nécessaires de tous à l'enfant pendant le premier âge.

Pendant les cinq à six premiers mois, l'enfant, exclusivement nourri du lait de sa mère, ne peut ni ne doit, en cas d'indisposition prendre aucune espèce de médicaments; s'il est échauffé et resserré, ce qui au moment de la formation des premières dents offre toujours des inconvénients graves, ce n'est pas lui qu'il faut rafraîchir, c'est sa mère qui prendra dans ce cas quelques jours de suite deux ou trois tasses d'eau d'orge par jour, en y ajoutant un peu de miel. Si l'enfant souffre d'une diarrhée trop prolongée, la mère prendra quelques cuillerées de sirop de coing, ou bien un peu de gelée du même fruit; le lait contracte immédiatement des propriétés rafraîchissantes ou astringentes, et l'enfant en éprouve l'effet utile comme s'il avait pris lui-même ces médicaments.

Quelquefois l'enfant, sans être malade à proprement parler, a de la peine à vivre; il ne vient pas bien, selon l'expression vulgaire. On peut présumer que le lait n'est pas suffisamment nourrissant; la mère doit prendre, pour rendre son lait plus substantiel, de la semoule au phosphate de chaux, substance qui aide sur-le-champ à la formation des os de l'enfant. Ce médicament, dont l'usage ne remonte qu'à quelques années, est inoffensif quand il n'est pas utile ; ses bons effets sont si bien reconnus que l'assistance publique en distribue de grandes quantités aux femmes indigentes des villes, qui nourrissent leurs enfants elles-mêmes, et à celles qui prennent en nourrice des enfants abandonnés.

En pesant mûrement les conseils et les indications qui précèdent, la jeune mère pourra prendre son parti avec connaissance de cause, et si elle se décide pour allaiter elle-même son enfant, elle aura le plus possible de chances favorables pour l'élever.

Choix d'une nourrice. — Quand la mère reconnaît l'impossibilité d'élever son enfant en l'allaitant elle-même, elle doit s'occuper assez longtemps d'avance de lui chercher une nourrice; il est souvent assez difficile, dans les grandes villes surtout, de s'en procurer une bonne. La santé, l'âge et le caractère de la nourrice sont les points les plus importants à constater. La santé peut n'être qu'apparente; jamais on ne doit s'en rapporter à soi-même à cet égard ; ainsi, par exemple, une jeune femme atteinte d'une affection scrofuleuse peu avancée a le plus souvent, en raison même de cette affection, un teint clair, des couleurs vives, la peau fine et transparente, et une certaine ampleur de formes qui lui donne, aux yeux de ceux qui manquent de moyens d'appréciation, toutes les apparences d'une santé des plus florissantes. C'est à un médecin expérimenté qu'il faut confier le soin d'examiner la nourrice ; lui seul est apte à découvrir les maladies cachées qui peuvent se communiquer à l'enfant. Cette précaution doit toujours être regardée comme indispensable, même quand la femme qui se présente pour remplir les fonctions de nourrice a élevé précédemment plusieurs nourrissons, et qu'elle les a rendus en très-bon état. Pour ne citer qu'une seule maladie également repoussante et dangereuse : une femme peut avoir été atteinte de la teigne, être ou se croire parfaitement guérie, élever jusqu'à trois nourrissons très-bien portants, et donner la teigne au quatrième.

L'âge qu'il faut préférer, quand d'ailleurs la nourrice satisfait aux autres conditions exigées, est celui de vingt à trente ans; il faut aussi, autant que possible, que son lait soit jeune, c'est-à-dire, que la naissance de son enfant n'ait pas précédé de plusieurs mois celle de son nourrisson. Quant au caractère, il faut chercher à s'assurer par des informations certaines qu'elle est douce, affectueuse, capable de s'attacher de cœur à l'enfant auquel elle sert de mère, et qu'elle n'est pas sujette à ces vivacités dont, loin de la surveillance maternelle, le pauvre nourrisson supporte inévitablement le contre-coup.

L'abondance et la bonne qualité du lait sont aussi deux conditions essentielles en l'absence desquelles une nourrice ne peut être acceptée. Le volume et la fermeté des seins ne sont pas constamment l'indice d'une lactation abondante; c'est un signe favorable, mais qui ne suffit pas à lui seul; il y a des femmes dont les seins sont très-développés et qui n'ont pas assez de lait pour élever un enfant. Lorsque le lait est de bonne qualité, il possède une saveur sucrée très-prononcée, et si l'on en verse une petite quantité sur un corps poli tel qu'un morceau de verre ou une plaque de fer-blanc, il se soutient en gouttelettes éparses; tandis que s'il est trop fluide et trop peu substantiel, il paraît à peine doux lorsqu'on le goûte, et il coule comme de l'eau sur une surface polie.

Dans les grandes villes, la plupart de ceux qui ont besoin d'une nourrice s'adressent aux établissements connus sous le nom de *bureaux de nourrices*. Cet usage n'est point blâmable quand les parents de l'enfant, dont la naissance est attendue, ne s'en tiennent pas aux informations que les bureaux peuvent leur fournir, et qu'ils n'épargnent ni pas, ni démarches pour vérifier par tous les moyens en leur pouvoir les points qu'on a particulièrement signalés à leur attention.

Les mères à qui leur position de fortune rend cette dépense possible, afin de ne pas se séparer de leur enfant, prennent ordinairement une nourrice *sur lieu*, c'est-à-dire qu'elle habite le logement des parents, et qu'elle élève son nourrisson sous l'œil maternel. Les nourrices sur lieu se font payer plus cher que celles qui emportent leur nourrisson. L'avantage de ce mode d'élever un enfant n'est réel qu'autant que la nourrice est d'une bonne conduite et que, comme la plupart des bonnes d'enfants avec lesquelles elle se lie inévitablement en allant promener son nourrisson, elle ne contracte pas de relations de nature à la faire dévier du droit chemin. A Paris surtout, ce danger est si sérieux, et les inconvénients qui peuvent en résulter pour la santé de l'enfant sont si graves, qu'à moins d'être parfaitement sûr du caractère et des principes de la nourrice, il vaut souvent mieux confier son enfant à une femme de bonnes mœurs reconnues, dans une certaine aisance rela-

tive à la campagne, que de prendre, comme on le fait trop
souvent pour nourrice sur lieu, une jeune fille inconséquente
qui a commis une faute, et peut, en dépit de la surveillance
la plus assidue, en commettre une seconde.

Si la mère se décide à envoyer son enfant en nourrice à une
assez grande distance du lieu qu'elle habite, il est de toute
nécessité qu'elle entre directement en rapports avec le maire
ou le curé de la commune où la nourrice demeure; elle ne
doit jamais s'en remettre aux informations que promet toujours de donner le bureau qui a fourni la nourrice; mais les
directeurs de ces bureaux, n'ayant aucun moyen sérieux de
contrôle, peuvent être, avec la meilleure volonté possible,
très-facilement induits en erreur. On est ainsi exposé à payer
des mois de nourrice pour des enfants qui n'existent plus, et
dont on vous cache le décès. Un autre malheur bien plus grave
et qu'on mentionne parce qu'il arrive plus souvent que le public ne peut l'imaginer, c'est celui de perdre pour toujours
un enfant auquel la nourrice s'est attachée avec trop de passion et qu'elle ne veut pas rendre, surtout quand son propre
enfant, frère ou sœur de lait du nourrisson, est mort en bas
âge. Il ne faut pas croire que, dans les campagnes, ces substi-
tutions soient difficiles à réaliser; s'il n'a pas de signes particuliers, un enfant de quelques mois peut ressembler beaucoup
à un autre; la déclaration de décès et sa constatation légale
peuvent aisément se faire sans que la fraude se découvre. La
seule garantie c'est, comme on l'a dit, de se mettre en relations avec le maire ou le curé, de ne pas reculer devant les
frais insignifiants d'une correspondance active, et d'être tenu
au courant de l'état du nourrisson, lorsqu'il n'est pas possible
d'aller s'en assurer par soi-même, à des intervalles assez rapprochés.

C'est toujours une faute grave d'élever un enfant au biberon lorsqu'il est possible de lui donner une nourrice; le lait
de vache coupé, sucré, chauffé à une température douce, n'est
jamais pour l'enfant l'équivalent du lait d'une bonne nourrice.
On peut alléguer l'exemple d'enfants nés très-robustes qui se
sont élevés passablement au biberon; cet exemple ne prouve

rien pour la grande majorité des enfants. C'est donc seulement une ressource extrême, à laquelle il ne faut recourir que quand les circonstances ne permettent pas de prendre un meilleur parti. A la campagne, quand la mère ne peut pas nourrir elle-même et qu'elle n'a pas pu se procurer une bonne nourrice, au lieu d'élever son enfant au biberon, elle fait beaucoup mieux de lui faire téter une chèvre qui se prête très-docilement à ce mode d'allaitement. L'enfant prend ainsi le lait qui diffère le moins possible du lait de la femme, et il le prend précisément à la même température, ce qui n'a jamais lieu quand il boit au lieu de téter. Malgré ces avantages, l'allaitement d'un enfant par une chèvre ne vaut jamais pour lui le sein d'une nourrice bien portante; de plus, il cause beaucoup d'embarras par la nécessité de faire coucher la chèvre dans la même chambre que l'enfant, afin qu'il puisse au besoin téter pendant la nuit, autrement, l'enfant peut s'accoutumer à passer toute la nuit sans téter; mais cette abstinence, beaucoup trop longue pour son appareil digestif en voie de développement, ralentit sa croissance et lui prépare un mauvais estomac pour le reste de ses jours.

CHAPITRE II.

Maladies communes dans le premier âge.

Vaccination. — Age auquel les enfants peuvent être vaccinés. — Effet de la vaccine sur les très-jeunes enfants. — Première dentition. — Effets nuisibles du froid. — Préjugés vulgaires à ce sujet. — Mortalité des enfants dans le Nord. — Maladies communes pendant le premier âge. — Rougeole. — Soins qu'exige son traitement. — Fièvre scarlatine. — Symptômes qui la distinguent de la rougeole. — Moment où elle offre le plus de danger. — Coqueluche. — Soins généraux pendant le premier âge. — Lotions tièdes. — Leur utilité. — Bains froids. — Dangers qu'ils présentent avant l'âge de deux à trois ans. — Mortalité des enfants soignés avec négligence. — Influence des soins intelligents donnés aux très-jeunes enfants.

On croit devoir insister sur le conseil donné dans le chapitre précédent, de ne jamais médicamenter, hors le cas d'absolue necessité, les très-jeunes enfants, surtout pendant le travail de la première dentition, travail qui s'accomplit toujours durant l'allaitement. Cela ne veut pas dire que l'enfant, à cet âge, n'a pas besoin des soins du médecin; il faut seulement se tenir en garde contre les recettes familières dont, en cas d'indisposition de son enfant, la jeune mère encore inexpérimentée ne manque pas d'être assaillie.

Vaccination. — Le premier secours sérieux que l'enfant reçoit du médecin, c'est la vaccine. Il n'est plus besoin de faire l'éloge de ce préservatif, le seul d'une efficacité certaine contre la variole, improprement nommée petite vérole. Rappelons seulement ce fait : que la vaccine, en supprimant la mortalité des enfants par la variole, a ajouté plusieurs années à la moyenne de la durée de la vie humaine dans les pays civilisés. Quand l'enfant est bien constitué, on peut, sans aucune espèce de danger ni d'inconvénient, le vacciner très-jeune, à partir des premiers jours qui suivent la naissance. L'un des plus habiles praticiens du commencement de ce siècle, Antoine

Dubois, avait, dans le courant de sa carrière médicale, vacciné des centaines d'enfants âgés seulement de quelques heures, et toujours l'opération avait également bien réussi. Aussi répondait-il ordinairement aux parents qui craignaient de fatiguer les enfants nouveau-nés et qui voulaient ajourner la vaccination : « Quand un enfant est assez fort pour vivre, il est assez fort pour être vacciné. » En effet, on ne sait jamais quand la variole peut se manifester dans une localité sous sa forme épidémique. Si l'enfant très-jeune en est atteint, il est presque toujours perdu. La vaccine, au contraire, prend à tout âge et n'impose pour ainsi dire à l'enfant aucune souffrance; car, s'il est vacciné avant d'avoir accompli sa première année, la vaccine ne lui donne pas même un accès de fièvre, tandis que si elle a lieu plus tard, bien qu'elle soit également salutaire et inoffensive, il en souffre beaucoup plus.

Lorsque l'enfant est vacciné pendant l'allaitement, il n'y a rien à changer à son régime. Si par avidité ou parce que le lait de sa nourrice est très-abondant, il lui arrive d'en prendre un peu trop à la fois, il le rejette à l'instant et n'est jamais exposé à en avoir une indigestion. La saison froide ou chaude, sèche ou pluvieuse, n'exerce aucune influence sur le succès de la vaccine, pourvu qu'on prenne à l'égard de l'enfant vacciné les précautions que le soin de sa santé exige en toute circonstance. On juge que la vaccine a pris et produit complétement son effet utile, lorsque l'inflammation et la formation du bouton suivent leur marche régulière. L'inflammation doit se manifester au bout de quatre jours; elle ne doit cesser tout à fait que le onzième jour; le bouton commence à se dessécher le douzième jour seulement. Quand il y a doute sur l'effet complet de la vaccine, il n'y a jamais aucun risque à faire courir à l'enfant, en renouvelant l'opération; le doute existe toutes les fois que l'inflammation, la formation du bouton et sa dessiccation n'ont pas parcouru régulièrement les phases qu'on vient de décrire.

Première dentition. — L'époque de l'apparition des premières dents est plus ou moins avancée ou retardée, selon le tempérament de l'enfant et aussi selon la saison dans laquelle il est né. Sur un nombre donné d'enfants nés les uns en été, les autres en hiver, ceux qui sont nés en été ont juste moitié plus de chances pour vivre que ceux qui sont nés en hiver, à égalité de vigueur au moment de leur naissance. Ce seul fait, parfaitement connu et constaté de tout temps par les observations des médecins, prouve jusqu'à la plus entière évidence, ce qui d'ailleurs n'a pas besoin d'être prouvé, que le grand ennemi des très-jeunes enfants, c'est le froid. Il n'y a aucune précaution à négliger pour les en préserver, surtout pendant le temps qui s'écoule depuis leur naissance jusqu'à la sortie des premières dents. Rien de plus commun que le préjugé contraire; vous entendez dire aux femmes qui se croient le plus compétentes en pareille matière, qu'il faut promener les enfants et leur faire prendre l'air par tous les temps, et que, pourvu qu'ils soient suffisamment couverts, il faut les hiverner, c'est le terme reçu. Il y a là une erreur fatale à beaucoup de très-jeunes enfants nés à la fin de l'automne, et dont le froid de l'hiver contrarie la première dentition. Quand ils sont dans le travail de formation des premières dents, s'il fait froid, ils ne doivent pas sortir. Qu'importe qu'ils soient bien couverts? Les vêtements les plus chauds peuvent-ils empêcher l'air glacé de pénétrer dans leur poumon, qui n'est pas en état de le supporter? Poser ainsi la question, c'est la résoudre.

On répond, qu'en Suède, en Russie, dans tout le Nord, les enfants sont exposés au froid dès leur naissance, et que ces pays sont cependant peuplés d'une race d'hommes très-robustes. Cela est vrai; mais ce que constate également la statistique médicale, c'est que sur *cinq* enfants nés chez ces peuples et soumis au rude traitement qui fait partie des mœurs du pays, dans les six mois qui suivent la naissance, il en meurt *quatre*. Il s'en trouve un sur cinq capable de résister au froid; celui-là seul s'élève, de sorte que l'ensemble de la population adulte est d'une remarquable vigueur; les quatre autres sont aussi sûrement condamnés à périr que s'ils étaient, comme chez les anciens Spartiates, sacrifiés dès leur naissance, réformés du service de la vie, pour cause de faiblesse de constitution, ce qui, à tout prendre, serait plus humain à leur égard, leur perte étant inévitable.

Ainsi, que la mère ou la nourrice en demeurent bien convaincues en dépit des préjugés contraires, le premier des besoins d'un enfant très-jeune, c'est d'avoir chaud, de ne respirer qu'un air doux et tiède, jusqu'après la crise des premières dents. Si pendant cette crise l'enfant éprouve un peu de diarrhée, elle ne peut lui être que salutaire; elle ôte à la crise tout caractère nerveux; elle éloigne toute crainte de ces spasmes si fréquents, si souvent funestes, connus sous leur nom vulgaire de convulsions. S'il survient au contraire de l'échauffement, que les selles deviennent difficiles et les déjections dures, ce qui, par parenthèse, est souvent l'effet de l'air froid respiré par l'enfant, il y a danger imminent de convulsions. Si la dentition est précoce et que l'enfant soit trop jeune pour être artificiellement relâché, la nourrice doit prendre le matin à jeun, non pas un purgatif qui ferait tort à son lait, mais 30 grammes de sirop de rhubarbe qui rendra son lait suffisamment laxatif. Quand la dentition est un peu plus tardive, il n'y a pas d'inconvénient à faire prendre à l'enfant resserré 15 grammes du même sirop en deux doses d'une cuillerée à café chacune. Si malgré l'emploi de ce moyen l'échauffement persiste, il y a lieu de recourir aux conseils du médecin.

Quand la première dentition s'est accomplie dans de bonnes conditions, l'enfant n'est plus exposé qu'à quelques maladies passagères, plus ou moins douloureuses, mais heureusement exemptes de tout danger sérieux. Celles par lesquelles passent à peu près tous les enfants, soit pendant le premier âge, soit dans le long intervalle qui s'écoule entre la première dentition et la crise des dents de sept ans, sont *la rougeole, la fièvre scarlatine* et *la coqueluche*. Afin de n'avoir plus à y revenir, on exposera, à cette occasion, tous les soins réclamés par ces maladies, quelle que soit la période de l'enfance pendant laquelle elles font invasion.

Rougeole. — Chez les enfants bien constitués, une fois qu'ils ont traversé sans accidents graves la première année de leur existence, la rougeole mérite à peine le nom de maladie. C'est une éruption par larges taches dont tout le monde connait les caractères. En été, l'enfant doit seulement garder la chambre; pendant la mauvaise saison, il est nécessaire qu'il garde le lit; le plus souvent la rougeole ne donne pas même à l'enfant un accès de fièvre; quelques jours de diète, un peu de tisane de bourrache, et le soin d'éviter tout courant d'air froid, tout ce qui pourrait entraver la marche de l'éruption, suffisent pour amener une terminaison heureuse de la rougeole. Le danger ne vient jamais de la rougeole elle-même, mais des complications résultant d'imprudences. La plus grande qu'on puisse commettre en pareil cas, c'est de passer à l'enfant pendant l'éruption une chemise froide; tout le monde le sait, et pourtant les accidents mortels, suites d'un oubli de cette nature, ne sont que trop fréquents. Dès que la rougeole, fût-ce par la faute de ceux qui entourent l'enfant malade, prend une tournure alarmante, le médecin doit être appelé sans perte de temps; il peut le plus souvent remédier au mal. Quand les taches disparaissent et que des écailles farineuses leur succèdent, toute apparence de danger est passée; l'enfant peut reprendre sans inconvénient son régime habituel. La rougeole n'a pas de durée fixe; elle se prolonge plus ou moins selon le tempérament individuel de l'enfant; il est rare qu'on en soit attaqué deux fois; l'enfant qui a subi cette épreuve une fois en est ordinairement exempt pour toujours.

Fièvre scarlatine. — La fièvre scarlatine n'a rien de commun avec la rougeole, si ce n'est la couleur de l'éruption dont les caractères sont d'ailleurs assez prononcés pour que l'une de ces affections ne puisse être confondue avec l'autre. On insiste sur ce point, parce que si la rougeole n'a pas de gravité réelle, la scarlatine est toujours, au contraire, une maladie sérieuse dont il ne faut pas essayer de triompher par les moyens inoffensifs du ressort de la médecine domestique. La scarlatine débute toujours par un mal de tête violent et soudain, ce qui n'a jamais lieu à l'invasion de la rougeole. L'enfant éprouve des alternatives pénibles de chaleur ardente et de frisson; la fièvre lui donne une soif ardente; la peau est brûlante et sèche, et bientôt, sans qu'il existe de mal de gorge à proprement parler, il se manifeste une difficulté d'avaler très-pénible pour le malade. Les points rouges, qui sont le vrai signe distinctif de la scarlatine, se montrent alors sur les lèvres, à l'intérieur de la bouche, et jusque sur le globe de l'œil. Au bout de quelques jours, les rougeurs s'effacent et l'exfoliation de la peau leur succède; c'est alors seulement que commence pour l'enfant le danger le plus grave; c'est alors surtout qu'il a besoin des soins assidus d'un bon médecin. Si la maladie à ce moment était traitée avec négligence, elle pourrait dégénérer en inflammation générale suivie d'hydropisie; c'est ce qui a lieu trop souvent quand la scarlatine sévit sur les enfants sous sa forme épidémique. Le repos, la diète absolue, l'usage des boissons délayantes, sont tout ce qu'on peut se permettre avant l'arrivée du médecin dont l'intervention doit être regardée comme indispensable dès que l'existence de la scarlatine est bien constatée; autrement les parents ou ceux qui entourent le malade encourent la plus grave responsabilité.

Coqueluche. — Rien de plus fatigant pour l'enfant, rien de plus pénible pour ceux qui en prennent soin, que les quintes accompagnées de suffocation qui caractérisent la coqueluche; c'est cependant la moins dangereuse de toutes les maladies qui assiégent la première enfance. Comme elle ne trouble pas les fonctions de l'appareil digestif, et qu'elle n'empêche pas les enfants d'avoir très-bon appétit, la coqueluche ne les affaiblit pas très-sensiblement; la médecine est d'ailleurs impuissante pour en abréger le cours qui, chez l'enfant bien constitué, n'a jamais une terminaison fâcheuse. Les sirops et autres remèdes préconisés contre la coqueluche sont fort avantageux pour ceux qui les vendent; les enfants pour lesquels on les achète n'en retirent pas une utilité appréciable. Une légère infusion pectorale et quelques cuillerées à café de sirop de gomme ou de sirop de baume de Tolu au moment des plus fortes quintes sont les adoucissants les plus efficaces contre la coqueluche.

Soins généraux pendant le premier âge. — L'enfant est au moment de sa naissance un être si fragile, il a tellement besoin de soins intelligents pour se développer, qu'on croit utile de résumer, en terminant ce chapitre, le tableau de ces soins depuis le moment de la naissance jusqu'à la fin de la première dentition, période qui constitue le premier âge. L'enfant, comme s'il devait faire en naissant le triste apprentissage de la vie, éprouve de la douleur à vivre. Une lotion immédiate dans de l'eau tiède, à laquelle on peut ajouter une petite quantité de vin, ne peut que lui être salutaire. La plus scrupuleuse propreté étant au nombre des premiers besoins de l'enfant, il est bon de l'habituer, dès les premiers jours de sa naissance, à se laisser laver, mais toujours avec de l'eau tiède en toute saison et devant un bon feu, pour peu que la température ne soit pas suffisamment douce ; jamais de bains froids ni de lotions à froid, sous aucun prétexte, avant l'âge de deux ans accomplis pour les enfants les plus robustes et de trois ans pour le plus grand nombre. Durant les premiers mois, c'est une espèce d'incubation que l'enfant doit subir dans ses langes, qui ne doivent jamais être serrés ni exercer sur aucune partie de son corps une compression gênante : ce point est fort important. Si l'enfant est délicat, des frictions sèches sur tout le corps avec un tissu de laine très-doux, données une ou deux fois par semaine au moment de sa toilette du matin, aident très-efficacement à son développement. L'enfant, dès qu'il a pris ses premières dents, peut prendre l'air aussi souvent que la température extérieure le permet. Tant qu'il n'est pas en état d'essayer de faire seul ou avec l'aide d'une main ses premiers pas dans le monde, il faut le laisser, en hiver, sur un tapis dans une chambre bien chauffée, en été, s'il est possible, à l'ombre sur le gazon, agiter ses jeunes membres, donner de la souplesse à ses articulations en se démenant en toute liberté pendant une heure ou deux ; après cela, le sommeil lui viendra de lui-même sans qu'il soit nécessaire de le bercer. Le sevrage, pour lequel l'âge d'un an à quinze mois est l'époque la plus favorable, à moins de circonstances tout à fait exceptionnelles, doit être amené par degrés ; la fécule de pommes de terre et le tapioca, comme première nourriture des enfants sevrés, sont préférables à la bouillie de farine communément en usage. Bien que tout le monde sache combien on fait de tort aux enfants, surtout à ceux qui sont bien constitués et dont le corps est très-lourd, en cherchant à les faire marcher avant l'âge marqué par la nature, à laquelle il faut s'en rapporter à cet égard, on rappelle ici le nombre déplorable d'enfants aux jambes arquées sans remède, qui auraient pu être aussi bien conformés que d'autres, si l'on n'avait pas voulu les faire marcher trop tôt.

Enfin, comme les chiffres de la statistique officielle ont une irrécusable éloquence, nous appelons les réflexions des mères et des nourrices sur les chiffres suivants. Parmi les enfants abandonnés et déposés aux hospices d'enfants trouvés au moment de leur naissance, il en meurt *un* sur *quatre* dans les cinq premiers jours; à la fin de la première semaine, il n'en reste que les deux tiers; il en est mort un sur trois. Des survivants, confiés à des nourrices de la campagne, au bout d'un an, il en est mort un tiers; après cinq ans, on en retrouve en moyenne seize pour cent mis en nourrice par l'administration de l'assistance publique. Parmi les enfants élevés dans leurs familles avec des soins ordinaires, au bout de huit ans, il en existe encore la moitié. Telle est la part d'influence que les soins donnés à la première enfance exercent sur la vie de l'homme : les mères et les nourrices sont priées d'y réfléchir.

CHAPITRE III.

Maladies du premier âge. — Hygiène de l'enfance.

Variole ou petite vérole. — Ses caractères. — Sa marche. — Variole confluente.
— Complications. — Varicelle ou petite vérole volante. — Caractères qui la
distinguent de la variole. — Maladies vermineuses. — Vermifuges inoffensifs.
— Ail dans du lait. — Infusion de tanaisie. — Hygiène de l'enfance. —
Habitation. — Salubrité des lieux habités. — Danger d'empoisonnement par
les papiers de tenture. — Vêtements. — Nourriture. — Boissons. — Danger
des liqueurs spiritueuses pour les enfants. — Exercice. — Marche prolongée.
— Équitation. — Conditions dans lesquelles elle est utile à l'enfance. — Natation. — Usage des bains.

Entre la première et la seconde dentition, et entre la crise
des dents de sept ans et la fin de l'enfance proprement dite,
les maladies les plus fréquentes sont, outre celles qui ont été
signalées dans le chapitre précédent, *la variole* ou petite vérole, *la varicelle*, ou petite vérole volante, et les *maladies
vermineuses.*

Variole. — Si les bienfaits de la vaccine étaient partout
aussi bien compris qu'ils devraient l'être, il n'y aurait pas
lieu de faire mention de la variole ou petite vérole, dont aucun enfant ne devrait être exposé à ressentir les atteintes.
Ses attaques deviennent, à la vérité, de plus en plus rares ;
néanmoins, soit parce que la vaccine n'a pas produit complétement son effet, soit parce que quelques chefs de famille ar-
riérés ou négligents ne font pas vacciner les enfants placés
sous leur direction, il arrive encore de temps à autre que la
variole frappe quelques individus isolés ; il semble alors que
le fléau sévit avec d'autant plus de violence que son action
est plus limitée ; comme si ceux contre lesquels il agit de-
vaient supporter la part du mal qu'il ne peut pas faire à ceux
qui sont vaccinés. On croit nécessaire de décrire les symptômes et la marche de la variole, afin qu'elle ne soit pas
confondue avec *la varicelle*, ou petite vérole volante ; ces

deux affections, bien que leurs caractères soient essentiellement différents, ont quelques points de ressemblance qui les
font assez souvent prendre l'une pour l'autre; la vaccine n'a
pas d'action préservative contre la varicelle; elle ne garantit
que de la variole.

On sait que la variole est essentiellement contagieuse; lorsqu'elle règne dans une localité, elle se propage toujours en
suivant la direction du vent régnant; ceux qui ont commis
l'impardonnable imprudence de retarder la vaccination de
leurs enfants doivent, en cas de variole épidémique, s'em-
presser de les éloigner des lieux où règne la maladie, en prenant le dessus du vent; un déplacement de 8 à 10 kilomètres
dans ce sens est plus que suffisant. La variole n'éclate jamais
qu'après un malaise général qui va en augmentant de jour en
jour et qui précède la fièvre; c'est ce que les médecins nomment la période d'incubation de la maladie; plus cette période
est courte, plus la variole doit être grave. L'invasion de la
maladie s'annonce par une fièvre plus ou moins forte; dès
qu'elle se déclare, il ne faut pas tarder d'un instant à appeler
le médecin, si déjà son secours n'a pas été invoqué; la variole n'est point au nombre des maladies qui rentrent dans le
domaine de la médecine domestique; essayer de la traiter
uniquement par les remèdes familiers, c'est pour ceux qui entourent le malade assumer sur eux la plus grave responsabilité.
Les boutons commencent à se montrer vers le quatrième jour
après le premier accès de fièvre; l'éruption paraît quelquefois un peu plus tôt; elle ne paraît jamais plus tard; c'est
toujours par la figure qu'elle commence, le plus souvent par
le front. Les boutons entrent en suppuration au bout de deux
ou trois jours. C'est alors qu'il survient assez fréquemment
une enflure considérable de toute la figure et une ophthalmie
qui prive pendant un certain temps le malade de l'usage de
la vue. Si la salivation est très-abondante du sixième au sep-
tième jour, c'est le signe d'une terminaison favorable de la
maladie; la dessiccation des boutons a lieu du onzième au
douzième jour. Cette marche est celle de la variole simple,
dont les boutons sont séparés les uns des autres, et pendant

le cours de laquelle il ne se déclare pas d'autre maladie ; elle est alors presque toujours facile à traiter, et exempte de danger sérieux. Il en est tout autrement quand la variole est compliquée d'inflammation du poumon ou des voies digestives ; elle s'annonce dans ce cas par des vomissements très-pénibles, et il n'est pas rare que les enfants, le soir du jour qui précède celui où l'éruption doit commencer, soient pris· de convulsions ; aussi, le médecin chargé du traitement doit-il être minutieusement informé de tous ces symptômes, qui peuvent survenir en son absence. La variole accompagnée de complications est ordinairement *confluente*, ce qui veut dire que les boutons voisins les uns des autres finissent par se rejoindre. Toutefois, l'enfant atteint de la variole même compliquée et confluente, en meurt rarement, s'il est entre les mains d'un médecin expérimenté ; cette maladie est au contraire très-souvent mortelle pour les personnes adultes.

Varicelle. — Cette maladie, dont la cause est inconnue, sévit assez souvent sur les enfants au printemps ; ses symptômes sont très-distincts de ceux de la variole. Elle débute par un accès de fièvre sans frisson, qui dure régulièrement 12, 24 ou 36 heures. Les boutons se montrent dès le premier jour de la fièvre ; ils sont rouges d'abord, puis blancs ; au bout de quarante-huit heures ils s'affaissent et se flétrissent, le troisième jour, ils ont disparu sans laisser après eux les taches rouges qui succèdent aux boutons de la variole.

On est rarement marqué de la varicelle, à moins qu'on n'écorche par imprudence les boutons qui par eux-mêmes ne laissent pas de marques ; ils en produisent seulement quand ils sont écorchés, de même que toute écorchure laisse une cicatrice ; les boutons de la variole marquent au contraire par eux-mêmes, qu'ils soient ou ne soient pas écorchés. La varicelle ne donne jamais lieu à aucun danger sérieux, ni pour les enfants, ni pour les personnes adultes. Néanmoins, comme on ne peut jamais prévoir les complications que peut amener la varicelle et dont les suites peuvent être plus ou moins graves, l'intervention du médecin doit toujours être considérée comme nécessaire

Maladies vermineuses. — L'homme nourrit à tout âge
un certain nombre de vers ; les enfants les mieux portants
en ont toujours plus ou moins sans en être sensiblement incommodés ; les vers ne commencent à déranger la santé que
lorsqu'ils sont multipliés outre mesure. Certains aliments,
spécialement les fruits imparfaitement mûrs, et en général
tous les mets grossiers, peu nourrissants et de difficile digestion, favorisent la multiplication des vers intestinaux ; la première précaution à prendre, c'est donc de bien nourrir les
enfants chez lesquels on remarque des dispositions aux affections vermineuses, et de veiller à ce qu'ils ne mangent ni
fruits verts, ni radis, ni salade, ni crudités. Les fièvres vermineuses ne sont dangereuses pour les enfants bien nourris,
dans les villes, que pendant la saison des pommes et des
prunes vertes, lorsqu'on néglige de prendre rigoureusement
les mesures nécessaires pour les empêcher d'en manger.
Dans les campagnes, au contraire, les mêmes fièvres sont en-
démiques, et trop souvent mortelles. Il faut se tenir plus en
garde contre ces maladies des enfants sous un climat froid et
humide que sous un climat sec et chaud.

Lorsque les enfants sont atteints d'une fièvre accompagnée
de coliques, dont la cause est inconnue, il faut visiter leurs
déjections pour voir si elles ne contiennent pas de vers. Si
même, lorsqu'ils n'en rendent point, il se forme une tumeur
saillante sur l'un des côtés du ventre, sans rougeur et sans
apparence de boutons, on peut être assuré qu'il existe à
cette place une agglomération de vers de petites dimensions ; ce sont toujours les plus malfaisants. Si d'ailleurs
la santé de l'enfant ne paraît pas sensiblement altérée, on
peut, avant d'appeler le médecin, recourir à des vermifuges
inoffensifs, dont les meilleurs sont une ou deux gousses d'ail
infusées dans une tasse de lait bouillant qu'on fait prendre
chaud et bien sucré, le matin à jeun. Ce moyen n'ayant point
amené le résultat désiré, on donne de même à jeun, deux ou
trois jours de suite, une tasse d'infusion chaude et bien sucrée de sommités fleuries de tanaisie, excellente plante vermifuge qui croît partout en France à l'état sauvage, et dont il

est utile de faire provision à cet effet. Quant aux autres médicaments vermifuges plus énergiques, ils ont tous plus ou moins l'inconvénient d'agir sur la membrane interne du tube digestif avec la même force que sur les vers, de sorte qu'après que les vers sont tués et expulsés, il reste à guérir l'enfant des effets du remède. C'est donc au médecin seul qu'il appartient d'administrer ces vermifuges, en réglant la dose d'après l'âge et la force du malade, et selon l'intensité du mal. On répète ici le conseil de ne jamais recourir contre les vers des enfants aux remèdes de bonne femme auxquels bien des mères sont disposées à accorder une confiance aveugle, dès qu'une portière ou une garde-malade a prononcé la phrase sacramentelle : C'est souverain ! On en dit autant des poudres et tablettes vermifuges, ainsi que du pain d'épice contre les vers, préparations qui peuvent nuire quand elles ne sont pas nécessaires, et qu'il ne faut administrer aux enfants que sur l'avis d'un bon médecin.

HYGIÈNE DE L'ENFANCE. — Il n'est pas bien difficile de gouverner convenablement les enfants et de leur préparer un bon tempérament et une santé robuste pour toute la durée de leur existence ; il faut seulement se dépouiller d'une foule de préjugés reçus et mettre de côté toute vanité maternelle. Berquin rapporte qu'une petite fille, mise à la torture pour la faire ressembler à une poupée de luxe, pleurait amèrement. « Ma fille, lui dit sa mère, il faut bien souffrir pour être belle. »

« Mais, ma mère, répondit la petite fille, est-ce qu'il faut être belle? »

Assurément, l'enfant était dans le vrai. Oui, les enfants doivent être beaux, mais de leur beauté naïve et naturelle, et non de cette beauté d'emprunt provenant d'un costume aussi contraire aux lois de l'hygiène qu'à celles du sens commun, et dont le premier résultat est de développer en eux la plus sotte des passions, la vanité.

Au point de vue de l'hygiène, il faut considérer pour l'enfance l'*habitation*, les *vêtements*, la *nourriture*, l'*exercice*, l'*équitation*, la *natation* et l'*usage des bains*.

Habitation. — Bien peu de ménages, dans les villes, même parmi ceux qui possèdent une grande aisance, ont une entière liberté pour choisir leur logement selon les lois de l'hygiène; la plupart du temps, le lieu que la famille habite est déterminé par le commerce, les affaires, l'emploi ou l'occupation principale du chef de la famille. Lorsqu'il est possible de choisir, on doit se loger à la ville dans une rue large et bien aérée, mieux au levant ou au midi qu'à toute autre exposition, mieux au second ou au troisième qu'au rez-de-chaussée.

Lorsqu'on a retiré de nourrice de jeunes enfants récemment sevrés, ou que plusieurs enfants, commençant à fréquenter l'école, vivent à la maison, il faut donner une attention toute particulière à la salubrité intérieure des appartements habités. La ventilation, l'absence d'humidité dans les murs, la pureté de l'air venant du dehors, sont les conditions les plus importantes de la salubrité des lieux habités. Il faut aussi veiller à ce que les draperies, les rideaux, les papiers de tenture, soient tenus assez proprement pour ne pas se saturer de miasmes malsains qui s'exhalent dans les temps de chaleur humide et deviennent pour les enfants, bien plus que pour les personnes adultes, des causes graves de maladies.

La couleur des papiers de tenture dont aujourd'hui l'usage est universel n'est point indifférente sous ce rapport, à moins que les papiers ne soient glacés ou vernis, auquel cas, lorsqu'on y passe la brosse ou le balai pour enlever la poussière, il ne peut s'en détacher aucune parcelle de nature à rendre malsaine l'atmosphère intérieure d'une chambre habitée. Il n'en est plus de même quand les papiers colorés ne sont ni glacés, ni vernis, surtout quand ils sont en même temps veloutés, c'est-à-dire, recouverts de dessins tracés avec une sorte de duvet de laine diversement coloré; à chaque nettoyage une petite partie de ce duvet se détache, se mêle à la poussière répandue dans l'air, et si les papiers veloutés sont colorés en vert par des préparations de cuivre ou d'arsenic, les enfants et les personnes délicates peuvent éprouver pour

cette seule cause si faible en apparence, les symptômes d'un
véritable empoisonnement. Les journaux de médecine en ont
signalé recemment des exemples en France et en Angleterre.

Il ne s'ensuit pas que les papiers de tenture colorés en vert
doivent être proscrits d'une manière absolue; ainsi qu'on l'a
fait observer, ceux qui sont glacés et vernis sont inoffensifs;
les papiers verts communs, colorés avec le vert végétal, ou
vert de vessie, sont également exempts de tout danger.

Vêtements. — A partir du jour où il quitte les langes de
la première enfance, le jeune enfant de l'un ou de l'autre sexe
ne doit porter que des vêtements larges, qui ne compriment
aucune partie de son corps en pleine voie de développement,
et qui soient, contrairement à la coutume trop générale, légers
pour l'été, chauds et secs pour l'hiver. On ne peut que reproduire à ce sujet le dicton d'un médecin célèbre qui se couvrait
et se chauffait en tout temps, selon les variations de la température. « Je ne connais, disait-il, que deux saisons : c'est l'été
quand il fait beau, l'hiver quand il fait mauvais; l'almanach
n'y fait rien. »

Ce n'est jamais sans un sentiment de pitié qu'un médecin
rencontre dans les promenades publiques de malheureux enfants le col, la poitrine et les jambes nus, par une température
froide et humide. Il faut, dit-on, les hiverner, les endurcir au
froid. C'est fort bien, quand leur tempérament sera formé et
qu'ils auront la force de supporter la rigueur des saisons;
autrement, les priver de vêtements sains et chauds, si nécessaires à leur âge, c'est tout simplement les prédisposer à mourir poitrinaires avant d'avoir atteint l'âge adulte.

Nourriture. — La nourriture la plus simple et la moins
chargée de sel et d'épices est la meilleure pour les enfants. Il est
absurde de n'avoir aucun égard à des répugnances naturelles
qui, le plus souvent, ne sont nullement fondées sur la gourmandise. Quand un enfant rejette un mets qui n'est pas mauvais par
lui-même, et qu'il préfère souffrir de la faim ou vivre de pain
sec plutôt que de manger ce que son estomac repousse, on peut
être certain qu'il y a dans cette répulsion une indication de la
nature à laquelle il faut se conformer. On doit aussi, sans aucune

recherche de gastronomie, apporter un peu de variété dans le régime alimentaire des enfants. Quant aux boissons, la bière légère, le cidre, ou le vin mêlé d'eau pendant les repas, l'eau pure à discrétion quand ils ont soif le reste du temps, sont ce qui leur convient le mieux. A moins de l'ordonnance expresse du médecin, ne donnez pas de vin pur aux jeunes enfants, que des imprudents prennent trop souvent plaisir à griser; c'est un plaisir condamnable, aussi nuisible à la santé de l'enfant qu'à sa jeune intelligence. Il faut surtout veiller avec un soin scrupuleux à ce qu'il ne prenne jamais, sous aucun prétexte, la moindre parcelle de liqueur alcoolique; même adoucie par le sucre; rien ne s'oppose plus fatalement à la croissance des enfants; beaucoup restent au-dessous de la taille moyenne, par cela seul qu'on *s'est amusé* à leur faire boire, pendant la première partie de leur croissance, de l'eau-de-vie et des liqueurs, même en petite quantité.

Si, sans être malades, les enfants, soit avant, soit après la crise des dents de sept ans, ont une certaine peine à se développer, la formation de leur charpente osseuse est singulièrement facilitée par l'usage habituel, pendant une semaine ou deux, de la semoule ou phosphate de chaux du docteur Mouriez. Cette semoule se prend le matin, à la place du déjeuner, comme la semoule ordinaire, préparée en potage au gras ou au maigre.

Exercice. — A la campagne, les enfants prennent toujours assez d'exercice, sans qu'il soit nécessaire de les y solliciter. A la ville, il faut assez souvent obliger à sortir les enfants qui, soit par le désir d'obtenir des prix, soit par un goût trop prononcé pour le dessin et les autres occupations sédentaires de leur âge, ont peu de dispositions à prendre de l'exercice. Le point important à cet égard, c'est de proportionner dans une sage mesure la dose d'exercice avec les forces et le tempérament des enfants, pour ne jamais les laisser s'engourdir faute de mouvement, et ne jamais non plus les excéder de fatigue. Les familles assez aisées, pour ne pas regarder de très-près à la dépense, font sagement d'habituer les enfants qui ont passé l'âge de sept ans à des marches soutenues, selon leurs forces, afin de les rendre de bonne heure bons marcheurs; il s'en trouveront bien toute leur vie.

Équitation. — Quel plaisir éprouve l'enfant de sept à dix ans, quand la position de fortune de sa famille permet de mettre à sa disposition un poney, sur lequel il apprend en se jouant les principes de l'équitation ! Pourvu que l'animal soit doux et docile, d'un bon caractère, capable de s'attacher comme un brave chien à son jeune maître, incapable de le jeter traîtreusement à terre, ou de le blesser d'une ruade ou d'une morsure, il y a tout à gagner à faire commencer de très-bonne heure à l'enfant l'exercice de l'équitation, mais sans souffrir qu'il prolonge cet exercice au delà de ce que ses forces permettent, ni que, par bravade, ils se permette de monter des chevaux vicieux, tout disposés à saisir l'occasion de lui casser quelque chose.

Natation. — On ne peut pas, pour ainsi dire, apprendre trop tôt à nager; mais jamais l'enfant ne doit nager que dans des eaux qui n'offrent aucun danger, et en compagnie d'un nageur exercé, toujours à ses côtés pour le secourir à la minute en cas du plus léger accident. Dans ces conditions, l'enfant de sept à dix ans doit savoir nager comme un poisson, de manière à pouvoir, lorsqu'il sera parvenu à l'adolescence, supporter sans peine une natation longue et soutenue, soit, en cas de besoin, pour se sauver lui-même, soit pour éprouver le bonheur de secourir les autres.

Bains. — A partir de 5 ans, l'enfant de l'un ou l'autre sexe doit, en bonne hygiène, prendre au moins une fois par mois un bain général, tiède en hiver, presque froid en été, en pleine eau courante pendant toute la belle saison, partout où les circonstances le permettent. Il est bien entendu que, pour les jeunes garçons, l'exercice de la natation dispense des bains qu'il remplace avec avantage, aussi longtemps que l'état de la température le rend possible.

En achevant la lecture de ce chapitre, le lecteur remarquera peut-être que parmi les maladies de l'enfance, nous n'avons nommé ni décrit le croup, les affections scrofuleuses, ni plusieurs autres affections également redoutables qui sévissent.

trop fréquemment chez les enfants dans la période qui précède l'adolescence. C'est que, contre ces fléaux, il n'y a pas
lieu d'agir sans le médecin, qui lui-même, hélas ! en lui accor-
dant toute la science et toute l'expérience possible, n'en
triomphe pas toujours. Indiquer des moyens familiers contre
de telles maladies, c'est engager les parents dans une voie
fausse et dangereuse; c'est leur préparer, en cas de malheur,
des regrets éternels.

CHAPITRE IV.

Dents de sept ans. — Accidents.

Dents de sept ans. — Dentition définitive. — Nécessité de surveiller la formation des dents de sept ans. — Leur influence sur la prononciation. — Sur la
digestion. — Accidents. — Causes de leur fréquence à l'âge de sept à douze
ans. — Chutes. — Précautions à prendre après une chute grave. — Contusions. — Eau blanche. — Brûlures. — Eau froide ou glacée. — Pommes
de terre râpées. — Eau rafraîchissante contre la brûlure. — Manière de
l'employer. — Coupures. — Brûlin pour arrêter les hémorrhagies. — Foulures. — Entorses. — Coups de soleil. — Indigestions.

Dents de sept ans. — Le commencement de ce qu'on peut
nommer la seconde période de l'enfance est marqué par la
sortie des dents définitives ou dents de sept ans, dont le nom
ne signifie pas que l'enfant doit les avoir à l'âge de sept ans,
mais que le travail de la formation de ces dents qui doivent
rester après qu'elles ont succedé aux premières dents, ou
dents de lait, commence à cet âge. C'est un devoir pour les
parents de surveiller attentivement cette période de la dentition et de faire inspecter de temps à autre la bouche de leurs
enfants par un dentiste expérimenté. La régularité des dents
n'importe pas seulement à l'agrément du visage, agrément
qu'il ne faut pas détruire sans nécessité; elle contribue
d'abord à assurer une bonne prononciation, dont il est inutile
de faire ressortir les avantages dans toutes les situations de la
vie ; en outre, elle facilite la mastication des aliments, condition première d'une bonne digestion; elle assure ainsi à
l'enfant ce qu'on nomme, avec raison, un bon estomac, garantie
la plus sûre de toutes contre une foule de maladies. Il arrive
très-souvent qu'un enfant digère mal et, par suite, que sa croissance est lente et pénible; on dit en ce cas qu'il a un mauvais
estomac, et on le médicamente à tort et à travers, dans l'espoir de fortifier son appareil digestif, lequel n'est nullement

défectueux par lui-même, et ne fonctionne mal que parce qu'il reçoit des aliments trop imparfaitement mâchés, l'enfant ayant de mauvaises dents, ou seulement des râteliers de dents mal rangées, qui rendent la mastication pénible et font contracter à l'enfant l'habitude déplorable d'avaler ses aliments presque sans les mâcher. C'est en réfléchissant à ces diverses considérations que les parents se pénétreront de l'importance de la dentition définitive, ou formation des dents de sept ans, appelée à exercer une si notable influence sur la santé des enfants, durant tout le reste de leur existence.

ACCIDENTS. — Les accidents auxquels les enfants sont exposés deviennent de plus en plus fréquents à mesure qu'ils avancent dans la seconde période de l'enfance; de sept à douze ans, c'est l'époque de la vie où, malgré les précautions les plus minutieuses, il est le plus difficile de les en préserver; cet âge est essentiellement celui de l'agitation, de la turbulence et de l'imprudence.

Les accidents les plus fréquents chez les enfants de cet âge sont les *chutes*, les *contusions*, les *brûlures*, les *coupures*, les *foulures*, les *entorses*, et les *coups de soleil*.

Chutes. — Il ne faut pas s'effrayer outre mesure des chutes fréquentes que font les enfants et qui n'ont le plus souvent aucune gravité. La nature a doué leurs jeunes membres d'une élasticité telle qu'ils en sont très-souvent quittes pour quelques contusions, après une chute où une personne adulte n'aurait pas pu éviter de se casser quelque chose. Si la commotion produite par la chute a donné lieu, non pas à un évanouissement, car l'enfant perd rarement connaissance à la suite d'une chute, mais à un état d'engourdissement passager qu'on nomme stupeur, il faut d'abord asperger d'eau très-froide les mains et le visage; puis, quand l'enfant est tout à fait revenu à lui, lui faire prendre quelques gorgées d'eau fraîche avec une cuillerée d'eau de fleurs d'oranger. Rien de plus mauvais, et, dans certains cas, de plus dangereux que de faire prendre à un enfant, au moment où il vient de faire une chute grave, un petit verre d'eau-de-vie ou d'une liqueur spiritueuse; on ne doit lui donner au moment de l'accident que de l'eau fraîche, et le soir, si la digestion est embarrassée, une tasse d'infusion de menthe poivrée avant de se coucher. Si quand la chute a lieu l'enfant vient de manger, et que l'estomac se débarrasse des aliments par un vomissement naturel, il n'en peut résulter que du bien ; dans tous les cas, qu'il ait faim ou non, l'enfant, après une chute grave, ne doit pas recevoir d'aliments sans qu'il se soit écoulé un intervalle de plusieurs heures entre l'accident et le repas.

Contusions. — Quand une contusion est légère, il n'y a pas d'inconvénient à en abandonner la guérison à la nature ; les meurtrissures provenant d'une chute, d'un choc, ou d'un coup reçu en jouant, sont particulièrement dans ce cas. Mais quand la contusion est sérieuse, qu'elle est accompagnée d'enflure et de douleurs assez vives pour occasionner à l'enfant un accès de fièvre, il faut appliquer sur la partie souffrante des compresses d'eau blanche à laquelle on ajoute quelques gouttes de baume du Commandeur. Ce remède suffit le plus souvent pour faire cesser la douleur de la contusion et en prévenir les suites.

Brûlures. — Il ne faut point effrayer les enfants en paraissant attacher trop d'importance aux légères brûlures qu'ils se font assez souvent aux mains, soit avec des liquides en ébullition, soit par le contact des corps incandescents ; la douleur que leur cause ce genre de brûlures, exemptes de tout danger, a pour compensation l'avantage très-réel de les détourner de la mauvaise habitude de jouer avec le feu. Malheureusement, il arrive trop souvent que, soit en cherchant à s'amuser avec des allumettes chimiques, soit en s'approchant du feu sans précaution, les enfants mettent le feu à leurs vêtements et se brûlent sur de grandes surfaces, ce qui met leurs jours en danger. En cas pareil, le médecin doit être immédiatement appelé ; mais cela n'est pas toujours possible, et si le blessé n'est pas immédiatement secouru, quand l'homme de l'art arrive, il est trop tard. L'eau la plus froide possible, à la glace si l'on en peut avoir à sa disposition, est le premier moyen à employer, uniquement parce que son application suspend sur-le-champ la douleur et recule d'autant l'inva-

sion de la fièvre. On ne doit jamais, quéîle que soit l'étendue
de la surface brûlée, panser la plaie avec de l'huile d'olive,
d'amandes douces, ou avec un autre corps gras quelconque,
avant que la douleur, toujours très-vive dans les premiers
moments, ait commencé à se calmer par l'emploi de l'eau
froide. Quand la plaie n'est pas trop grande, on peut faire
succéder aux compresses d'eau très-froide de la pulpe de
pommes de terre râpées, qu'il faut renouveler aussitôt qu'elle
se dessèche; car elle n'a d'efficacité que tant qu'elle est humide et fraîche. De tous les remèdes contre la brûlure, le
meilleur, si l'on est à proximité d'une pharmacie, c'est une
eau composée d'après la recette suivante :

> Eau de fontaine. . . . . un demi-litre.
> Acétate de plomb liquide. . . . . 20 gouttes.
> Baume du commandeur. . . . . 20 gouttes.

Cette eau ne doit être employée que très-froide.

Pour plus de clarté, supposons qu'un enfant s'est répandu
sur une jambe un liquide bouillant, et qu'il en est résulté
une de ces boursouflures de la peau qu'on nomme cloques ou
cloches, et qui se manifestent instantanément. La cloche doit
d'abord être percée avec des ciseaux fins, pour donner issue
à la sérosité dont elle est remplie; mais il faut bien se garder
d'en enlever la peau. Tandis que quelqu'un court à la pharmacie voisine faire préparer l'eau dont on vient de donner la
recette, l'eau fraîche et la râpure de pommes de terre sont
employées sans retard. Dès que l'eau rafraîchissante est préparée, on en imbibe des compresses qu'on applique sur la
jambe brûlée, et qu'on maintient en place par une bande. A
mesure que, par la chaleur du corps, la compresse cesse d'être
humide, on la mouille de nouveau, mais sans la déplacer, en
versant peu à peu de l'eau rafraîchissante sur la bande qui la
recouvre, jusqu'à ce que le liquide arrive à la brûlure. De
cette manière, si la gravité du mal rend nécessaire l'intervention du médecin, on est assuré qu'il n'arrivera pas trop
tard. Si le mal cède aux moyens indiqués, dès qu'il n'y a plus
de douleur, on fait un premier pansement avec un linge bien
pénétré d'huile d'amandes douces, puis, le lendemain, un autre

avec un papier brouillard enduit de cérat, et la cicatrisation
ne se fait pas attendre.

Coupures. — Les coupures que se font si souvent les en
fants aux doigts des mains n'ont rien de grave quand elles ne
produisent pas d'hémorrhagie ; mais il arrive assez fréquemment que le sang ne s'arrête pas par les moyens ordinaires
de pansement. Il faut alors employer du linge brûlé, qu'on
prépare en allumant à l'air libre des chiffons sur lesquels on
pose un fer à repasser au moment où ils sont complétement
enflammés. Ce *brûlin*, comme on le nomme vulgairement,
doit être appliqué froid sur la coupure ; il est utile et très-
facile d'en avoir dans tous les ménages une petite provision
toujours prête en cas de besoin. Quand le sang est arrêté, on
pose sur la coupure un morceau de taffetas d'Angleterre, pour
exclure le contact de l'air, ou bien on panse simplement la
coupure avec du linge blanc, par-dessus lequel on fait couler
de l'eau indiquée contre la brûlure. Quant à l'eau salée dont
on mouille souvent les coupures des enfants, dans l'intention
de les faire, comme on dit, bien saigner, elle ne sert qu'à
ajouter une douleur parfaitement inutile à celle de la coupure.
Lorsqu'elle est légère, il n'y a rien à faire que de laver la
plaie à l'eau fraîche et de l'envelopper de linge propre dès
qu'elle cesse de saigner ; la cicatrisation s'opère d'elle-même.

Foulure. — On confond assez souvent une foulure, très-
fréquente chez les enfants, avec une luxation, ce qui n'est
pas du tout la même chose. Lorsque l'enfant, en exécutant un
saut d'une trop grande hardiesse ou en cherchant à soulever
un fardeau trop au-dessus de ses forces, s'est foulé le pied ou
le bras, il y a seulement distention et par suite gonflement
douloureux des muscles du membre foulé ; il n'y a pas de
dérangement dans l'articulation, par conséquent, pas de luxation ; il est à remarquer que les luxations proprement dites,
fréquentes chez les personnes adultes, sont rares chez les
enfants, en raison même de cette élasticité de leurs membres
qu'on a déjà eu occasion de signaler. S'il y a doute à cet égard,
le chirurgien doit être consulté ; il voit d'un coup d'œil le
dérangement à réparer. Trop souvent, dans la persuasion qu'il

existe une luxation alors qu'il y a simplement foulure, on impose à l'enfant des souffrances très-vives en le mettant entre les mains d'un *rebouteur*, lequel se garde bien, afin de gagner son salaire, de détromper les parents; il les laisse croire à une luxation dont il se fait payer la guérison, d'autant plus facile à obtenir que le dérangement de l'articulation n'a point eu lieu. En cas de simple foulure, le repos absolu si c'est le pied qui est foulé, la suspension en écharpe, si c'est un bras, et quelques compresses d'eau très-froide, font rentrer les muscles dans leur état normal. La douleur de la foulure est quelquefois assez vive chez les enfants d'un tempérament très-nerveux pour leur donner un accès de fièvre et les empêcher de dormir; il est utile, dans ce cas, de leur faire boire le soir avant de se coucher une tasse de forte infusion de laitue.

Entorse. — Lorsqu'un enfant se donne une entorse, dont le siége est ordinairement au-dessus de la cheville du pied, il peut y avoir foulure ou luxation. La luxation, quand elle est complète, rend immédiatement impossible l'usage du pied luxé; il y a lieu de recourir sans retard au chirurgien. Quand l'entorse consiste seulement en une forte foulure et que les muscles seuls sont intéressés, sans dérangement de l'articulation, la douleur ne se manifeste pas toujours au moment du faux pas qui détermine la foulure. Rien de plus absurde que de dire, comme on le fait si souvent, à l'enfant qui commence à éprouver la douleur d'une entorse : « Il ne faut pas t'écouter ; tâche de marcher; cela ne sera rien. » Ce qui n'eût été rien en effet devient un mal très-douloureux et long à guérir, lorsqu'au lieu d'y porter immédiatement remède, on rend l'entorse plus grave en obligeant le blessé à se servir d'un pied qui ne peut plus le porter. C'est pourquoi, ordinairement, on guérit plus vite d'une entorse complète qui rend sur-le-champ la marche impossible, que d'une demi-entorse contre laquelle le secours du chirurgien est invoqué tardivement; ce secours doit toujours et en tout état de cause être procuré au malade dans le plus court délai possible. Après guérison d'une entorse on doit empêcher l'enfant de recommencer trop tôt à marcher ; ce serait l'exposer à rester boiteux toute sa vie que de lui permettre de se servir prématurément d'un pied dont l'entorse ne serait qu'imparfaitement guérie.

Coup de soleil. — Souvent, pendant leurs longues promenades d'été à la campagne, les enfants de la ville, moins endurcis que les autres contre ce genre d'accident, sont atteints d'un coup de soleil. Quand le mal se borne à une rougeur vive au visage et sur les parties découvertes du cou, avec un mal de tête passager, semblable à celui que cause une violente migraine, le coup de soleil n'a rien d'inquiétant ; le repos, la diète, un bain de pieds dans de l'eau fortement salée, et quelques verres d'une boisson rafraîchissante quelconque, en préviennent les suites. Le coup de soleil ne cause une indisposition sérieuse et n'exige les secours du médecin que quand l'enfant a eu longtemps, sans s'en apercevoir, la tête exposée au contact direct des rayons solaires. Fatigué d'une longue promenade, il se couche dans un endroit ombragé et s'endort ; mais, pendant son sommeil, l'ombre s'est déplacée, le soleil darde ses rayons ardents sur la tête du dormeur ; celui-ci ne se réveille qu'avec un coup de soleil bien conditionné et une fièvre intense. Si les secours de la médecine sont éloignés, il ne faut pas hésiter en ce cas, et, en attendant le médecin, à donner à l'enfant un demi-lavement avec une forte décoction de mercuriale, herbe connue de tout le monde et qu'on trouve partout durant toute la belle saison. Avec cette précaution et une application de cataplasmes fortement sinapisés sous la plante des pieds, le malade peut attendre sans danger l'arrivée du médecin qui, pour combattre un coup de soleil accompagné de fièvre intense, est presque toujours obligé de recourir à une émission sanguine.

Indigestions. — On peut ranger, à la suite des accidents fréquents pendant la seconde période de l'enfance, les indigestions dont il importe de bien déterminer la cause afin d'y remédier avec discernement. L'enfant qui mange avec excès d'un mets de prédilection, et en prend plus que son estomac n'en peut digérer, éprouve une violente indigestion à laquelle le vomissement seul peut mettre un terme. En cas d'extrême urgence, c'est-à-dire si l'enfant étouffe par engorgement des voies digestives, il faut, sans balancer, tremper dans de l'huile d'olive les barbes d'une plume et la faire entrer le plus avant possible dans la gorge de l'enfant pour le faire vomir : il n'y a pas de procédé plus efficace. Lorsqu'on a le temps de se retourner et qu'il s'agit de combattre une indigestion ordinaire, une légère infusion de thé, de camomille romaine ou de menthe poivrée suffit pour arrêter le mal. Quand l'enfant est d'un tempérament nerveux et très-irritable, le thé peut lui être plus nuisible qu'utile, et l'infusion de camomille peut provoquer des vomissements fatigants, difficiles à arrêter; ceux chez lesquels des effets de ce genre ont été observés ne doivent être, en cas d'indigestion, traités que par l'infusion légère de menthe poivrée qui n'a jamais les mêmes inconvénients tout en produisant avec certitude l'effet désiré.

L'indigestion résulte assez souvent chez les enfants d'un tempérament délicat, de l'usage forcé d'aliments qui leur répugnent; lorsqu'ils les mangent par obéissance et que leur estomac se refuse à les digérer, il est trop évident que, toute gourmandise à part, ces aliments leur sont contraires et qu'il faut cesser de les contraindre à en manger.

Les indigestions, à l'âge de sept à douze ans, ne sont pas toujours accidentelles; quand elles prennent un caractère de périodicité, à des intervalles rapprochés, leur fréquence est l'indice d'une disposition maladive de l'appareil digestif; le médecin doit être appelé pour en déterminer la cause et la nature et en indiquer le remède.

CHAPITRE V.

Adolescence. — Développement complet.

Dernière période de la croissance. — Cause des maladies de l'adolescence. — Affections de poitrine. — Moyens de les prévenir. — Séjour à la campagne. — Exercice de la chasse. — Précaution contre le serein. — Pourquoi le serein nuit plus que la rosée. — Gymnastique. — Maniement des armes. — Escrime. — Durée des exercices gymnastiques. — Vêtements. — Coiffure. — Chaussure. — Abus de la musique vocale. — De l'usage prématuré des instruments à vent. — Dangers de l'usage du tabac avant l'âge adulte. — Sommeil.

Dernière période de la croissance. — C'est une période critique et plus ou moins difficile à traverser pour les enfants des deux sexes, mais surtout pour les jeunes filles, que celle qui s'écoule entre la fin de l'enfance et le commencement de l'âge adulte, période qui constitue, à proprement parler, l'adolescence. Le grand travail de la croissance qui s'achève alors s'opère quelquefois avec une rapidité qui compromet, non-seulement la santé, mais encore la vie des adolescents. C'est ce qui n'a presque jamais lieu que pour ceux dont la croissance, par suite d'études forcées, d'un mauvais régime alimentaire ou de maladies graves du premier âge, se trouve très-retardée. La nature alors fait un effort désespéré pour regagner le temps perdu; les forces individuelles n'y suffisent pas toujours : de là, tant de jeunes gens et de jeunes filles moissonnés au moment où ils donnaient à leurs familles les plus brillantes espérances.

Causes des maladies de cet âge. — Il y a lieu d'indiquer, à cette occasion, bien plus ce qu'il ne faut pas faire que ce qui doit être fait, pour éviter de tels malheurs; car, il faut bien le reconnaître, les vêtements trop serrés ou trop décolletés, la nourriture trop peu substantielle, les études forcées, l'admission prématurée aux réunions, aux bals, aux spectacles, la fréquentation trop assidue de tous les lieux où règne un air vicié, sont les causes les plus fréquentes des maladies qui déciment l'adolescence, particulièrement des maladies de poitrine. Ces observations s'appliquent surtout à l'adolescence parmi les classes aisées et riches de la société. Les familles laborieuses ont à redouter pour leurs enfants du même âge un travail trop pénible et trop assidu auquel un adolescent, dont le développement est lent et difficile, ne peut pas résister. Dans les campagnes, l'adolescence, n'étant exposée à aucun de ces inconvénients, pas plus dans les familles de cultivateurs aisés et riches que dans celles des simples ouvriers agricoles, est l'âge où l'on meurt le moins; dans les villes, c'est celui où l'on meurt le plus. Cela seul indique la marche à suivre et le remède à employer. L'adolescent dont la croissance s'achève trop vite ou dans de mauvaises conditions, qui, sans maladie caractérisée, a de la peine à vivre et se trouve sous la menace d'une maladie de poitrine, doit être envoyé tout d'abord à la campagne. Nous disons à la campagne et non pas aux eaux où les médecins se hâtent trop souvent d'envoyer leurs jeunes malades pour s'en débarrasser lorsqu'ils désespèrent de leur guérison. Aux eaux, les jeunes gens et les jeunes personnes du grand monde ne peuvent que retrouver les soirées, les bals, les toilettes les plus contraires à l'hygiène, enfin tout ce qui a compromis leur santé qu'ils viennent chercher avec la certitude de ne pas l'y retrouver.

Affections de poitrine. — Si vous craignez pour les jours d'une jeune personne qui n'est pas encore poitrinaire, mais que vous voyez, pendant son adolescence, sur le grand chemin pour le devenir, tâchez de la mettre en pension, soit chez un médecin de village ayant une famille dont la jeune malade pourra temporairement faire partie, soit dans une famille de bons fermiers dont elle partagera, jusqu'à son entier rétablissement, les occupations et le genre de vie. Mais, on ne peut trop le répéter aux parents, c'est pendant l'enfance, c'est pendant la période qui précède l'adolescence, que se prépare le tempérament bon ou mauvais, robuste ou délicat; les jeunes poitrinaires avaient presque tous les germes de leur mal sans remède, pendant la période antérieure à celle où les premiers symptômes ont été remarqués, alors qu'il n'était déjà plus temps de les combattre.

S'il s'agit du rétablissement d'un jeune homme dans l'âge de l'adolescence, ce n'est pas non plus aux eaux qu'il faut l'envoyer ; on doit chercher à le faire accepter comme pensionnaire chez un garde-chasse. L'air des pays boisés et l'exercice de la chasse sont les deux conditions qui donnent le plus de chances de salut à un adolescent menacé d'une affection de poitrine ou de toute autre maladie de langueur. Un préjugé trop répandu cause, par le découragement profond où il les plonge, la perte d'un grand nombre de jeunes poitrinaires ; il consiste à croire qu'une maladie de poitrine est inévitablement mortelle quand elle est héréditaire et que l'adolescent dont le père ou la mère a succombé à une phthisie pulmonaire, doit forcement en mourir. D'abord les affections de poitrine ne sont pas nécessairement héréditaires ; de bons soins pendant l'enfance et le lait d'une bonne nourrice détruisent très-souvent la prédisposition à la phthisie ; ensuite, quand les adolescents en éprouvent les premiers symptômes, sachant que leurs parents en sont morts, qu'ils se gardent bien de se croire perdus ; ce serait le moyen le plus certain d'assurer leur perte ; mais, qu'ils suivent avec confiance les prescriptions d'un habile médecin ; ils ont autant de chances de guérison que ceux dont les parents n'ont jamais souffert de la poitrine ; le point capital pour eux, c'est que le mal puisse être énergiquement combattu dès sa naissance.

Précautions contre le serein. — En dehors du traitement dont la direction ne peut être confiée qu'à un médecin très-expérimenté, les adolescents dont les organes respiratoires sont faibles doivent en toute saison éviter de respirer l'air frais du soir, et faire usage de tisanes pectorales des quatre fleurs, de consoude ou de pommes de reinette dès qu'ils toussent fréquemment, sans être précisément malades. Les gens du monde et ceux qui sont chargés de diriger les soins dont on doit entourer un malade qui souffre de la poitrine, ne se rendent pas bien compte de la cause des effets

pernicieux du serein sur les malades de cette catégorie. Le
serein est à proprement parler l'humidité atmosphérique
condensée par le froid de la nuit ; plus il y a de différence
entre la température du jour et celle de la nuit dans un lieu
donné, plus cette condensation est abondante ; elle est encore
augmentée par le voisinage des prairies marécageuses et des
eaux courantes ou stagnantes. Quand même vous seriez enveloppé dans des vêtements imperméables amples et épais, cela
n'empêcherait nullement l'air du soir, chargé d'une humidité
glacée, d'être en contact forcé avec le poumon. Bien des gens
s'étonnent que la rosée du matin ne produise pas les mêmes
effets pernicieux que le serein du soir ; ils peuvent effectivement sortir avant le jour et respirer impunément la fraîcheur
matinale, tandis qu'ils seraient inévitablement malades s'ils
s'exposaient au serein. La raison en est simple : celui qui
respire la rosée du matin vient de se remettre des fatigues
de la veille par le repos de la nuit ; celui qui respire le
serein n'est pas dans les mêmes conditions ; ses organes sont
affaissés par les occupations de la journée ; le travail de la
digestion n'est pas terminé ; le refroidissement prolongé
produit par l'introduction dans les voies respiratoires de
l'air imprégné des vapeurs glacées dont se compose le serein,
ne peut manquer de l'incommoder, alors que la rosée du
matin ne lui a fait aucun mal.

Gymnastique. — Après avoir été trop longtemps et trop
complétement négligée, la gymnastique a fini par prendre de
nos jours sa place dans l'éducation physique ; comme moyen
hygiénique d'aider au développement du tempérament pendant l'adolescence, ses bons effets ne peuvent être contestés.
Les exercices gymnastiques sont régulièrement admis dans
les établissements publics ou privés consacrés à l'éducation
de la jeunesse des deux sexes ; pratiqués avec discernement,
ces exercices forment un contre-poids salutaire aux causes
d'affaiblissement résultant d'une tension trop prolongée du
cerveau pendant les longues heures d'étude. Mais, quand
l'adolescent est fatigué par une croissance trop rapide, qu'il
est menacé sérieusement d'une affection de poitrine ou de

toute autre maladie de langueur, ceux dont il dépend doivent
veiller avec beaucoup de soin à ce que, par émulation, en
présence de camarades plus robustes que lui, il n'excède pas
ses forces et ne fasse pas dégénérer un genre d'exercice très-
utile par lui-même en une fatigue funeste à sa frêle organisation. En règle générale et quelle que soit la vigueur de
l'adolescent, il faut exclure des exercices gymnastiques qui
lui sont prescrits comme mesure d'hygiène tout ce qui peut
présenter une analogie avec les dangereux exercices des
faiseurs de tours ; on sait que c'est précisément cette partie
de la gymnastique qui offre le plus d'attrait à l'imprudente
jeunesse, et qu'elle s'expose volontiers, si elle n'est surveillée
de très-près, à des chutes ou à des efforts dont une luxation
et même une fracture peuvent aisément devenir la conséquence. Quant à ceux qui, par des motifs quelconques, passent leur adolescence chez leurs parents et n'ont pas la ressource d'un gymnase à leur disposition, le maniement du
fusil, dès que leur force corporelle le permet, est le meilleur
de tous les exercices gymnastiques. Un homme et un fusil
doivent toujours finir par se bien connaître ; plus tôt la connaissance est faite, mieux cela vaut ; et pour le résultat
hygiénique, l'exercice du fusil, qui ne dégénère jamais en
tour de force, dont on trouve des professeurs partout, à la
ville comme à la campagne, et dont on peut limiter la durée
selon les forces individuelles de l'adolescent, vaut pour lui la
gymnastique la plus compliquée ; il en a tous les avantages
sans les inconvénients. Il en est de même de l'escrime, qu'on
peut commencer dès le début de l'adolescence, pourvu que
par l'emploi du masque et du plastron tout danger d'accident sérieux soit écarté. Sous quelque forme que la gymnastique soit appliquée au-développement de l'adolescence,
on doit veiller à ce que ce genre d'exercice précède toujours
les principaux repas et ne les suive jamais : on évite par là de
troubler la digestion. On reconnaît à un signe infaillible, à
part la lassitude momentanée qui n'a pas de signification sous
ce rapport, quelle est la durée qu'il convient de donner aux
exercices gymnastiques ; les jeunes gens y prennent ordi-

nairement tant de plaisir qu'ils ne songent point à s'arrêter à temps. Mais tant qu'à la suite de ces exercices leur appétit, augmente au lieu de diminuer, c'est que la mesure qui convient à leur tempérament n'a point été dépassée ; on peut admettre qu'elle l'a été, au contraire, quand, par la pratique de la gymnastique, l'appétit diminue sensiblement ; il faut alors où réduire immédiatement la durée des exercices, ou les supprimer tout à fait pendant un certain temps.

Vêtements. — C'est pendant l'adolescence que les diverses parties du costume exercent l'influence la plus prononcée sur la santé. L'adolescent échange à cet âge la veste de l'enfant ou la tunique du collégien pour des vêtements semblables quant à la forme à ceux des jeunes gens d'un âge plus avancé. Il convient, dès cet âge, de l'habituer à suivre la mode de loin, à moins qu'elle ne soit trop décidément opposée aux lois de l'hygiène et à celles du bon sens ; il ne faut souffrir, sous aucun prétexte, que l'adolescent soit vêtu chaudement pour l'été et fraîchement pour l'hiver, sous prétexte que c'est la mode ; ce serait lui faire au physique autant de tort que lui en font au moral ceux qui permettent qu'il ressemble au dernier numéro du journal des tailleurs, et qu'il attache une importance sérieuse, à la coupe de son gilet ou de son habit. Comme l'enfant, l'adolescent dont la croissance n'est par terminée a essentiellement besoin de n'être ni comprimé, ni gêné par aucune partie de son costume. Les maux de tête très-fréquents à cet âge sont rendus plus pénibles par l'habitude de porter les cheveux trop longs, et de les couvrir habituellement d'une casquette ou d'un képi : l'adolescent doit être accoutumé à porter les cheveux courts et à rester tête nue à la maison. Pour sortir, il est utile de lui faire porter de bonne heure, à la place de la casquette, le képi ou le chapeau rond ; l'avantage très-réel de ce genre de coiffure, au point de vue de l'hygiène, c'est de laisser séjourner une masse d'air, toujours à une bonne température, entre la forme du chapeau et les cheveux, tandis que la casquette est en contact immédiat avec la chevelure.

L'adolescence est aussi pour la jeune fille l'époque de la

vie où, par un sentiment irréfléchi de vanité, elle commence
à se passionner pour la parure dont elle fait déjà sa principale affaire. Quand la mode n'a rien de contraire à l'hygiène, le médecin n'a point à intervenir dans le goût de la
jeune fille pour la toilette, goût que le plus souvent la mère
partage et favorise. Il doit seulement user de toute son autorité pour obtenir que, pendant la période la plus critique de
toute son existence, la jeune fille ne suive pas celles des exigences de la mode qui l'exposent à des refroidissements dangereux, surtout si elle est d'une constitution délicate. En ce
cas, sans attendre les prescriptions de la médecine, la mère
qui comprend ses devoirs doit proscrire d'une manière absolue
les vêtements à manches larges et flottantes, qui font que la
jeune fille a constamment froid aux bras, et les formes de
robes qui ne garantissent pas suffisamment du contact de l'air
extérieur le cou et les épaules. Si, pour céder aux caprices
de la mode, elle permet les jupons d'une ampleur exagérée,
elle exigera que, par compensation, les mouvements dussent-
ils en être rendus moins gracieux, la jeune fille porte par-
dessous un jupon étroit de tricot ou des caleçons d'étoffe
chaude non-seulement en hiver, mais aussi au printemps et
en automne.

Chaussures. — Il est absolument nécessaire de ne faire
porter aux adolescents des deux sexes que des chaussures
justes sans être serrées, et de nature à exclure complétement
l'humidité aux pieds, plus pernicieuse à cet âge qu'à tout
autre. Dans les pays au climat humide et froid, les doubles
chaussures de caoutchouc, quittées en rentrant à la maison,
sont d'un très-bon usage, malgré l'opinion contraire très-
répandue dans la partie peu éclairée du public. On tourne
assez volontiers en plaisanterie les douleurs très-vives cependant qui résultent des durillons et des cors aux pieds; bien
que ces souffrances n'aient en effet rien de bien grave, les
parents ont parfaitement tort de les imposer à leurs enfants
pour tout le reste de leur existence, en forçant les adolescents
à porter des chaussures trop étroites. Les usages fondés sur
la raison et le bon sens ont tant de peine à prévaloir, que

c'est seulement de nos jours qu'on a fini par reconnaître que la même forme de chaussure ne s'adapte pas indifféremment au pied droit et au pied gauche. Les hommes faits de la génération actuelle peuvent se souvenir d'avoir porté, à l'époque de leur adolescence, des souliers qu'il fallait changer de pied chaque fois qu'on les mettait. Il en pouvait résulter une certaine économie quant à la durée des chaussures; mais les résultats les plus positifs de cette coutume absurde, opposée à la conformation naturelle des pieds, étaient une gêne insupportable, qui changeait la promenade en supplice, et une ample provision de cors aux pieds et de durillons, dont on ne voyait pas la fin. De nos jours, cet abus a cessé; les souliers sont appropriés à chaque pied; mais pour l'adolescence, on les fait généralement beaucoup trop étroits; le pied qui, comme tout le reste du corps, achève sa croissance ne doit éprouver dans la chaussure aucune compression.

Musique vocale. — Sur l'extrême limite de l'adolescence et de l'âge adulte, les caractères de la voix humaine changent chez les deux sexes, mais surtout chez les jeunes gens. Beaucoup de parents, les-uns par vanité, les autres par spéculation, quand leurs enfants ont une voix juste et étendue, les poussent aux études musicales et détruisent trop souvent, par excès de fatigue, la faculté qu'ils cherchent à développer et à exploiter prématurément. L'adolescent doué d'une belle voix ne doit en user qu'avec la plus grande réserve jusqu'à son complet développement : s'il en abuse, il la perd; en user trop tôt, c'est en abuser. Au point de vue de l'hygiène, le mal ne se borne pas à la perte toujours regrettable d'une voix juste et sonore; l'exercice trop prolongé et prématuré du chant, pendant l'adolescence, mène droit à la phthisie pulmonaire. Il en est de même des instruments de musique qui, comme le cor, le cornet à piston, le basson, la flûte et la clarinette, exigent une grande dépense de souffle et imposent une fatigue excessive aux organes respiratoires. Il ne faut permettre ce genre d'instruments qu'aux jeunes gens d'une constitution robuste, et seulement quand ils ont atteint l'âge adulte.

Tabac. — L'un des fléaux de notre temps, le tabac, dont

la consommation exagérée atteste le besoin que chacun éprouve
d'engourdir la pensée, de la détourner passagèrement du sentiment pénible de la condition humaine, doit être soigneusement écarté de l'adolescence. On n'empêchera pas le jeune
homme de fumer; mais l'adolescent, pressé de se donner en
fumant les airs d'un jeune homme, peut parfaitement être
empêché de fumer avant l'âge où les effets nuisibles du tabac,
cet opium des Occidentaux, seront supportables pour ses organes. L'indulgence d'un trop grand nombre de parents disposés à permettre le cigare à leurs fils avant la fin de l'adolescence leur cause, on ne peut trop le répéter, un tort des
plus graves. L'usage du tabac à fumer, sous ses diverses
formes, doit être considéré comme funeste au physique autant
qu'au moral pour l'adolescence, et sévèrement proscrit au
moins jusqu'à l'âge où, de notre temps, il n'est plus possible
de s'y opposer.

Sommeil. — Le sommeil réparateur n'est pas moins nécessaire à l'adolescence qu'à l'enfance elle-même; le temps
que chacun doit accorder au sommeil à cette époque de la vie
est déterminé par le tempérament et la nature des occupations; il faut plus de sommeil à un adolescent en apprentissage chez un menuisier ou un forgeron qu'à celui qui pour-
suit sans fatigue corporelle le cours de ses études; mais, en
tout état de cause, l'adolescent de l'un ou de l'autre sexe ne
peut pas, sans qu'il en résulte une altération sensible de sa
santé, être privé de sa juste ration de sommeil.

Par des motifs qu'il n'est même pas nécessaire d'indiquer,
on doit veiller attentivement à ce que les adolescents ne soient
jamais pendant la nuit en proie à l'insomnie. S'ils ont la poitrine délicate, on se gardera bien de leur permettre l'usage des
pâtes dites pectorales, dont les propriétés calmantes sont dues à
la présence d'une faible dose d'opium; la pâte de thridace ou
bien une tasse de forte infusion de laitue prise le soir au moment de se mettre au lit, sont les moyens les plus inoffensifs
de combattre l'insomnie chez les adolescents; le proverbe populaire dit avec raison, bien qu'avec un peu d'exagération :
« Jeunesse qui veille, vieillesse qui dort, signe de mort. »

CHAPITRE VI.

Hygiène de l'âge adulte.

Hygiène de l'âge adulte. — Gouvernement de soi-même. — Nécessité de la sobriété. — Écarts de régime. — Effets d'une nourriture insuffisante. — Ration normale. — Circonstances dans lesquelles elle doit être modifiée. — Nature et propriété des substances alimentaires. — Propriétés nourrissantes. — Propriétés digestives. — Pain. — Viande de boucherie. — Légumes secs. — Divers aliments qui remplacent le pain. — Boissons. — Eau. — Moyens d'en corriger les propriétés insalubres. — Boissons fermentées. — Vin. — Cidre. — Poiré. — Bière. — Boissons économiques. — Boissons aromatiques. — Thé. — Café.

Du gouvernement de soi-même. — Lorsqu'après avoir traversé l'enfance et l'adolescence, l'homme atteint l'âge adulte, il commence à s'appartenir à lui-même, et passe, sous le rapport de la santé, de la direction d'autrui sous sa propre direction. C'est à cette époque de la vie qu'il doit s'appliquer à lui-même, et souvent aussi, appliquer à ceux qui vivent sous sa dépendance, les lois de l'hygiène, partie de la médecine à la portée de tout le monde, comprenant tout ce qui contribue à prévenir les maladies et à prolonger l'existence en conservant la santé. Hors l'état de santé normale, la prolongation de la vie est à peine un bienfait ; pour l'homme adulte ayant sa place à occuper dans la société, il s'agit, non pas seulement de ne pas mourir, mais de vivre : tel doit être le but de l'hygiène, pendant toute la période active de l'existence.

Nécessité de la sobriété. — La tempérance et la sobriété sont les premières bases de la santé ; ces termes n'ont jamais qu'un sens relatif ; être sobre, c'est rester sur la limite du besoin, sans jamais la dépasser ; c'est pourquoi tel individu d'un tempérament robuste et d'un appétit impérieux peut être sobre, dans le vrai sens du mot, tout en absorbant des quantités considérables d'aliments et de boissons ; tel autre d'un tempérament délicat, livré à des occupations sédentaires, manque de sobriété s'il se donne des indigestions en mangeant peu, mais au delà de son appétit, et s'il se grise, fût-ce avec un seul verre de vin. On croit superflu d'insister sur les avantages de la sobriété, personne ne les conteste, même parmi ceux qui manquent le plus fréquemment de se soumettre à ses lois ; personne ne peut songer à soutenir qu'il n'en comprend pas la nécessité. Mais il peut être utile de ten une partie du public en garde contre l'excès contraire. Il y a excès de sobriété toutes les fois que, sans nécessité, par un esprit de mortification très-déraisonnable, l'homme et plus souvent la femme se mettent, en refusant au corps la dose d'aliments qu'il réclame, hors d'état de remplir leurs obligagations ; cette sobriété excessive n'est excusable que chez les gens, malheureusement trop nombreux, qui n'ont pas de quoi satisfaire complétement leur appétit. A part toute autre considération, s'affaiblir, se rendre incapable d'aucun travail utile, s'exposer à des maladies graves par une sobriété exagérée, c'est manquer à ses devoirs envers soi-même et envers la société.

Écarts de régime. — La sobriété la plus rigoureuse est prescrite à ceux qui sont incommodés par un excès d'obésité qui les expose à des congestions cérébrales ; pour eux, une indigestion peut toujours être mortelle ; il vaut mieux rester, comme on dit, sur son appétit, que de courir une pareille chance. Quant aux écarts de régime qui, quoi qu'en puissent penser les adversaires de la vraie sobriété, ne sont jamais exempts d'inconvénients, on entend répéter vulgairement qu'Hippocrate, le père de la médecine, recommande de se griser au moins une fois par mois. Ceux qui prêtent à Hippocrate cette sottise, n'ont jamais u ses admirables écrits. Il y dit en propres termes que les gens obligés à donner habituellement au corps seulement ce qu'il exige pour ne pas dépérir, et à user de l'eau pour toute boisson, font bien, lorsqu'ils le peuvent, de faire au moins une fois par mois un bon repas arrosé d'une bonne coupe de vin généreux. Jamais Hippocrate n'a songé à prescrire à personne de s'enivrer , la sobriété et la tempérance sont au contraire recommandées par lui à chaque page comme les moyens les plus efficaces de conserver la santé.

Effets d'une nourriture insuffisante. — Quant à l'impérieuse nécessité de proportionner la quantité des aliments aux exigences du tempérament individuel, il suffit pour la mettre en relief de rappeler ici quelques-uns des chiffres les plus significatifs de la statistique médicale. A Paris, dans les quartiers habités par les familles aisées et riches (1er arrondissement), il meurt annuellement 1 individu sur 52 ; la moyenne de la durée de la vie humaine est de 42 ans ; dans les quartiers pauvres (12e arrondissement), il meurt annuellement 1 individu sur 26, et la moyenne de la durée de la vie humaine est de 24 ans. Nul doute que le défaut d'une nourriture suffisamment abondante et substantielle ne soit pour beaucoup dans ces énormes différences.

Ration normale. — Il est impossible de préciser la dose d'aliments exigée pour le maintien de la santé normale chez les individus adultes des deux sexes; on donne comme une simple approximation les chiffres suivants : Pain de froment, 1 kilog.; viande, 125 à 150 grammes; légumes, 200 à 250 grammes. Ces quantités indiquées dans la plupart des traités d'hygiène comme composant la ration normale d'un homme de force moyenne, sont insuffisantes pour les hommes de grande taille, vivant au grand air et livrés à des travaux pénibles, tels que les charpentiers, les couvreurs ou les bateliers ; cette ration est beaucoup trop forte pour les gens de lettres, les horlogers, les gens de bureau, et tous ceux qui vivent renfermés, occupés de travaux qui n'exigent pas de dépense de force physique. Pour la femme, la ration d'aliments qui lui suffit habituellement doit être augmentée pendant la grossesse ou lorsqu'elle allaite un enfant. En bonne hygiène, on doit autant que possible apporter dans le régime alimentaire une variété qui facilite les fonctions digestives, et, pour la quantité des aliments, suivre, sans jamais les dépasser, les indications de son appétit.

Nature et propriétés des aliments. — Bien que la

connaissance de la physiologie laisse encore subsister de
regrettables lacunes, quant à la valeur nutritive des diverses
substances qui peuvent servir d'aliment à l'homme, cette
partie de la médecine est néanmoins assez avancée pour qu'il
soit possible de lui emprunter quelques notions d'une utilité
pratique pour le régime alimentaire. On sait que les substances
alimentares à l'usage de l'homme appartiennent au règne végétal et au règne animal. Un régime exclusivement végétal peut,
principalement sous les climats chauds, suffire à l'existence et
maintenir l'homme dans un état de santé satisfaisant; mais
l'homme soumis à ce régime, sans être sujet à plus de maladies
que les autres, manque d'énergie physique et morale ; une certaine dose d'aliments animaux associés aux aliments végétaux
parait être indispensable à l'homme pour développer complètement et maintenir au plus haut degré ses facultés physiques
et intellectuelles.

Propriétés nourrissantes. — Si l'on passe en revue les
aliments à l'usage des peuples civilisés, en les classant dans
l'ordre de leurs propriétés nourrisantes, on trouve au premier
rang le lait, les œufs, la viande de boucherie, le gibier, la
volaille ; au second rang les divers genres de poissons de mer
et d'eau douce ; au troisième, le pain et les légumes secs, et
au quatrième seulement, les légumes frais et les fruits. Mais
il faut observer que les diverses préparations subies par ces
substances modifient dans de très-larges proportions leurs
qualités nourrissantes. Ainsi, le lait, le plus complet des aliments dans ce sens que, seul et sans être associé à d'autres
substances, il peut maintenir indéfiniment la vie et la santé,
change de propriétés selon qu'il est pris chaud ou froid, à
l'état frais ou avec un commencement d'acidité; les œufs ne
possèdent toutes leurs qualités alimentaires que quand ils sont
mangés très-frais et cuits à la coque ; de même, la viande
fumée et salée n'a pas les propriétés de la viande fraiche ; le
poisson sec ou salé n'a pas celles du poisson frais.

Propriétés digestives. — Les mêmes substances, envi-
sagées au point de vue du plus ou moins de facilité avec laquelle l'estomac de l'homme peut les digérer, se présentent

dans un ordre un peu différent, savoir : lait, œufs, fruits très-
mûrs ou cuits, légumes frais; poisson, pourvu qu'il n'appar-
tienne pas aux espèces à chair trop huileuse; viande de boucherie, volaille, gibier; pain, pourvu qu'il soit rassis; légumes
secs. On voit, par ce rapprochement, que les aliments les plus
nourrissants ne sont pas toujours les plus faciles à digérer et
réciproquement. Sans être prises trop au pied de la lettre, ces
données peuvent guider ceux d'entre les consommateurs auxquels, en raison de leur position, il est permis de choisir
leurs aliments, faculté qui malheureusement n'est pas à la
portée du plus grand nombre. Quelques notions supplémentaires ne semblent pas superflues quant à l'emploi hygiénique
des aliments le plus fréquemment usités.

Le pain, base de la nourriture des peuples civilisés, n'est
salubre et de facile digestion que quand il est fait de farine
de pur froment ou de farine de froment mêlée à un cinquième
ou un quart de son poids de farine de seigle. A la campagne,
où le pain se fait dans chaque ménage, le pain, qui contient
une dose modérée de farine de seigle (pain de ménage), est
préférable au pain de farine de pur froment; bien qu'il ne soit
pas aussi blanc, il est tout aussi nourrissant, d'aussi bon goût
et d'une conservation plus facile.

La viande de boucherie la meilleure est celle du bœuf et du
mouton, parce que ces animaux ne sont jamais abattus avant
l'âge adulte; elle ne possède le maximum de ses propriétés
nourrissantes que quand elle provient d'animaux engraissés;
la viande de l'agneau, du chevreau et du veau, surtout celle
des veaux abattus peu de jours après leur naissance, est moins
saine et moins facile à digérer. La volaille grasse rôtie possède à très-peu près les propriétés de la viande de boucherie;
la valeur nutritive des œufs frais, préparés sous diverses
formes approche beaucoup de celle de la viande de boucherie
et de la volaille.

Les légumes secs, très-usités uniquement à cause de leur
bas prix et de la facilité de leur conservation, sont les moins
faciles à digérer de tous les aliments d'un usage habituel; ils
ne conviennent qu'aux estomacs robustes; spécialement à ceux

qui prennent beaucoup d'exercice et dont les professions exigent une grande activité.

Les pommes de terre cuites à l'eau, les galettes de sarrasin, la bouillie de farine de sarrasin et les gaudes ou bouillie de farine de maïs, remplacent le pain pour la population de plusieurs de nos départements. Ces aliments ont tous le même inconvénient, celui de charger beaucoup l'estomac parce qu'ils contiennent, par rapport à leur volume, peu de matière nourrissante, et de se digérer très-lentement parce qu'ils ne sont pas fermentés. Ces diverses préparations sont cependant préférables au mauvais pain, brun, pesant et mal fermenté, qu'on fait avec les farines d'orge et d'avoine; c'est avec raison que les habitants des montagnes d'Écosse, dont le sol et le climat n'admettent pas d'autre céréale que l'avoine, ne la convertissent jamais en farine; ils en font un gruau dont ils préparent des potages très-nourrissants; ce mode d'alimentation est une des causes de la vigueur proverbiale des montagnards écossais.

Boissons. — L'homme vivant en société civilisée dispose pour satisfaire sa soif de plusieurs liquides qui, sous le rapport de leurs propriétés hygiéniques, doivent être examinés séparément; ce sont l'eau, les boissons fermentées et les infusions aromatiques dont les plus usitées sont en Europe le thé et le café.

L'eau, même à son état de plus grande pureté, n'est jamais pour l'homme civilisé la meilleure des boissons. Cette assertion est en opposition avec les opinions d'un grand nombre de médecins et de physiologistes qui proclament hautement la supériorité de l'eau sur tout autre liquide potable. La préférence qu'ils lui accordent est fondée sur ce fait que l'eau est la seule boisson à la disposition du sauvage, lequel, tout en ne buvant que de l'eau, jouit en général d'une santé très-vigoureuse. Cet argument n'a pas en lui-même autant de valeur réelle qu'il paraît en avoir. Sans doute, en général, le sauvage s'abreuve d'eau; mais, sous les latitudes tropicales, il sait très-bien préférer à l'eau le lait contenu dans le fruit du cocotier, liquide qui lui semble, avec raison, plus agréable et plus salubre que l'eau. D'ailleurs, le mode d'existence de l'homme civilisé est si essentiellement différent de celui du sauvage que ce qui peut convenir à l'un ne convient nullement à l'autre. En fait, les boissons fermentées, le vin, la bière, le cidre, pris pendant le repas et avec modération, facilitent la digestion, contribuent à la nutrition, et sont infiniment supérieurs, comme moyens d'apaiser la soif, à l'eau même la meilleure.

Eau bonne à boire. — Il n'est pas toujours possible de se procurer partout de l'eau bonne à boire ; celle qui s'est chargée d'une quantité notable de chaux en traversant des terrains calcaires est essentiellement nuisible à la santé ; il en est de même des eaux plus ou moins corrompues, saturées de gaz fétides, qui les rendent au même degré insalubres et repoussantes. Lorsqu'il n'est pas possible de se procurer d'autres boissons, il faut en corriger au moins en partie les propriétés nuisibles, avant d'en faire usage. Pour purifier l'eau qui contient de la chaux, on la fait bouillir pendant quelques minutes, ce qui oblige la chaux à s'en séparer sous forme d'un dépôt qu'on élimine au moyen du filtrage. Quand elle est filtrée, cette eau, pour être parfaitemement bonne à boire, doit encore être aérée, c'est-à-dire imprégnée d'une certaine quantité d'air. A cet effet, on en remplit aux deux tiers une cruche, ou tout autre vase d'une capacité suffisante, dans lequel on l'agite vivement et à plusieurs reprises.

L'eau chargée de gaz fétides n'est jamais réellement bonne à boire, quelque chose qu'on fasse pour l'améliorer ; on parvient seulement à la rendre à peu près potable en la filtrant à travers du charbon de bois grossièrement concassé, ce qui lui enlève une partie de sa mauvaise odeur. L'eau qui n'a ni mauvaise odeur ni goût désagréable n'est pas toujours aussi saine qu'elle le paraît ; on ne doit la considérer comme salubre et s'en servir pour boisson que lorsqu'elle possède les deux propriétés de faire cuire parfaitement les légumes secs et de dissoudre le savon sans qu'il se coagule en grumeaux.

Boissons fermentées. — Le vin, quand on en use sans excès, est de toutes les boissons celle qui convient le mieux à l'homme et qui contribue le plus efficacement au maintien de sa santé; comme boisson hygiénique, les vins rouges légers de Bordeaux, de Bourgogne et des coteaux du bassin de la Loire, sont les vins les plus salubres; les vins blancs leur sont inférieurs sous ce rapport; ils sont même, comme boisson habituelle, décidément contraires aux personnes des deux sexes dont le système nerveux est très-irritable.

Le cidre est aussi sain qu'agréable quand on n'en abuse pas; pris avec excès, il produit fréquemment l'hydropisie; le poiré, surtout quand il est fait avec des poires seules, sans mélange de pommes, ne doit être pris qu'avec encore plus de ménagements que le cidre; il donne lieu, non pas à l'hydro-pisie, mais à une ivresse furieuse à laquelle succèdent des accidents nerveux très-graves, un tremblement involontaire dans un âge peu avancé, et pour un grand nombre de ceux qui en abusent, l'aliénation mentale. Ce n'est pas que, par eux-mêmes, le cidre et le poiré soient plus dangereux que le vin; mais, dans les années où les pommes et les poires abon-dent, ces deux liquides sont à si bas prix que trop de gens se laissent aller à en boire avec excès; ils peuvent en être cruel-lement punis.

La bière, en France, à l'exception des départements de notre extrême frontière du Nord, n'est guère usitée comme boisson habituelle; mais il s'en consomme des quantités prodigieuses en été, à titre de rafraîchissement, dans les cafés et les esta-minets. Les Français qui pour la première fois visitent la Bel-gique et la Grande-Bretagne doivent être avertis de se tenir en garde contre le faro et la lambic de Bruxelles et le porter de Londres. Ces boissons, non moins enivrantes que les vins communs, peuvent produire outre l'ivresse d'affreuses indi-gestions chez ceux qui n'y sont pas accoutumés. En général, l'usage continu de la bière provoque l'obésité; cet effet est surtout produit par l'abus des bières blanches. En Belgique, la ville de Louvain, l'ancienne capitale du Brabant, renommée pour sa bière blanche dont il se fait une consommation prodigieuse, est, de toutes les villes de l'Europe, celle où l'on rencontre le plus d'hommes encore jeunes ornés d'un ventre très-proéminent.

Boissons économiques. — La durée trop prolongée de la maladie de la vigne ayant rendu pendant plusieurs années de suite les vins rares et très-chers, on a cherché à y suppléer par diverses boissons dites économiques; la plupart de ces boissons ne peuvent donner lieu à aucune observation sous le rapport de la salubrité; elles sont sinon fort agréables, du moins fort saines, d'ailleurs faciles à préparer. On croit seulement devoir faire remarquer que l'économie résultant de leur emploi est le plus souvent une illusion. Beaucoup d'entre ces liquides petillants, très-chargés d'acide carbonique par la fermentation des substances dont ils sont composés, reviennent à dix centimes le litre; ce n'est pas cher, assurément. Mais quand le vin est cher, mettez pour dix centimes de vin dans un litre d'eau, vous aurez un litre d'une boisson aussi agréable pour le moins et beaucoup plus saine que les boissons fermentées telles que le sombrico, la bière de Barruel, et les diverses bières dites de ménage.

Boissons aromatiques. — L'antique civilisation de l'extrême Orient de l'Asie a reconnu et appliqué, dès les temps les plus reculés, les propriétés toniques de l'infusion aromatique préparée avec le thé. Son principal avantage consiste à dispenser de boire, sous sa forme naturelle, l'eau malsaine et très-peu attrayante des rivières limoneuses et des étangs marécageux. Partout où il n'est pas possible de se procurer de l'eau de bonne qualité ou une boisson fermentée salubre et à bon compte, il vaut assurément beaucoup mieux boire du thé, comme les Chinois, que de boire de mauvaise eau. Pour que le thé, employé comme boisson habituelle, ne donne pas la goutte, diverses affections du système nerveux, et une débilitation générale particulièrement nuisible à la conservation de la fraîcheur chez la plus belle moitié du genre humain, il faut le prendre très-léger et toujours troublé d'un nuage de lait, en évitant de le boire trop chaud. L'usage des liquides bouillants, que le gosier finit par s'accoutumer à supporter, affaiblit sensiblement l'estomac, et nuit à l'accomplissement régulier de ses fonctions.

Le café, comme l'ont démontré les travaux récents de M. le professeur Payen, possède, outre ses propriétés aromatiques généralement appréciées de la grande masse des consommateurs, des qualités réellement nourrissantes; il ne mérite pas, à moins qu'on n'en abuse avec excès en le prenant trop fort et en trop grande quantité, la mauvaise réputation qu'on a voulu lui faire vers le milieu du dernier siècle; il n'a plus aujourd'hui de détracteurs sérieux, et c'est justice. La première punition de quiconque abuse du café, c'est l'insomnie; c'est pourquoi il faut se garder de faire commencer de trop bonne heure l'usage du café à l'eau aux jeunes gens qui ont grand besoin de sommeil. Les personnes qui doivent le plus se tenir en garde contre l'abus du café sont celles dont le système nerveux est le plus irritable; en proportionnant l'usage du café aux exigences de leur tempérament, elles n'en éprouveront que les effets utiles, et leur santé n'aura point à en souffrir.

CHAPITRE VII.

Hygiène de l'âge adulte. — Suite.

Costume. — Opposition de l'hygiène et de la mode. — Choix des tissus. — Fourrures. — Ouate. — Tissus de laine. — De coton. — De lin. — De chanvre. — De soie ordinaire. — De soie des vers du chêne et du ricin. — Vêtements imperméables. — Habitation. — Enduit hydrofuge. — Assainissement des appartements. — Changement de lieu. — Émigration au nord. — Émigration au midi. — Insalubrité des lieux marécageux. — Hygiène du voyageur. — Voyages à pied. — Salubrité de divers États.

Costume. — Les indications données dans le chapitre précédent sur les diverses parties du costume de l'adolescence, considérées dans leurs rapports avec l'hygiène, trouvent en grande partie leur application aux vêtements de l'âge adulte; il est néanmoins utile d'y revenir pour quelques recommandations spéciales, principalement adressées à la plus belle moitié du genre humain; car, s'il est vrai que, sur dix malades pris au hasard, neuf le sont par leur propre faute, cela est encore plus vrai de la femme que de l'homme; sur vingt cas de maladies aiguës ou chroniques dont une femme peut être atteinte, il y en a quinze au moins qui peuvent être attribuées à l'opposition flagrante de son costume avec les lois de l'hygiène, parce que toute autre considération, même celle de la conservation de la santé, doit céder à l'obligation d'obéir à ce fléau des maris et des pères de famille qu'on nomme la mode. On ne peut que remettre ici sous les yeux des dames, avec peu d'espoir d'être écouté, cette vérité que d'autres leur ont si souvent représentée sans résultat : que sur elles repose l'espoir de la famille; que la jeune fille qui doit être épouse, la jeune femme qui doit être mère, sont responsables non-seulement de leur santé envers elles-mêmes, mais de celle de leur famille à venir devant la société; qu'elles se préparent à elles-mêmes et à tous ceux qui les entourent des peines

4

sans fin, les plus graves de toutes celles qui traversent la vie humaine, en se condamnant volontairement à donner naissance à de malheureux enfants, malades avant de naître et qui, de toute leur vie, ne connaîtront peut-être jamais ce que c'est que l'état normal de santé parfaite : tout cela, on le sait d'avance, ne les empêchera pas de se mettre à la mode. On ne s'arrête point à critiquer la mode d'aujourd'hui, qui peut ne pas être la mode de demain ; on se borne à insister près des dames pour qu'en réfléchissant, si c'est possible, sur les considérations qui précèdent et dont elles ne peuvent nier la gravité, tant pour les autres que pour elles-mêmes, elles tâchent de préférer le soin de leur santé et l'accomplissement de leurs devoirs de maternité à la satisfaction puérile d'être mises à la dernière mode.

Il y a d'abord à se demander quel est le but du costume. C'est, avant tout, de répondre aux exigences du climat. Depuis les régions intertropicales où les naturels ne portent aucun vêtement, sans qu'il en résulte d'inconvénient pour leur santé, jusqu'aux régions polaires où les formes du Finlandais, du Lapon et de l'Esquimau disparaissent sous l'épaisseur des fourrures, on s'habille conformément au climat ; du moins, les considérations puisées dans les variations de la température de chaque saison doivent déterminer et le choix des étoffes et la forme de chaque partie du costume ; dans les pays civilisés, il faut aussi avoir égard aux exigences de chaque profession.

Choix des tissus. — Plus les tissus sont épais, quand même leur contexture ne serait pas serrée, plus ils contiennent d'air dans leur intérieur, plus ils sont aptes à préserver contre l'action du froid ; ils préserveraient de même en été contre l'excès de la chaleur, sans leur poids incommode qui oblige à leur préférer, pour vêtements d'été, des tissus plus légers. Les fourrures et la ouate tiennent le premier rang comme moyen d'éloigner le froid en empêchant la dissipation de la chaleur corporelle ; mais les vêtements fourrés et ouatés ne sont pas à la portée de tout le monde. Viennent ensuite les divers tissus de laine pour les costumes à l'usage des

hommes, et ceux de soie pour les dames. Les avantages de la
soie, également solide et chaude pour l'hiver, légère et fraîche
pour l'été, selon la manière dont elle est mise en œuvre, sont
tellement évidents, qu'on doit faire des vœux pour la prompte
réalisation des espérances que donnent les nouveaux vers à
soie vivant sur la feuille du chêne et sur celle du ricin; cette
soie, de qualité commune, mais égale aux plus belles soies
pour ses propriétés hygiéniques, pourra, si les promesses de
cette industrie naissante se réalisent, fournir à bas prix, en
quantité illimitée, des étoffes excellentes, les unes épaisses et
plucheuses pour l'hiver, les autres lisses et minces, à des prix
abordables pour toutes les classes de consommateurs.

Les tissus de coton, qui ont usurpé peu à peu dans l'usage
habituel la place anciennement occupée par le lin et le chanvre, sont essentiellement propres au costume d'été. Pour les
hommes, l'usage des chemises de coton imprimé, qui permet
de rester chez soi sans vêtement de dessus pendant toute la
belle saison, est également salubre et commode. La flanelle,
dite flanelle de santé, est toujours la première des étoffes pour
les gilets qui se portent soit immédiatement sur la peau, soit
par-dessus une chemise de coton. Ceux à qui la délicatesse de
leur tempérament rend indispensable l'usage de la flanelle
sur la peau, ne doivent quitter passagèrement ce genre de
préservatif contre le refroidissement que pendant les plus
beaux jours de la belle saison; ils font mieux encore de ne
jamais le quitter, sauf à alléger le plus possible le surplus de
leur costume durant les fortes chaleurs.

Vêtements de dessus. — L'hygiène n'a rien à voir dans
la coupe variable des habits, paletots, dorsays, raglans, redin-
gotes, gilets et pantalons, coupe dont le plan reste uniforme,
sauf de légères modifications introduites par la mode. Il y a
sous ce rapport une distinction très-nécessaire à établir entre
les costumes des différentes classes de la société. Les hommes
des classes élevées, qui ne font rien et ne sortent qu'en voiture, peuvent impunément adopter la forme de vêtements qui
leur convient le mieux; il en est de même des chaussures
avec lesquelles on ne doit marcher que dans un salon : peu

importe qu'elles prennent l'eau. Les hommes de la classe moyenne, obligés de sortir souvent et par tous les temps pour leurs affaires, doivent préférer en toute saison à l'habit habillé, réservé pour les jours fériés et les visites, la redingote ou le paletot, plus ample et d'un meilleur usage. Si durant la mauvaise saison ils se servent de vêtements de dessus rendus imperméables par le caoutchouc, ils auront soin, pour ne pas provoquer un excès de transpiration de nature à occasionner des refroidissements dangereux et des affections de poitrine, de n'endosser cette partie accessoire du costume qu'au moment où la pluie la rend nécessaire, et de la porter sur le bras le reste du temps, comme ils auraient soin de se munir d'un parapluie.

Habitation. — Dans la vie sociale, le choix du domicile est rarement à la disposition de celui qui doit l'habiter; les affaires impérieuses retiennent souvent à la ville ceux qui par goût préféreraient habiter la campagne, dont le séjour conviendrait mieux à leur tempérament; les mêmes nécessités se rencontrent aussi, bien que plus rarement, en sens contraire. Néanmoins, dans de certaines limites, il est toujours possible d'avoir égard aux conditions hygiéniques lorsqu'on choisit un logement. Les quartiers bien aérés et les rues spacieuses, ou les places publiques dans les villes populeuses, méritent la préférence sur les rues étroites, où l'air et la lumière pénètrent difficilement et comme à regret. Si l'on est forcé d'habiter une de ces rues ignorées du soleil, on évitera par-dessus tout les logements du rez-de-chaussée, les moins salubres de tous dans de semblables conditions; sauf un peu de fatigue de plus, on ne doit pas balancer à se loger à un étage élevé. Quant à l'exposition, celle du sud et du sud-est est plus saine que celle du nord et de l'ouest dans la plupart des localités; le choix doit être déterminé par la direction des vents régnants qui, d'après le climat local, amènent le plus souvent la pluie, et rendent humide l'intérieur des logements, en dépit de toutes les précautions prises pour les assainir. Ceux qui sont assez favorisés des dons de la fortune pour pouvoir se faire construire une habitation doivent adopter pour les chambres habitées les expositions les plus favorables, et éloigner autant que possible de celles où l'on se tient le plus souvent toutes les dépendances dont le voisinage nuirait à leur salubrité.

Enduit hydrofuge. — Lorsqu'on visite un logement qu'on se propose de louer, il faut accorder une attention particulière à l'état des papiers de tenture dont l'inspection suffit pour dénoncer la présence de l'humidité dans les murs dont ils dissimulent la surface. Si l'on y remarque des places décolorées et décollées, c'est un signe certain que les murs sont humides, ce qui rend surtout très-malsaines les chambres à coucher. Dans le cas où toutes les autres convenances s'y rencontrent, un peu d'humidité dans les murs ne doit pas faire rejeter un logement, spécialement quand on fait un bail, et qu'on doit l'occuper pendant plusieurs années. On peut alors, en profitant des jours les plus chauds et les plus secs de la belle saison, appliquer sur les murs un enduit hydrofuge et replacer le papier de tenture par-dessus cet enduit; on trouve à cet effet dans les traités d'économie domestique plusieurs recettes dont voici l'une des plus économiques et en même temps des meilleures : Blanc de céruse 1 kilog. ; huile de lin, 1 kilog.; cire jaune, 300 grammes. Après avoir fait fondre la cire dans l'huile sur un bon feu dans une marmite de fonte, on y incorpore le blanc de céruse en poudre, et on laisse encore bouillir pendant cinq minutes. L'enduit doit être employé chaud, en deux couches, dont la seconde n'est appliquée que quand la première est parfaitement sèche.

La plus rigoureuse propreté est la condition la plus essentielle de la salubrité des lieux habités : c'est ce que tout le monde sait; mais ce qu'on sait moins généralement, c'est que dans une maison dont les escaliers sont incrustés d'une couche de boue qui ne s'enlève jamais, de même que dans les chambres dont les rideaux et les tentures malpropres attendent indéfiniment leur nettoyage, les murs se pénètrent, ainsi que l'étoffe des tentures et des rideaux, d'exhalaisons malsaines auxquelles l'odorat s'habitue et qu'on finit par ne plus sentir,

mais qui se reproduisent dans les temps humides avec un nouveau degré d'intensité, et qui deviennent pour les personnes
d'un tempérament délicat des causes incessantes de maladies.
Ces inconvénients ne peuvent être évités que par la propreté
la plus rigoureuse maintenue tant sur les escaliers qu'à l'intérieur des appartements.

Changement de lieu. — A la plupart des conseils d'hygiène qui précèdent, ainsi qu'à beaucoup d'autres du même
genre, le peuple oppose souvent le sage proverbe qui dit qu'il
faut faire comme on peut et non pas comme on veut. La nécessité
contraint bien des gens à quitter une localité salubre et tout à
fait à leur convenance, pour aller se fixer dans de moins bonnes
conditions; c'est ici le cas de faire l'application de l'axiome des
anciens qui disaient proverbialement : « Il n'y a pas de position si mauvaise qui ne puisse être rendue moins mauvaise,
quand on ne néglige rien de ce qu'il est possible de faire
pour l'améliorer »

Émigration au Nord. — Les gens des pays méridionaux et tempérés, même quand ils sont doués du tempérament le plus robuste, ont toujours beaucoup à souffrir quand
ils doivent quitter leur pays natal pour en aller habiter un
beaucoup plus froid; c'est ce qui a lieu pour un Italien ou un
Français qui va demeurer en Suède, en Russie, ou seulement
en Hollande ou dans le nord de l'Allemagne. La première
mesure de précaution à prendre dans ce cas, c'est de passer
du Midi au Nord au printemps, afin d'avoir à son arrivée la
meilleure saison devant soi pour s'acclimater et se prémunir le
mieux possible contre le premier hiver, lequel est toujours le
plus difficile à passer dans un pays septentrional lorsqu'on
a longtemps habité les belles contrées du Midi. Il faut chercher
a se loger à l'exposition du plein midi, modifier son régime
alimentaire, faire usage d'une nourriture plus animale que
végétale, prendre une bonne tasse de thé tous les soirs lorsque surviennent les premiers froids rigoureux, et se vêtir
le plus chaudement possible, selon ses moyens et sa situation

Émigration au Midi. — Des précautions d'une nature
entièrement différente doivent être prises lorsqu'on quitte

un pays froid ou tempéré pour aller habiter un pays chaud. Le changement, au point de vue l'hygiène, ne peut être qu'avantageux quand la différence de latitude est de quelques degrés seulement, comme lorsque le Parisien va demeurer dans les départements de l'Hérault ou du Var, ou dans le nord de l'Italie. Il y a au contraire danger imminent pour la santé, souvent même pour la vie, lorsqu'un habitant du centre ou du nord de l'Europe émigre pour aller habiter les colonies des contrées tropicales. Il doit tâcher de partir à une époque de l'année qui fasse coïncider son arrivée avec la saison la moins chaude du climat des tropiques, se loger en arrivant à l'exposition de l'est ou du nord, et fuir le voisinage des lieux bas et marécageux, les plus dangereux de tous dans les pays chauds pour l'émigrant européen. Ces lieux, toujours malsains en Europe, le sont bien plus encore sous les tropiques. C'est là, comme le fait observer un médecin célèbre, que la maladie est en permanence, que la vieillesse arrive avant l'âge, que la longévité est inconnue, même parmi les gens les mieux acclimatés; c'est là qu'on ne rit pas sur le berceau de celui qui naît, et qu'on pleure rarement sur le cercueil de celui qui meurt. S'il est impossible à l'émigrant d'Europe de se caser assez loin des eaux stagnantes, il cherchera à s'établir sur un point suffisamment élevé, et quelque fatigue qu'il éprouve en allant et venant dans le pays, jamais il ne s'endormira en plein air. Des aliments toniques, mais peu de viande; une dose modérée de poivre dans les ragoûts; l'usage habituel des fruits mûrs rafraîchissants, tels que l'orange et la pamplemousse; l'abstention des spiritueux, et par-dessus tout une extrême sobriété jointe à la plus grande régularité possible dans les heures des repas, seront les règles de son régime alimentaire. S'il y joint l'usage fréquent des bains, la natation, le repos absolu pendant les heures les plus chaudes de la journée, et l'usage de vêtements à la fois légers, amples et flottants, il sera dans les meilleures conditions possibles pour échapper aux conséquences du passage d'un climat froid ou tempéré à un climat brûlant.

Hygiène du voyageur. — Grâce à la navigation à va-

peur, les voyages maritimes, réputés autrefois les plus dangereux de tous pour la santé, peuvent être et sont effectivement
recommandés fréquemment aux personnes riches et inoc-
pées, comme favorables à leur rétablissement complet, à la
suite de diverses maladies chroniques. C'est ainsi qu'il est
possible en Angleterre, moyennant une somme relativement
peu élevée, de s'embarquer pour faire, selon l'expression
reçue, le tour du monde pour son plaisir. A part le chapitre
des accidents, le climat océanique, l'air de la mer, n'est pas
plus malsain que tout autre. Le marin de profession ou le
voyageur en mesure de ne se laisser manquer de rien a
tout autant de chances de se bien porter que ceux qui restent
à terre.

On sait qu'après trois années de navigation non interrompue le capitaine Cook, parti de Deptford le 9 avril 1772
avec un équipage de cent douze hommes, en ramena cent huit;
trois étaient morts par accident, un seul avait succombé à la
maladie.

De nos jours, après d'aussi longues navigations, les capi-
taines Parry et Duperré sont rentrés au port sans avoir perdu
un seul homme par maladie. Il n'y a donc pas de raison pour
soutenir, comme beaucoup de gens le croient encore, que
les voyages de long cours sur mer compromettent la santé et
que la vie maritime est malsaine par elle-même. L'humidité
constante de l'atmosphère qu'on respire durant les longues navigations rend utile l'usage des spiritueux, dont il faut cependant se garder d'abuser. Ceux qui naviguent pour la première
fois doivent prendre l'habitude de se promener le plus souvent possible sur le pont et de manger modérément, quoique
l'air de la mer excite l'appétit; sans quoi, ils ne tarderont pas,
surtout s'ils ont atteint l'âge mûr, à contracter un excès d'embonpoint très-incommode ; quand on n'y est pas habitué, la
mer engraisse.

Voyages à pied. — Le réseau de chemins de fer qui s'est
étendu de nos jours sur les pays civilisés n'a pas supprimé
les voyages à pied du peintre, de l'artiste et du naturaliste.
Pour ce genre d'excursions, facilité par la possibilité d'arriver

à peu de frais, sans fatigue et en quelques heures, sur un point donné à partir duquel on peut rayonner dans tous les sens pour explorer tous les cantons qui offrent de l'intérêt, les vêtements imperméables sont de première nécessité. Comme on est toujours trop chargé quand on voyage à pied, il faut choisir ces vêtements le plus légers possible, mais prendre l'habitude de ne jamais s'en séparer, même par le plus beau temps, lorsqu'on voyage dans un pays au climat inconstant. Quand même on aurait à parcourir à pied les pays où la sûreté individuelle est le mieux assurée, il ne faudrait pas se soustraire à la nécessité de porter toujours sur soi des pistolets lorsqu'on voyage à pied ; cet accessoire est indispensable pour servir d'appel en cas d'accident. Il est arrivé plusieurs fois à des touristes qui avaient négligé cette précaution de tomber dans des précipices, de s'y casser une jambe et d'y périr de la mort la plus affreuse, bien qu'ils fussent à une faible distance d'un chemin fréquenté ou d'un lieu habité. Ils auraient évité une fin si déplorable si, par quelques coups de feu qu'on entend de loin et qui éveillent toujours l'attention, ils avaient pu implorer le secours faute duquel ils ont péri.

Salubrité de divers États. — On renouvelle ici pour l'homme parvenu à l'âge adulte et maître de choisir entre plusieurs professions le conseil de baser son choix d'après les exigences de son tempérament, en faisant observer que le plus souvent, lorsqu'on arrive à l'âge d'homme, ce choix n'est plus à faire ; vous êtes depuis la fin de l'adolescence lié par le choix de votre famille à un état ; il dépend rarement de votre volonté d'en changer.

Les données de la statistique médicale ont peu de sens à cet égard ; cette statistique n'est bien dressée que dans les hôpitaux des grandes villes ; mais les gens de tout métier qui viennent y mourir succombent pour la plupart à des maladies étrangères à leur profession, de sorte que le relevé des décès par profession ne prouve rien.

Pour les gens du monde, en exceptant les rentiers riches placés dans des conditions à part, la statistique médicale

donne les indications suivantes qu'on ne doit accepter que
comme de simples approximations.

Nombre d'individus sur 100 qui atteignent l'âge de 70 ans.

Ecclésiastiques.	43	Petits employés.	32
Cultivateurs.	40	Avocats.	29
Employés supérieurs.	33	Artistes.	28
Négociants.	33	Professeurs.	27
Militaires (en temps de paix).	32	Médecins.	24

CHAPITRE VIII.

Hygiène de l'âge adulte. — Suite.

Hygiène du marin. — Abus des boissons spiritueuses. — Abus du tabac. —
Effet de la fumée du tabac. — Hygiène du soldat. — Mortalité du fantassin
comparée à celle du cavalier. — Hygiène des populations rurales. — Régime alimentaire. — Mesures de précaution. — Boisson. — Hygiène des professions sédentaires. — Des employés. — Des gens de lettres. — Mesures
hygiéniques en temps d'épidémie. — Emploi du chlorure de chaux.

Il est, dans les sociétés modernes, des situations forcées
auxquelles la volonté est étrangère, et qu'on subit pour obéir
à la loi; telles sont celles du marin et du soldat. Selon les
circonstances, ces situations, temporaires pour le plus grand
nombre, deviennent pour d'autres des professions auxquelles
ils se consacrent pour toute leur vie; l'hygiène de ces professions doit être considérée à part.

Hygiène du marin. — Il y a peu de conseils particuliers
d'hygiène à donner aux marins qui servent comme matelots
ou dans les grades inférieurs, à bord des navires de la marine
marchande ou des bâtiments de l'État. D'une part, ils sont
assujettis au régime du bord, qu'il n'est pas en leur pouvoir
de modifier; de l'autre, le prix qu'on attache nécessairement
à leur conservation en raison du besoin qu'on a de leurs services les fait toujours placer sous la direction d'officiers de
santé dont le savoir et l'expérience pratique méritent toute
leur confiance. On doit leur recommander expressément,
lorsqu'ils séjournent quelque temps à terre pendant le cours
d'une longue navigation, de ne point négliger l'occasion de
faire à leur nourriture habituelle, dont la base est la viande
salée associée aux légumes secs, une heureuse diversion en
mangeant autant que possible des légumes frais, des fruits
bien mûrs et de la salade, genre d'aliments que le marin à
terre peut toujours se procurer à des prix en rapport avec

ses ressources, et qui sont particulièrement favorables à la conservation de sa santé. Les marins doivent aussi profiter de ces rares et courtes interruptions de la vie purement maritime pour prendre fréquemment des bains d'eau douce, froids ou tièdes selon la saison et le climat local, et pour se faire traiter de toutes les indispositions dont la guérison complète est difficilement compatible avec le régime du bord; telles sont spécialement plusieurs affections de la peau. En se conformant à ces prescriptions et se tenant en garde contre les entraînements qui peuvent, dans ces circonstances, les porter à commettre de trop fréquentes infractions aux lois de la tempérance, les marins, après un court séjour à terre, sont assurés de reprendre la mer avec une dose nouvelle de vigueur, pour résister aux rudes fatigues de leur profession.

Abus des boissons spiritueuses. — Les officiers de marine, surtout ceux de la marine de l'État, vivent à bord dans de si parfaites conditions d'alimentation et de salubrité, que peu de situations sont aussi favorables que la leur au maintien de la santé; leur régime à terre diffère à peine de celui qu'ils trouvent à bord; ils ont surtout à se tenir en garde contre l'abus des liqueurs fortes et du tabac. L'air de la mer rend l'officier de marine capable de supporter, sans ivresse et sans altération immédiate de sa santé, de très-fortes doses de vins capiteux, de rhum et d'eau-de-vie; mais l'abus de ces boissons n'en est pas moins réel; il rend la plupart des officiers de marine sujets à la goutte, qui souvent les met hors de service avant l'âge de la retraite, et qui, sans abréger sensiblement la durée de leur existence, rend leur vieillesse très-pénible.

Abus du tabac. — Le tabac, autre fléau des gens de mer, leur nuit d'autant plus que, dans leur opinion, il leur est tellement salutaire qu'ils ne sauraient s'en passer : et puis, que dirait-on d'un marin qui ne fumerait pas? Nous dirons à cette occasion, afin de n'y plus revenir, ce qu'on doit penser de l'usage et de l'abus du tabac, tant pour le marin que pour les hommes de toute autre profession.

Il n'y a point à marchander avec les mots : le tabac est un poison; on sait que la chimie peut en extraire un principe vénéneux, la nicotine, principe qui donne la mort à aussi faible dose et dans un temps aussi court que la morphine, la strychnine et les autres poisons végétaux les plus actifs. Pour prendre une juste idée des propriétés délétères du tabac, il suffit de jeter un coup d'œil sur les ouvriers des deux sexes employés à donner au tabac les diverses prépara- tions qu'il doit recevoir pour être livré à la consommation. Quelques précautions qu'on puisse prendre pour les préser- ver des émanations délétères de la nicotine, et quoiqu'on leur donne, outre le dimanche, un jour de repos au milieu de la semaine, repos pendant lequel il leur est recommandé de vivre autant que possible en plein air, ces ouvriers ressem- blent à des spectres ambulants; ils vivent, si cela peut s'ap- peler vivre, dans un état habituel de maladie auquel ils suc- combent au bout de quelques années, lorsqu'il ne leur est pas possible d'embrasser une autre profession.

La fumée de tabac n'offre au fumeur aucun autre avantage que celui de procurer à tout son être une sorte d'engourdis- sement physique et moral, de lui faire oublier l'ennui des longues heures d'oisiveté inséparables de la vie du marin comme de celle du soldat, de tromper par une sorte de rê- verie vague le besoin d'activité du corps et de la pensée, quand ce besoin ne peut pas être satisfait. Bientôt, cet en- gourdissement, cette rêverie, deviennent une habitude et un besoin; celui qui fume avec excès finit par n'être plus que la moitié de lui-même : voilà, médicalement et physiologique- ment parlant, ce que c'est que le tabac. Nous l'avons dit, et nous croyons utile de le répéter, le tabac, dans de moindres proportions, est pour les peuples de l'Occident ce que l'opium est pour ceux de l'Orient, un moyen d'oublier pas- sagèrement le monde réel, en énervant plus ou moins les plus précieuses facultés du corps et de l'intelligence. Doit-on conclure de ce qui précède que nous donnons à l'officier de marine le conseil de ne pas fumer? Non, assurément. L'habi- tude fait pour lui de l'usage du tabac un véritable besoin, et pour ceux qui débutent dans la carrière il est parfaitement impossible de ne pas s'habituer à fumer. Ils sont seulement invités à considérer le besoin de fumer comme tous les besoins factices auxquels il faut faire leur part, la moins large possible, quand on n'est pas en position de les supprimer tout à fait.

Hygiène du soldat. — Celui que la loi appelle sous les drapeaux et qui tient à conserver sa santé, en paix comme en guerre, doit avant tout se préserver de l'oisiveté, cause de tous les écarts qui peuvent lui faire passer une partie de son temps de service dans les hôpitaux, bien plus meurtriers que les champs de bataille. L'engagé volontaire doit choisir l'arme qui convient le mieux à sa force et à ses habitudes; s'il a la taille requise, on ne peut, au point de vue de l'hygiène, que lui conseiller de prendre parti dans la cavalerie; en paix comme en guerre et en dehors des chances du champ de bataille, la mortalité dans les corps d'infanterie est beaucoup plus élevée que dans la cavalerie et l'artillerie, uniquement parce que le fantassin est moins occupé. En campagne, toujours sans tenir compte de ceux qui sont tués par l'ennemi, il meurt juste deux fois autant de fantassins que de cavaliers, tant les fatigues du fantassin en temps de guerre l'emportent sur celles du cavalier. S'il a quelques ressources personnelles, le fantassin en campagne ne peut mieux les employer qu'à se procurer un peu de linge supplémentaire, et, de temps en temps, des vivres de bonne qualité qui proportionnent son régime alimentaire à la somme des fatigues qu'il lui faut supporter.

Hygiène des populations rurales. — La population des campagnes fournit à l'État ses plus robustes défenseurs, par cela seul que l'atelier du laboureur, c'est le champ cultivé, où rien ne peut lui ravir sa part d'air pur et de soleil. Toutefois, la vie agricole a, comme les autres conditions humaines, ses causes d'insalubrité, bien que dans de moindres proportions. Ces causes résident le plus souvent dans un défaut de propreté à l'intérieur des habitations; on ne prend pas soin d'éloigner suffisamment des logements, situés presque toujours au rez-de-chaussée, les tas de fumier et les mares d'eau stagnante mêlée de jus de fumier, dont la corruption répand une odeur également infecte et malsaine. Ensuite, les habitants des campagnes, généralement doués d'un tempérament robuste, se fient beaucoup trop sur leur vigueur corporelle dont ils abusent à chaque instant, soit en ne prenant aucune précaution contre l'excès du froid, de la chaleur, de l'humidité, soit en soulevant par bravade des fardeaux qui dépassent leurs forces, ce qui leur fait contracter des efforts qu'ils auraient pu facilement éviter.

Régime alimentaire. — La nourriture toujours grossière et souvent insuffisante des cultivateurs les moins aisés peut aussi contribuer à l'altération de leur santé ; bien qu'il ne dépende pas toujours d'eux de l'améliorer, on peut leur recommander, comme très-salutaire, l'usage d'un peu de vin, de cidre ou de bière pendant le principal repas, moyen de rendre plus profitables et plus réparateurs des aliments en eux-mêmes lourds et peu substantiels. On recommande spécialement aux ménagères de la campagne, les plus intéressées à ce que tout leur monde se porte bien, les plus embarrassées quand elles ont des malades, de soigner plus qu'elles ne le font ordinairement la préparation du pain, base principale de la nourriture de la famille. Si les ressources du ménage ne permettent pas l'usage de la farine de première qualité, c'est une raison de plus pour que la pâte soit bien pétrie, bien levée, ni trop peu ni trop salée, et que le pain soit cuit à point, afin que, s'il ne peut être très-bon, il soit au moins passable. C'est aussi à elles qu'il appartient de ne pas trop ménager leur peine, et de cuire le pain en été à des intervalles assez rapprochés pour qu'il n'ait pas le temps de se corrompre, de devenir aigre et de moisir à l'intérieur, ce qui lui donne des propriétés malsaines de nature à favoriser le développement des maladies de l'estomac et des fièvres intermittentes.

Mesures de précaution. — Pendant les rudes travaux de la fenaison, de la moisson, des principales façons à donner à la vigne, les ouvriers employés aux travaux des champs éprouvent inévitablement un surcroît de fatigues qu'ils sont habitués à supporter et qui n'entraîne pour leur santé aucune

conséquence fâcheuse, pourvu qu'ils se soumettent à quelques
précautions à leur portée ; on indique ici ces précautions, non
pas pour ceux qui les dédaignent généralement, mais pour que
ceux qui les emploient usent de l'influence qu'ils ont sur eux
pour les y astreindre, dans leur propre intérêt. C'est ainsi
qu'on peut les obliger à se garantir la tête contre les coups
de soleil, cause fréquente de congestions cérébrales et de
fièvres inflammatoires, en portant des chapeaux de paille grossière, à larges bords, très-durables et d'un prix peu élevé ;
on peut également empêcher que, pour prendre le repos qui
leur est dû au milieu de la journée, ils ne s'endorment ayant
très-chaud dans un lieu trop frais et sur un sol imprégné
d'humidité, cause inévitable de fièvres intermittentes et de
douleurs rhumatismales.

Boisson. — Pour le travailleur agricole, le besoin de la
soif en été est le plus impérieux de tous. C'est un devoir pour
le fermier ou le propriétaire-cultivateur qui emploie beaucoup de monde aux époques de la fenaison et de la moisson,
de se munir d'avance de boissons saines et abondantes à leur
fournir, telles que de la piquette étendue d'eau, dans les pays
vignobles, et du cidre léger dans les départements de l'Ouest.
Là où ces ressources manquent, il faut veiller à ce que les
ouvriers ne boivent pas d'eau glacée tandis qu'ils sont en
transpiration ; une petite quantité de vinaigre ajoutée à l'eau
en corrige la crudité et la rend plus désaltérante. On doit
surtout recommander aux ouvriers qui éprouvent une soif
impérieuse en se livrant aux travaux des champs en été, de
ne pas boire trop à la fois, sauf à boire plus souvent.

Hygiène des professions sédentaires. — Dans les
capitales des États européens, l'état avancé de la civilisation
exige qu'une classe assez nombreuse de gens, pris dans les
rangs les plus éclairés de la société, soit livrée à des occupations sédentaires qui n'exigent aucune dépense de forces physiques et qui n'exercent que l'intelligence ; les employés des
administrations et les gens de lettres sont tout particulièrement dans ce cas. On a beaucoup exagéré dans la plupart des
traités d'hygiène les inconvénients que peut offrir pour la

santé le travail exclusivement intellectuel; on a trop insisté sur le nombre et la gravité des maladies qui peuvent en être la conséquence. En .cela comme en toute chose, le mal est seulement dans l'abus.

Beaucoup de gens de bureau se logent tout près du siége de leur administration et se lèvent tard, juste au moment d'aller à leur travail; ils se mettent par conséquent à la besogne de tête, besogne souvent minutieuse et très-fatigante, alors que leur estomac est encore chargé d'un déjeuner dont la digestion est à peine commencée; rentrés chez eux, ils dînent copieusement, et recommencent aussitôt après à se livrer à d'autres travaux également sédentaires; puis, ils se plaignent de digérer mal, d'être sujets à des étourdissements, à des coups de sang quelquefois, presque toujours à des hémorroïdes très-pénibles sans être précisément dangereuses, et ils s'en prennent à leur profession, alors qu'ils ne doivent s'en prendre qu'à eux-mêmes. Il ne tient qu'à eux, en effet, de se loger assez loin de leur bureau pour se donner au moins deux courses par jour à faire, une le matin, l'autre l'après-midi, et de prendre un peu d'exercice supplémentaire les dimanches et jours de fête. Ils peuvent se lever de bonne heure, déjeuner en se levant, et n'aller au bureau que quand la digestion du premier repas de la journée est assez avancée pour n'être pas troublée par le travail intellectuel. Avec cette précaution et celle de faire usage de boissons délayantes, de se nourrir de légumes frais et de viande associés dans de justes proportions, d'éviter tout excès et de disposer de leur temps de manière à n'être jamais dans l'obligation de veiller, la santé des hommes de bureau peut être relativement aussi bonne que celle des gens livrés aux travaux de toute autre profession. On doit aussi leur recommander d'aérer le plus possible le local dans lequel ils travaillent, pour échapper aux dangers d'un air trop concentré, et de s'abstenir en hiver de chauffer leur bureau avec exagération, ce qui les expose à s'enrhumer en sortant. Car, ainsi qu'on a eu déjà occasion de le faire observer, les vêtements les plus chauds et les plus salubres n'empêchent en aucune façon le poumon d'être en contact forcé avec un air glacial, alors qu'il vient, pendant plusieurs heures, de recevoir sans interruption un air beaucoup trop chauffé artificiellement; il n'est pas possible alors de ne pas s'enrhumer, non par le refroidissement du corps, si l'on est suffisamment vêtu selon la saison, mais par le poumon et les bronches, que l'air froid saisit au moment où l'employé passe du bureau dans la rue.

Une grande partie des indications qui précèdent s'adresse également aux gens de lettres. Plus libres de leurs actions que ne le sont les employés, ils peuvent habiter la campagne, au moins pendant une partie de la belle saison, et se délasser des fatigues du cerveau par une dose d'exercice proportionnée à leur âge et à leur tempérament. Ils doivent se tenir en garde contre l'usage immodéré du café, excitant très-salutaire lorsqu'il est pris en petite quantité, dangereux à forte dose surtout pour ceux qu'une tension continue du cerveau rend plus sujets que d'autres aux affections nerveuses.

Mesures hygiéniques en temps d'épidémie. — En temps d'épidémie, ou lorsque la localité qu'on habite est menacée d'une affection épidémique, la première chose dont il faut se préserver, c'est la peur. Elle est d'autant moins fondée que presque toutes les épidémies qui peuvent régner dans les divers pays de l'Europe n'ont pas un caractère contagieux dans le vrai sens qu'on attache généralement à cette expression, c'est-à-dire qu'on ne les contracte pas nécessairement en se mettant en contact avec les malades qui en sont atteints. Si cette vérité, bien démontrée de nos jours pour tout médecin éclairé, était passée dans le domaine des choses vulgaires, elle sauverait bien des gens; car on ne verrait plus de malheureux malades laissés par crainte de la contagion dans un honteux abandon, et en dernière analyse, ceux dont le devoir est de les secourir ne seraient pas exposés à plus de dangers réels qu'ils ne peuvent en courir lorsqu'ils se tiennent dans l'isolement.

Pour les classes aisées et riches de la société, la peur des maladies épidémiques, outre qu'elle prédispose les individus de tout âge à les contracter, a de plus le très-grave inconvénient de les engager à fuir les centres de population où les épidémies éclatent le plus souvent, pour se réfugier à la campagne. Mais là, comme il est arrivé notamment à la première invasion du choléra asiatique en France sous sa forme épidémique, la maladie régnante vient les trouver, et ils y succombent en grand nombre, par cela seul qu'ils sont dans l'impossibilité de se procurer les secours d'un bon médecin.

Aux approches d'une épidémie, ou lorsqu'elle se révèle par l'explosion de ses premiers symptômes, il faut donc, sans s'effrayer, prendre la résolution de ne rien changer à ses habitudes, ne point interrompre ses occupations ordinaires, ne pas quitter la localité où l'on demeure, mais redoubler de soins de propreté, de sobriété, de régularité dans sa manière de vivre. L'usage d'une tasse d'infusion de menthe poivrée matin et soir, pour faciliter les fonctions digestives et entretenir une transpiration salutaire, est également recommandé quelle que soit là nature de l'épidémie imminente ou régnante. Quand la maladie épidémique est une fièvre typhoïde, ou un typhus bien caractérisé, il est bon de répandre dans les appartements occupés par les malades, autant pour eux que pour ceux qui les approchent, une petite quantité de chlorure de chaux en poudre, substance désinfectante à bas prix et d'un emploi très-commode ; le chlorure de chaux a sur les autres moyens de désinfection l'avantage de n'exhaler aucune odeur pénible à respirer.

CHAPITRE IX.

Maladies de l'âge adulte. — Soins généraux.

Maladies de l'âge adulte. — Soins à donner aux malades. — Religieuses gardes-malades. — Choix d'une garde-malade. — Conditions auxquelles elle doit satisfaire. — Écoles de gardes-malades en Allemagne. — Notes à communiquer au médecin. — Principales indications du pouls. — Dans l'état de santé normale. — Dans l'état de maladie. — Sens du nombre des pulsations. — Convalescence. — Moyen de prévenir les rechutes. — Changement d'air. — Promenades en voiture. — Promenades dans la chambre. — Usage des aliments. — Bouillon dégraissé. — Aliments désirés par le convalescent. — Soins du médecin pendant la convalescence.

Maladies de l'âge adulte. — Il faudrait passer en revue la nosographie tout entière pour donner une idée complète de toutes les maladies dont peut être assailli l'âge adulte ; les notions exposées dans les chapitres précédents contiennent tout ce que l'hygiène offre de moyens préventifs contre ces maladies dont la guérison, lorsqu'elle est possible, ne peut être espérée que par les soins d'un médecin exercé. En dépit de l'observation la plus scrupuleuse des prescriptions de l'hygiène, l'homme n'est pas sur la terre à la condition de toujours se bien porter ; il y a, en dehors de l'intervention du médecin, des mesures à prendre dans le domaine de la médecine familière, soit pour rendre inutile l'intervention de l'homme de l'art, soit pour seconder cette intervention par des soins judicieux, lorsqu'en raison de la gravité du mal elle est devenue indispensable.

On sait que, durant tout le moyen âge où la guerre était l'unique occupation des classes les plus élevées de la société, les dames et demoiselles des familles nobles apprenaient de très-bonne heure à panser les blessures ; elles étaient, pour ainsi dire, depuis leur enfance, habituées à la vue du sang, à poser sans aucune répugnance un appareil sur une plaie, et bien des fois les plus illustres preux de ces âges chevaleresques ont dû la vie aux mains adroites des dames du plus haut rang, exercées très-jeunes à l'art de remplacer au besoin le chirurgien et la sœur de charité.

Le cours des siècles a modifié les formes de la société, changé les conditions de la guerre, et fait diparaître de l'éducation des jeunes filles nobles ce genre d'instruction jugé autrefois le plus nécessaire de tous. Néanmoins, on croit pouvoir donner ici aux mères de famille le conseil de préserver au moins leurs filles de cette bégueulerie qui fait qu'elles s'évanouissent à la vue d'une goutte de sang, et qu'en cas d'accident grave, elles ne sont bonnes à rien, ni pour se secourir elles-mêmes, ni pour secourir les autres.

Religieuses gardes-malades. — Dans la famille la mieux réglée, la maladie peut toujours faire invasion ; la femme ou la jeune fille peuvent toujours être appelées à remplir les fonctions de gardes-malades. C'est tirer le meilleur parti possible d'une circonstance fâcheuse, en faisant une heureuse application du proverbe qui dit : A quelque chose malheur est bon ! que de profiter de la maladie d'un des membres de la famille pour habituer la jeune fille à voir sans se troubler pratiquer une saignée et panser un vésicatoire ou une plaie douloureuse, et pour lui apprendre à prodiguer à un malade qui lui est cher ces soins délicats qui ne sont jamais mieux donnés que par la main d'une femme. Les familles aisées et riches de Paris et des grandes villes peuvent s'adresser pour ce genre de service aux religieuses dévouées à la tâche toute chrétienne de soigner les malades ; telles sont spécialement à Paris les sœurs de Notre-Dame de Bon Secours, et celles de l'ordre de Saint-Augustin de Meaux. Malheureusement, les sœurs de ces congrégations ne sont jamais assez nombreuses par rapport aux besoins ; ceux qui ne trouvent pas les soins nécessaires pendant une maladie grave, chez quelque personne de leur famille, sont forcés de recourir aux gardes-malades de profession.

Choix d'une garde-malade. — Il y a beaucoup de femmes qui exercent la profession de gardes-malades ; il y en a très-peu de bonnes. On ne saurait assez apporter d'attention dans le choix d'une garde-malade; la vie du malade peut, dans des circonstances données, dépendre beaucoup plus de la garde que du médecin; tout le savoir de celui-ci, tout le talent qu'il peut déployer pour combattre une maladie dangereuse, peuvent devenir inutiles si ses prescriptions ne sont pas scrupuleusement appliquées, ce qui dépend exclusivement de la garde-malade; car le médecin ne peut pas rester constamment à son chevet pour en surveiller l'exécution. Tout Paris a connu et déploré, il y a quelques années, la mort d'un jeune officier d'état-major appartenant à l'une des premières familles militaires de France. Étant tombé rudement de cheval sur le pavé, le chirurgien avait prescrit trente sangsues et s'était retiré. La garde, croyant avoir bien arrêté le sang avec de l'agaric, s'endormit profondément près du lit du malade qui s'endormit aussi, mais pour ne plus se réveiller. Pendant son sommeil, les piqûres des sangsues recommencèrent à saigner; quand la garde s'éveilla, il râlait: tous les secours furent inutiles pour le rappeler à la vie. Les exemples de malheurs du même genre ne sont malheureusement pas rares.

Conditions auxquelles elles doivent satisfaire. — Peu de jeunes femmes se consacrent au métier de gardes-malades; il ne faut cependant pas prendre une garde trop âgée; elle serait hors d'état de supporter les fatigues de sa profession. Si l'on est forcé de recourir à une garde-malade déja vieille, il faut que quelqu'un, parmi ceux qui prennent le plus d'intérêt au malade, la surveille de près; toutes les gardes-malades d'un âge avancé ont le même défaut, celui de se persuader qu'elles possèdent des connaissances médicales de beaucoup supérieures à celles du médecin. Il en résulte que, si l'on s'en rapporte à elles, les ordonnances sont modifiées selon leur caprice, et qu'elles ne sont exécutées qu'à moitié, ou même qu'elles ne le sont pas du tout, si cela ne convient pas à la garde-malade. On comprend combien le médecin est dérouté en ne voyant pas se produire les effets sur lesquels il avait dû compter; la perte du malade en est trop souvent le funeste résultat.

Écoles de gardes-malades en Allemagne. — Pour donner une idée juste des attributions d'une garde-malade et de l'ordre de devoirs qu'elle est appelée à remplir, on doit dire ici quelques mots des écoles de gardes-malades, telles qu'elles existent dans plusieurs villes d'Allemagne, notamment à Manheim, sur les bords du Rhin. Les femmes admises dans ces écoles sont pour la plupart des veuves sans fortune, d'un âge mûr mais encore loin de la vieillesse, ayant quelquefois beaucoup d'éducation, et cherchant dans l'exercice d'une profession utile une ressource honorable contre la misère. La durée du cours d'études, suivi dans un hôpital sous la direction des plus habiles médecins, est habituellement de trois ans. Au bout de ce temps, les élèves gardes-malades subissent des examens publics, et si leur instruction est jugée suffisante, elles reçoivent un diplôme qui leur assure immédiatement une clientèle, et leur procure des moyens d'existence convenables, quoique leur salaire déterminé par un tarif au delà duquel elles ne peuvent rien exiger ne soit pas très-élevé. En commençant leur cours d'études, elles ont dû posséder au moins l'instruction primaire ; on leur apprend d'abord à faire très-adroitement toute sorte de pansements, à appliquer les sangsues, poser et lever les vésicatoires, préparer toute espèce de tisanes, de cataplasmes, de lavements, et surtout à tenir note exacte de tout ce que le malade éprouve en l'absence du médecin.

Notes à communiquer au médecin. — L'élève garde-malade doit inscrire sur un cahier dont elle est munie à cet effet les crises d'accélération où de ralentissement du pouls, les accès de toux, les heures et la durée des accès de fièvre, les évacuations, les vomissements, l'altération, l'agitation nerveuse, la durée et les caractères du sommeil, enfin, les moindres détails de tout ce que le malade a éprouvé en l'absence du médecin, de sorte qu'à la visite suivante, après avoir lu attentivement les notes de la garde-malade, le médecin se trouve aussi bien informé que s'il n'avait pas quitté le malade d'un seul instant.

C'est là ce que doit faire, selon son instruction et ses

moyens, toute personne qui tient à remplir en conscience les devoirs d'une bonne garde-malade, envers quelqu'un dont les jours sont mis en danger par une maladie grave; on comprend que de pareils soins ne sont pas nécessaires quand il s'agit d'une simple indisposition.

Principales indications du pouls. — On sait combien l'étude attentive des pulsations de l'artère peut fournir d'indications utiles au médecin qui, lorsqu'il arrive auprès d'un malade, commence toujours par lui tâter le pouls. Bien des gens complétement étrangers à l'art de guérir se mêlent de tâter le pouls aux malades; trop souvent, sans empiéter sur les attributions du médecin, sans prescrire-ni indiquer rien qui puisse contrarier le traitement, ils nuisent sensiblement au malade en lui donnant lieu de se croire atteint d'affections graves qui n'existent pas, ou bien en lui laissant apercevoir une inquiétude que le malade ne tarde point à partager, bien qu'elle ne repose sur rien de réel. On donne ici quelques notions positives sur la manière de tâter le pouls, non pas pour que les personnes dépourvues de connaissances en médecine se croient en état de tirer des inductions rationnelles du nombre et des caractères des battements du pouls, mais uniquement pour que ceux qui sont appelés à remplir les fonctions délicates de gardes-malades sachent rendre compte au médecin des changements qui peuvent être survenus à cet égard dans l'état du malade dans l'intervalle d'une visite à une autre.

Sens du nombre des pulsations. — Chez un adulte, le nombre des pulsations, dans l'état de santé normale, est balancé entre soixante et soixante-dix par minute; il est plus près du second que du premier de ces deux chiffres chez les femmes et chez les hommes de petite taille. Pour apprécier les pulsations, il faut en compter au moins une trentaine sans interruption; car, assez souvent, le battement, parfaitement régulier lorsqu'on commence à l'observer, ne manifeste des irrégularités qu'après vingt ou vingt-cinq pulsations; si la garde-malade s'est bornée, comme on le fait si souvent, à compter douze ou quinze battements qui lui ont paru très-égaux et dépourvus de tout caractère significatif, elle ne peut pas faire connaître au médecin les altérations graves qui se sont produites dans la circulation ; le médecin en est réduit aux conjectures à cet égard ; il manque ainsi d'un renseignement qui, dans un grand nombre de maladies, peut avoir une importance très-sérieuse. Le ralentissement du pouls au-dessous de soixante battements par minute n'est pas toujours un symptôme effrayant ; il doit cependant être consigné dans les notes à communiquer au médecin ; mais si, après une accélération très-prononcée, le pouls descend au chiffre cinquante et qu'il s'y maintienne sans se relever, il y a danger imminent ; le médecin doit être mandé sans retard. Quant au sens médical des divers caractères du pouls dur, repoussant, nerveux, petit ou filiforme, on s'abstient ici d'en parler parce que ces notions ne servent à rien à quiconque n'est pas médecin, et que tout homme versé dans la pratique de l'art médical doit en avoir fait l'objet d'une étude approfondie.

Convalescence. — Tout n'est pas terminé pour un malade quand le médecin a triomphé de la maladie, qu'il en a fait disparaître tous les symptômes, et que le malade est entré en pleine convalescence ; il n'est sauvé qu'à la condition qu'il ne surviendra pas de rechute. Après une maladie grave, une rechute est presque toujours mortelle, surtout quand elle a lieu alors que la convalescence paraissait très-avancée. Les soins minutieux, aussi nécessaires au convalescent qu'au malade, doivent avoir pour but principal de prévenir les rechutes ; ces soins ne doivent pas être interrompus pendant toute la durée de la convalescence qui peut être fort longue.

Il faut d'abord apporter la plus grande attention aux modifications de la température à laquelle les convalescents sont exposés au sortir de la maladie, et ménager le plus possible la transition avant de leur faire prendre l'air, même lorsqu'on est dans la saison où la température extérieure est le plus favorable. Dès les premiers jours où il est possible de le faire sortir de son lit, le malade doit passer une heure ou deux dans une autre chambre à peu près à la même température que celle à laquelle il a été accoutumé pendant sa maladie; la convalescence étant un peu plus avancée, on commence à lui faire prendre l'air; on choisit à cet effet à la campagne la lisière d'un bois, et à la ville une promenade publique ombragée de grands arbres; l'air qui a circulé sous le feuillage des grands arbres est le plus salutaire de tous pour les convalescents. Si la convalescence a lieu en hiver, le convalescent, quand même son rétablissement devrait marcher avec une extrême lenteur, ne doit être exposé à aucune chance de refroidissement; l'exercice en voiture, moyennant les précautions nécessaires pour que le froid et l'humidité ne puissent l'atteindre, peut lui être très-salutaire. Dans ce cas, on aura soin que la voiture soit bien fermée; une bouteille de grès ou d'étain remplie d'eau chaude sera placée sous les pieds du convalescent. Si ses moyens ne lui permettent pas ce genre d'exercice, il se contentera de se promener plusieurs fois par jour, un quart d'heure tout au plus à chaque fois, dans sa chambre convenablement chauffée.

C'est surtout pendant la convalescence qu'il faut prévenir avec le plus grand soin tout écart de régime; il est sans exemple qu'un convalescent soit jamais mort de faim; il en meurt trop souvent d'indigestion. Dès que la première sensation du retour de l'appétit se prononce, la surveillance doit redoubler pour éloigner tout danger de cette nature. Le bouillon de bœuf et de volaille pris d'abord froid, ensuite chaud et sous forme de divers potages, doit être scrupuleusement dégraissé. A cet effet, lorsqu'il est parfaitement froid et que la graisse qu'il contenait s'est figée à sa surface, on l'enlève avec une cuiller, puis, afin qu'il n'en reste aucune parcelle, on le passe au travers d'un linge clair ou d'une passoire percée de trous très-fins. On ne doit commencer à mêler au bouillon du riz, du vermicelle, de la semoule ou du pain grillé bien trempé, que quand le bouillon froid, puis chaud, passe sans difficulté, et qu'après en avoir pris une bonne tasse l'appétit subsiste, seul signe évident du besoin d'une nourriture un peu plus substantielle. Il arrive le plus souvent que, vers la fin d'une convalescence un peu longue, on désire très-vivement tel ou tel mets dont la privation se-

rait une véritable peine; il n'y a pas de motifs pour contrarier à cet égard le convalescent dont les caprices, à moins
qu'ils ne le portent à demander des aliments indigestes qui
lui seraient trop évidemment contraires, peuvent être satis-
faits sans inconvénient; les mets qu'il désire le plus sont
presque toujours ceux que son estomac doit digérer le plus
facilement.

Une nourriture un peu trop forte donnée prématurément
ne donne pas toujours lieu à des indigestions, il est aisé
néanmoins de s'apercevoir qu'on a donné trop à manger à un
convalescent; car, dans ce cas, au lieu de se rétablir, plus il
mange, plus il maigrit, et moins ses forces augmentent. On
doit alors se hâter de le remettre au plus vite à la diète en
dépit de ses réclamations, et graduer ensuite la dose des aliments qu'on lui donne d'après l'effet qu'on en obtient pour le
retour des forces du convalescent.

Un dernier conseil nous semble très-important, c'est celui
de ne pas priver trop tôt le convalescent des avis de son médecin. Souvent, par un sentiment de discrétion qui ne peut
être blâmé, dès que le médecin juge la guérison assez avancée pour que ses soins ne soient plus indispensables, il cesse
ses visites; c'est ce qu'il fait presque toujours lorsqu'il sait
que le malade n'est pas dans une situation de fortune qui lui
permette de n'y pas regarder de trop près. C'est alors à ceux
qui entourent le convalescent à voir de temps en temps le
médecin pour lui faire part de la marche du rétablissement;
ils ne doivent pas hésiter à le rappeler dès les premiers
symptômes qui peuvent faire craindre une rechute.

CHAPITRE X.

Soins particuliers aux organes des sens.

Hygiène de la vue. — Myopie. — Presbytisme. — Moyens de les combattre. — Faiblesse de la vue. — Professions interdites à ceux qui ont la vue faible. — Maladies des yeux. — Ophthalmies. — Expulsion des corps étrangers introduits accidentellement dans l'œil. — Maladies des paupières. — Orgelet ou orgeolet. — Strabisme. — Section sous-cutanée du muscle droit. — Hygiène de l'ouïe. — Oreille dure. — Soins de propreté. — Usage des cornets acoustiques. — Oreille artificielle. — Cornet en spirale de Decker. — Bourdonnements. — Tintements. — Maux d'oreille. — Douleurs névralgiques. — Abcès dans l'oreille.

Les organes des deux sens les plus précieux et les plus délicats, la vue et l'ouïe, réclament des soins particuliers pendant toute la durée de l'âge adulte, afin d'en prolonger l'usage le plus longtemps possible sans affaiblissement; ces soins doivent être l'objet d'un examen séparé pour chacun de ces deux appareils organiques.

HYGIÈNE DE LA VUE. — Dès qu'un individu de l'un ou de l'autre sexe a pris son complet accroissement, s'il est dans l'état de santé normal, sa vue est tout ce qu'elle doit être pour le reste de ses jours. Pour pouvoir soigner convenablement sa vue, chacun doit commencer par l'étudier, s'en former une idée exacte, et chercher à en bien connaître les caractères. La vue la meilleure est celle qui, sans être ni très-courte ni très-longue, permet de distinguer nettement des objets aux contours délicats, de petites dimensions, aussi bien de tout près qu'à une assez grande distance, et de conserver depuis la jeunesse jusqu'à un âge très-avancé cette faculté sans altération.

Myopie et presbytisme. — Tout le monde ne naît pas avec une vue ainsi constituée; bien des gens, d'ailleurs bien portants et dont les yeux ne sont atteints d'aucune infirmité, ne peuvent voir que les objets très-rapprochés : ce sont les myopes. D'autres ne voient distinctement que les objets plus ou moins éloignés : ce sont les presbytes. Ces deux défauts de la vue peuvent exister à des degrés très-divers; il importe, pour imprimer une sage direction aux soins hygiéniques réclamés par l'organe de la vue, de se rendre compte très-exactement du degré de myopie ou de presbytisme dont les yeux peuvent être affectés.

Tant que dure la période de l'âge adulte qui mérite de porter le nom de jeunesse, il ne faut pas prendre son parti sur l'excès du presbytisme ou de la myopie; l'un et l'autre peuvent toujours être combattus et réduits dans de certaines limites par des moyens pour ainsi dire mécaniques. On diminue la myopie en s'habituant, sous l'influence d'une lumière modérée, à considérer de petits objets tels que des caractères d'écriture ou d'imprimerie, en les éloignant d'abord un peu au delà du point où ils se montrent avec des contours très-nets, puis, par degrés, autant qu'il est possible, jusqu'à la distance où l'on cesse tout à fait de les distinguer. On réduit le presbytisme en opérant de la même manière, mais en sens inverse, c'est-à-dire en rapprochant peu à peu de l'œil les objets qu'il est accoutumé à ne voir que de très-loin. Si le presbytisme ou la myopie dépend d'un défaut de conformation de l'œil, dont le globe peut être trop bombé dans un cas, trop déprimé dans l'autre, il est de toute nécessité de recourir aux lunettes, en choisissant les verres les mieux appropriés à la nature du défaut de la vue auquel on se propose de remédier.

Vue faible. — Chez les gens d'une constitution débile, la vue participe de la faiblesse générale de tous les appareils organiques. Ceux dont les yeux, sans être ni myopes, ni presbytes, ni sujets à aucune maladie proprement dite, manquent de vigueur, doivent s'interdire les professions qui exigent l'application continuelle de la vue sur de très-petits objets, comme celles d'horloger ou de compositeur d'imprimerie; ils ne doivent travailler ni dans les verreries, ni dans les fonderies de métaux; la vue des corps incandescents les ren-

drait infailliblement aveugles. S'ils sont dans l'obligation de
lire beaucoup et d'écrire fréquemment, ils prendront leurs
mesures pour n'avoir à s'occuper que le moins possible de
lecture et d'écriture à la lumière artificielle, beaucoup plus
fatigante pour les vues faibles que la lumière naturelle.

On peut recommander à tous ceux dont la vue se fatigue
facilement l'usage habituel soir et matin d'une infusion de
fleurs de mélilot et de bluet par parties égales; cette infusion doit être employée très-froide; les paupières doivent en
être largement lavées à plusieurs reprises; quelques gouttes
d'eau de Cologne en augmentent l'efficacité. Ils peuvent aussi
fortifier très-sensiblement l'organe de la vue en se servant
du baume de Fioraventi, liqueur alcoolique parfumée ana-
logue à l'eau de Cologne, mais chargée seulement des principes odorants les plus favorables aux yeux. Pour employer
le baume de Fioraventi, on en verse quelques gouttes dans
le creux de la main, puis on présente aux yeux tout grands
ouverts la paume de la main, dont la chaleur fait évaporer
le baume; ses vapeurs fortifiantes, en se répandant directement sur le globe de l'œil et sur la paupière, agissent sur le
ganglion ciliaire et rendent une énergie nouvelle à tout l'organe de la vue.

Ceux mêmes dont les yeux sont le mieux constitués, et qui
doivent naturellement tenir beaucoup à ne pas les laisser
s'affaiblir et se détériorer avant l'âge, ne doivent négliger
aucune des précautions d'hygiène recommandées aux personnes qui ont la vue faible; ils doivent spécialement s'abstenir de tout excès de liqueurs spiritueuses. Il est également
très-nécessaire de rappeler aux dames, qu'en emprisonnant
les organes de la respiration et de la circulation dans des
corsets trop serrés, elles font, selon l'expression vulgaire,
porter le sang à la tête; ce qui contribue à produire diverses
maladies des yeux, ainsi qu'à l'affaiblissement prématuré de
la vue.

Maladies des yeux. — Les maladies bien caractérisées
des yeux, maladies que la médecine désigne sous le nom
d'ophthalmies, ne sont pas du domaine de la médecine domes-

tique, à partir du moment où elles sont déclarées ; les soins hygiéniques et les remèdes familiers doivent tendre seulement à les empêcher de naître. La prédisposition à ces maladies, qui trop souvent ont pour conséquence la perte d'un œil ou des yeux, est surtout développée par l'introduction accidentelle sous la paupière de corps étrangers d'un très-petit volume, à peine remarqués en raison même de leur petitesse. Lorsqu'on éprouve dans un œil le plus léger sentiment de gêne et qu'on croit devoir l'attribuer à la présence d'un corps étranger, il ne faut pas hésiter à recourir au moyen mis récemment en usage par un chirurgien militaire avec le plus grand succès ; voici en quoi il consiste. On saisit avec deux doigts de chaque main les angles de la paupière supérieure, qu'on abaisse le plus possible sans la blesser sur la paupière inférieure ; on la maintient dans cette position pendant une demi-minute au moins et une minute au plus ; cet espace de temps suffit pour que, sous la paupière, l'œil se trouve baigné dans un flot abondant de larmes. Par un déplacement subit des doigts, la paupière supérieure se relève et laisse échapper d'un seul coup les larmes accumulées ; celles-ci entraînent en s'écoulant le corps étranger, quand même il serait logé dans un des plis de la conjonctive, d'où l'insertion d'un anneau sous la paupière et les autres moyens ordinairement usités en pareil cas n'auraient pu réussir à le déloger. Sans recourir à ces procédés d'un résultat douteux, qui fatiguent le globe de l'œil et souvent augmentent le mal loin de le diminuer, il vaut beaucoup mieux employer immédiatement l'abaissement et la clôture hermétique de la paupière supérieure, procédé dont le succès est certain.

La douleur subsiste souvent encore en partie après le déplacement du corps étranger ; c'est ce qui a lieu quand ce corps était de nature âcre et caustique comme le sont les très-petits fragments de chaux, de cendres de tabac ou d'élytres de certains insectes. Il faut alors continuer, jusqu'à ce que la douleur soit entièrement dissipée, des lotions très-abondantes de l'œil avec l'infusion froide de fleurs de mélilot et de bluet, l'eau distillée de roses, ou tout simplement avec de l'eau propre très-fraîche, s'il arrive qu'au moment du besoin l'on n'ait rien de mieux à sa disposition. Avec ces soins et ceux d'une rigoureuse propreté, la plupart des ophthalmies par inflammation accidentelle du globe de l'œil peuvent être prévenues. Si ces maladies sont la conséquence d'autres affections générales, comme le sont les ophthalmies scrofuleuses qui souvent causent la perte de la vue, la médecine familière n'est pas seulement impuissante contre elles; elle est dangereuse en empêchant de procurer immédiatement au malade les secours d'un praticien éclairé.

Maladies des paupières. — Dans le langage ordinaire, on confond avec les maladies des yeux celles qui affectent seulement les paupières, sans intéresser le globe de l'œil, parce qu'avoir mal aux paupières, c'est avoir mal aux yeux. Quand un mal d'yeux ne dépasse pas les paupières, il présente ordinairement peu de gravité et peut être guéri avec les seules ressources de la médecine domestique. C'est le plus souvent un gonflement accompagné de rougeur, qui provient d'un refroidissement et qui cède à des lotions fréquentes de décoction tiède de racine de guimauve.

Les paupières sont sujettes, comme les autres parties de la surface de la peau, à des clous ou furoncles, de petite dimension, de forme allongée au lieu d'être arrondie comme ils le sont partout ailleurs, ce qui, dans ce cas particulier, leur a fait donner le nom d'orgelet ou orgeolet. De même que les autres clous, les orgelets ne sont point une affection purement locale; lorsqu'on les a soignés et guéris au moyen d'un petit cataplasme de mie de pain et de lait appliqué entre deux linges clairs, on n'a pour ainsi dire rien gagné, car il ne tarde pas à s'en reformer un ou plusieurs autres. Ce retour des orgelets avec persistance indique clairement qu'ils ont pour cause une affection des voies digestives assez sérieuse pour nécessiter l'intervention du médecin qui, sans s'embarrasser de traiter localement ces diminutifs de furoncles, prévient leur retour également gênant et douloureux, en en faisant disparaître la cause.

Strabisme. — On croit devoir compléter l'indication des soins à donner à l'organe de la vue par quelques notions sur le strabisme, défaut de la vue qui n'est point une maladie, mais auquel on a tort néanmoins de ne pas porter remède lorsqu'on le peut, et la chirurgie moderne est assez avancée pour qu'on le puisse à tout âge.

Quand l'un des deux yeux louche, ou que tous les deux sont déviés de leur direction naturelle, c'est que le muscle droit par lequel le globe de l'œil est mobile s'est contracté plus d'un côté que de l'autre, et qu'il ne permet plus à l'œil de reprendre sa position normale. Il n'y a pas d'autre remède réellement efficace que l'opération chirurgicale pratiquée de nos jours avec un succès constant, sous le nom de section sous-cutanée du muscle. Cette opération qui, chez les personnes d'un tempérament sain, n'entraîne aucune conséquence fâcheuse, a pour résultat de rendre à l'œil la mobilité normale qu'il avait précédemment perdue, ce qui fait disparaître complétement le strabisme. Lorsqu'une personne adulte a subi cette opération, elle doit, tant que dure la légère inflammation locale qui en est la suite, observer la diète, éviter toutes les causes de fatigues corporelles et de commotions nerveuses, et se soumettre à un régime rafraîchissant. Grâce à ces précautions, il ne reste, au bout de quelques jours, aucune trace, ni du mal local provenant de l'opération, ni du strabisme.

HYGIÈNE DE L'OUIE. — L'oreille, comme organe de l'ouïe, bien qu'elle soit d'une extrême délicatesse, est sujette à beaucoup moins d'accidents que l'organe de la vue ; elle est aussi bien plus rarement atteinte de maladies provenant de causes extérieures, sa conformation l'en garantit. La sensibilité de l'ouïe est excessivement variable ; elle dépend de celle de tout le système nerveux, très-irritable chez les uns, à peine impressionnable chez les autres. Ces nuances dans la manière dont chaque individu perçoit les sons ne dépendent pas absolument de la vigueur de l'organe de l'ouïe, non plus que de sa portée ; il y a des gens qui entendent de très-loin et très-distinctement, et qui sont néanmoins incapables de chanter juste l'air le plus simple, uniquement parce qu'ils sont insensibles aux charmes de l'harmonie, et qu'ils ne sont pas impressionnés désagréablement par les sons discordants. Ceux qui naissent avec ces dispositions antimusicales et qui n'ont rien fait pour les combattre avant d'avoir atteint l'âge adulte, peuvent encore, jusqu'à un certain point, parvenir par l'étude à comprendre et goûter la musique et à discerner les sons justes des intonations fausses; mais, on le répète, ce défaut de l'ouïe est indépendant de la vigueur de l'organe qui peut en être affecté, tout en étant d'ailleurs dans l'état le plus normal possible.

Oreille dure. — Quoique les moyens de combattre ou de diminuer la surdité (quand cette surdité n'est pas incurable) ne soient pas du domaine de la médecine domestique, il est utile de donner quelques indications relatives aux mesures d'un usage facile et efficace qui peuvent être employées pour en réduire les inconvénients. D'abord, il ne faut jamais se hâter de regarder la surdité comme incurable, quand elle ne provient pas d'un défaut de conformation de l'organe de l'ouïe et que les sourds ne le sont pas de naissance. Selon l'opinion du docteur Itard, médecin des sourds-muets de Paris, l'un des hommes qui ont le plus approfondi l'étude de l'organe de l'ouïe, la surdité, quand elle a eu un commencement et qu'elle s'est constituée par une marche progressive, n'est jamais complétement incurable; un médecin expérimenté peut toujours, avec chance de succès, en entreprendre la guérison. Quand même cette guérison ne serait pas complète, c'est toujours un immense avantage pour celui qui s'est regardé comme radicalement sourd de se trouver avoir seulement l'ouïe dure. On ne peut donc trop recommander à ceux qui se croient privés de l'ouïe pour toujours de se mettre entre les mains d'un praticien habile qui, dans la plupart des cas, sera en mesure de leur procurer un soulagement très-efficace. Le chagrin, et par suite la perte de la santé, peuvent être la conséquence de la surdité pour celui qui, n'entendant pas du tout, doit vivre dans un isolement absolu; ce danger cesse pour celui qui, après avoir été privé complétement de l'ouïe, parvient à percevoir les sons, quand même il n'entendrait que difficilement.

C'est surtout pour ceux qui ont l'oreille plus ou moins dure
que sont nécessaires les soins de la plus rigoureuse propreté
donnés à l'organe de l'ouïe. Si, par une négligence impardonnable, ils ont augmenté leurs dispositions à la surdité en
laissant s'accumuler la matière cérumineuse dans le conduit
auditif qui peut s'en trouver obstrué, ils doivent recourir à
l'emploi d'injections émollientes de décoction tiède de racine
de guimauve, puis à l'emploi persévérant du cure-oreille. On
recommande, à la suite de ces injections, de faire passer à
plusieurs reprises dans l'intérieur de l'oreille un bouchon de
coton, afin d'absorber toute l'humidité dont le séjour dans le
conduit auditif ne serait pas exempt d'inconvénients.

Cornets acoustiques. — Il n'est personne qui ne sache
combien il importe, pour se faire entendre des gens qui ont
l'oreille dure, de leur parler lentement et sans trop élever la
voix; c'est une précaution qu'il faut prendre surtout à l'égard
de ceux qui, sans être tout à fait sourds, ne peuvent entendre
qu'à l'aide des instruments nommés cornets acoustiques, dont
on possède un grand nombre de modèles appropriés aux divers
degrés de surdité. L'un des plus simples est destiné aux personnes qui, par suite de blessure, ont perdu la partie externe
de l'oreille, ou qui, de naissance, sont privées de cette partie,
ce qui n'est pas excessivement rare. On nomme cet instrument oreille artificielle; il a effectivement la forme de l'o-
reille; il est accompagné d'un tube de quelques centimètres
de long seulement qui, lorsqu'on veut s'en servir, s'adapte
dans le conduit auditif.

Les cornets acoustiques ordinaires les plus usités sont de
gomme élastique, de cuivre ou d'argent; ces derniers sont les
plus sonores. Les personnes assez riches pour n'être point
arrêtées par les considérations d'argent ne peuvent adopter
de cornet acoustique d'une plus grande puissance que celui
de Decker, qui doit son efficacité particulière à la disposition
de son tube en forme de spirale.

Bourdonnements, tintements. — Les divers bruits
qu'on désigne sous les noms de bourdonnements et de tintements se produisent réellement dans l'oreille et ne sont pas

des illusions, comme on le croit généralement. Sans constituer une maladie, ils sont fort incommodes et méritent toujours un certain degré d'attention, car la manière même dont ces bruits se produisent montre qu'ils sont presque toujours l'indice ou le symptôme avant-coureur d'une affection plus ou moins sérieuse. En effet, à l'approche d'une congestion cérébrale, telle qu'un coup de sang ou une attaque d'apoplexie, spécialement chez les personnes replètes et d'un tempérament sanguin, il se produit fréquemment sur un ou plusieurs points de la partie interne du conduit auditif un échauffement local très-intense; l'air renfermé dans ce conduit, en contact avec la partie extraordinairement échauffée, est mis en vibration soit subite, ce-qui donne lieu au tintement, soit prolongée, ce qui occasionne le bourdonnement. Lorsqu'il s'agit seulement d'un peu d'échauffement par suite de fatigue de corps ou de contention d'esprit, quelques bains de pied, un peu de repos et l'usage d'une boisson rafraîchissante pendant quelques jours, mettent fin au tintement ou au bourdonnement. Si l'un ou l'autre persiste malgré l'emploi de ces moyens familiers, c'est qu'ils tiennent à une cause plus grave; le médecin doit être appelé à la reconnaître et à la combattre.

Maux d'oreille. — L'extrême sensibilité de l'appareil auditif rend très-douloureuse toute maladie dont l'oreille peut être le siége. On désigne sous le nom vulgaire de mal d'oreille une douleur névralgique qui, comme le mal de dents, fait cruellement souffrir sans exposer à aucun danger sérieux. Pendant des siècles, nos ancêtres ont cru être soulagés lorsqu'ils introduisaient dans l'oreille atteinte de névralgie une mèche de coton imbibée d'huile de lis, préparée en faisant infuser des écailles d'oignons de lis blanc dans de l'huile d'olive ou d'amande douce. La névralgie de l'oreille, ne pouvant être que passagère, finissait toujours par se dissiper, résultat attribué à l'huile de lis. Ce remède, actuellement oublié avec juste raison, ne possédait en lui-même aucune efficacité, ayant cela de commun avec une foule d'autres encore actuellement en faveur, remèdes très-avantageux pour ceux qui les vendent. En cas de violentes douleurs névralgiques de l'oreille, c'est presque toujours l'ensemble du système nerveux qui est compromis et dans lequel l'équilibre doit être rétabli par un traitement régulier pour empêcher le retour du mal d'oreille; on peut seulement obtenir un peu de soulagement local par l'application souvent renouvelée de compresses trempées dans une forte décoction de têtes de pavot, aussi chaude qu'il est possible de la supporter.

Quant aux petits abcès qui se forment assez souvent dans l'intérieur de l'oreille, on ne peut que les laisser percer et se résoudre d'eux-mêmes; une mèche de coton imbibée d'huile d'olive, en excluant l'air extérieur, hâte la résolution de l'abcès dans l'oreille, abcès très-douloureux, bien qu'il ne soit jamais dangereux.

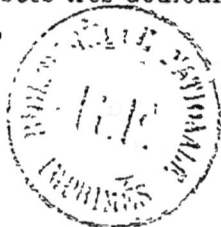

CHAPITRE XI.

Hygiène de l'odorat et du goût. — Entretien de la bouche.

Hygiène de l'odorat.— Ozène. — Traitement par la cautérisation.— Parfums. — Abus des odeurs. — Leurs inconvénients pour certaines professions. — Cosmétiques parfumés à l'usage des dames. — Pourquoi ils sont moins dangereux sous les climats chauds. — Hygiène du goût. — Causes qui l'émoussent ou le détruisent. — Danger des liquides trop chauds. — Soins nécessaires à la bouche. — Aux gencives. — Alcool de cochléaria. — Solution aqueuse de cachou. — Entretien des dents. — Poudre dentifrice. — Opiat dentifrice. — Maladies des dents. — Dents gâtées. — Dents cassées.— Dents limées. — Dents artificielles.

HYGIÈNE DE L'ODORAT. — Bien que le sens de l'odorat n'ait qu'une importance tout à fait secondaire, comparativement à celle de la vue et de l'ouïe, ce n'est point une raison pour négliger les soins hygiéniques destinés à maintenir l'organe de ce sens dans son état de santé normal. La sensibilité de l'odorat peut être utile dans un grand nombre de circonstances ; le médecin, le naturaliste, le chimiste, lui doivent fréquemment de précieuses indications ; elle dévoile ou fait soupçonner les falsifications de diverses substances ; elle avertit de se méfier à temps de certains aliments dangereux ou corrompus ; enfin, c'est une de nos facultés naturelles, et chacun doit tenir à la conserver sans altération. La perte de l'odorat peut résulter passagèrement de certaines affections du système nerveux ; elle ne doit être regardée comme définitive que quand elle est la conséquence de la paralysie ; dans toute autre circonstance, la médecine peut rendre, au moins partiellement, à l'organe du sens de l'odorat sa sensibilité ; elle s'émousse, et peut disparaître tout à fait chez ceux qui abusent du tabac à priser.

Ozène. — Le nez n'est sujet qu'à une seule affection grave,

que la médecine a nommée ozène, et qu'on nomme vulgairement nez punais, maladie dégoûtante, qui nuit aux relations
sociales et peut contribuer à rendre très-malheureux celui qui
en est frappé, même lorsqu'il a lieu, sous tous les autres rapports, d'être satisfait de sa condition. L'ozène est le plus souvent une ulcération des fosses nasales contre laquelle échouent
les ressources de l'hygiène. Lorsque cette maladie est déclarée, c'est être coupable envers les autres autant qu'envers
soi-même que de ne pas se confier immédiatement aux soins
d'un habile chirurgien, qui applique la seule médication efficace, la cicatrisation par la pierre infernale. Il importe de ne
charger de ce soin qu'un praticien très-expérimenté ; car, le
plus souvent, l'ulcération qui donne lieu à l'ozène s'étend
non-seulement aux fosses nasales, mais encore aux parties
environnantes du voile du palais. Si, par inattention ou par
inexpérience de la part du chirurgien, la cautérisation est incomplète, c'est comme si rien n'avait été fait, et le malade est
forcé de subir une seconde fois les ennuis de la même opération.

L'ozène peut avoir aussi une cause moins grave et être traitée
sans le secours du chirurgien ; c'est ce qui a lieu lorsque
cette affection résulte d'une conformation vicieuse du nez,
qui ne permet pas l'expulsion assez fréquente des mucosités
nasales ; celles-ci s'accumulent en arrière de l'entrée des narines et produisent une infection aussi repoussante que l'ozène
véritable, bien qu'il n'existe pas d'ulcération. Il suffit à ceux
dont le nez offre ce défaut de conformation d'injecter plusieurs
fois par jour une petite quantité d'eau de roses dans les narines, et de tenir l'intérieur du nez constamment propre pour
faire disparaître l'ozène. On peut aussi leur conseiller, conjointement avec ce moyen d'une efficacité certaine, l'usage
fréquent du tabac à priser, surtout si, d'après leur tempérament, ils ont le nez habituellement sec et n'éprouvent que
rarement le besoin de se moucher.

Parfums. — L'abus des parfums, qui fut de mode en
France durant près d'un siècle, mode importée d'Italie par
Catherine de Médicis, a sensiblement diminué de nos jours,

et pourtant il peut encore porter un grave préjudice à la santé dans plusieurs circonstances. Les indications à cet égard trouvent tout naturellement leur place à la suite des conseils sur l'hygiène du sens de l'odorat. Ceux qui se livrent à certaines professions spéciales doivent s'abstenir de porter habituellement sur eux des parfums pénétrants; tels sont, en particulier, les médecins qui peuvent à tout moment être appelés auprès d'un malade auquel les odeurs fortes seraient préjudiciables. Ce conseil n'est pas neuf, car il est consigné dans les écrits d'Hippocrate, et pourtant il arrive tous les jours qu'un médecin du grand monde ne se fait aucun scrupule d'apporter une atmosphère d'ambre et d'eau de Cologne au chevet d'un malade dont les nerfs ne peuvent supporter ces parfums. En général, c'est un système vicieux que celui de chercher à substituer, soit sur les vêtements, soit dans les lieux habités, une odeur agréable à une mauvaise odeur; le mélange des deux produit quelque chose de plus pénible pour l'odorat qu'une odeur franchement mauvaise. Si les vêtements ou les appartements habités ont besoin d'être assainis, ils doivent l'être par les fumigations de chlore, les lotions au chlorure de chaux liquide, ou d'autres procédés efficaces de désinfection, et non pas en couvrant d'un parfum une odeur repoussante, qui n'est pas détruite et n'en reste pas moins malsaine parce qu'elle est passagèrement masquée.

Cosmétiques parfumés. — On ne saurait trop recommander aux dames, surtout à celles dont le système nerveux peut avoir été mis à de rudes épreuves par une ou plusieurs couches laborieuses, d'user le moins possible des cosmétiques parfumés. Les plus dangereux sont ceux dans lesquels dominent des odeurs à la fois fortes et persistantes, telles que le néroli ou essence de fleurs d'oranger, l'ambre, le musc et le jasmin. Tous ces parfums, dont les inconvénients ne s'aperçoivent pas au moment où on les respire, ont pour effet inévitable, à la longue, d'imprimer à tout le système nerveux une irritation de nature à produire de fréquents et violents maux de tête, une altération prononcée dans les fonctions des organes digestifs, la perte de l'appétit, et enfin des spasmes toujours très-pénibles, même quand ils n'offrent pas de danger immédiat. Il est assurément contraire au plus simple bon sens de s'exposer à troubler ainsi sa santé en faisant habituellement usage de parfums trop forts pour la toilette. Ceux qui offrent le moins d'inconvénients, au point de vue de l'hygiène, sont les parfums doux et plus ou moins fugitifs, tels que la violette, l'iris de Florence, le citron, la bergamote, l'essence de roses et l'essence de géraniums, qui lui ressemble au point qu'il est difficile de les distinguer l'une de l'autre. Leur action sur le système nerveux est amoindrie par ce seul fait qu'ils se dissipent rapidement et ne persistent pas, tandis que les autres, spécialement tous ceux qui contiennent du musc, exercent une action continue, que le temps n'affaiblit pas, et dont la durée est, pour ainsi dire, indéfinie. On a souvent objecté aux conseils de l'hygiène, au sujet de l'abus des parfums persistants, l'usage que font de ces parfums les femmes de tout l'Orient, usage qui remonte à la plus haute antiquité, puisqu'il est mentionné dans plusieurs passages de l'Ancien Testament. Ce fait confirme nos conseils, bien loin d'en affaiblir la portée. Sous les climats chauds, les odeurs les plus fortes perdent leur caractère persistant, en raison même de l'élévation constante de la température, ce qui ne peut avoir lieu sous les climats froids ou tempérés ; l'usage fréquent des bains et la vie paresseuse et renfermée des femmes de l'Orient les placent d'ailleurs dans des conditions hygiéniques entièrement différentes de celles sous l'influence desquelles doivent vivre les femmes européennes.

HYGIÈNE DU GOUT — Le sens du goût peut à la rigueur être placé au dernier rang quant à son utilité ; il a néanmoins la sienne, quoique dans des limites plus restreintes que les autres, et il convient de ne pas omettre les mesures dictées par les lois de l'hygiène pour le conserver. Ces mesures sont plus négatives que positives. Les gens qui ont beaucoup abusé de la bonne chère et des liqueurs fortes ne trouvent plus de saveur aux liqueurs spiritueuses les plus violentes, aux mets les plus épicés. Il faut alors inventer à leur usage des mets de nature à détruire leur santé, en même temps qu'à finir

d'émousser en eux le sens du goût. Telle était cette fameuse
sauce inventée par Frédéric II, roi de Prusse, dit le Grand,
sauce dont nous nous garderons de donner ici la recette, et
que le cuisinier de ce monarque avait surnommée sauce à la
Sardanapale.

Le sens du goût se conserve de lui-même, sans aucun soin
hygiénique particulier autre que celui d'éviter les aliments et
les boissons de nature à le détériorer et à le détruire.

Dangers des liquides trop chauds. — L'organe de
ce sens peut se trouver détruit ou du moins très-profondé-
ment altéré par l'usage où sont bien des gens, qui n'en comprennent pas les inconvénients, de boire le bouillon, le café,
le thé ou le chocolat á une température très-élevée. Le premier effet des liquides trop chauds, que d'ailleurs le palais et
la langue s'habituent assez facilement à supporter, c'est d'a-
moindrir et même d'émousser complétement la sensibilité de
l'organe du goût. On fait remarquer à cette occasion que ces
mêmes liquides, lorsqu'on les boit bouillants, exercent une
influence nuisible très-prononcée sur les fonctions de l'appareil digestif, et que beaucoup de maux d'estomac n'ont pas
d'autre origine. Un dernier avis à ce sujet semble ici nécessaire, bien qu'il n'y ait pas lieu d'en faire fréquemment l'application. S'il arrive que, pour une cause quelconque, l'estomac soit resté complétement vide pendant trop longtemps,
et qu'il en résulte une faim très-pressante, on doit se garder
de la satisfaire en premier lieu avec un liquide très-chaud,
tel qu'un bouillon pris à la température de l'ébullition. Le
contact immédiat d'une forte dose d'un liquide bouillant avec
l'appareil digestif d'une personne à jeun peut déterminer un
coup de sang, et quelquefois la mort. Le danger, à cet égard,
est d'autant plus grand que le jeûne a été plus prolongé, et que
la faim est plus intense au moment où le liquide trop chaud
est absorbé. En pareil cas, le bouillon tout à fait froid, bien
dégraissé, est le premier aliment le plus salutaire. Si le goût
y répugne, on peut le prendre chaud, mais modérément, en
ayant soin de ne pas le laisser chauffer jusqu'à l'ébullition.
Cet avis s'adresse particulièrement aux personnes charitables

qui peuvent avoir occasion de venir au secours d'un malheureux mourant de faim ; elles ignorent généralement le mal que
peut faire à un homme depuis longtemps à jeun un bouillon
pris trop chaud.

Soins nécessaires à la bouche. — Les organes du goût,
distribués dans tout l'intérieur de la bouche, ne conservent
toute la sensibilité qui leur est propre qu'autant que la bouche
et toutes les parties qui en dépendent sont exemptes de maladies. Les maux passagers ou chroniques, dont les parties internes de la bouche peuvent être affectées, tiennent le plus
souvent à des maladies plus ou moins graves d'autres appareils organiques ; telles sont en particulier les aphtes qui se
manifestent sur les côtés de la langue ou à l'entrée de la
gorge, et qui proviennent toujours d'une altération quelconque dans les organes digestifs. On peut néanmoins, tout en
suivant les indications du médecin pour la guérison de l'affection de l'estomac qui a fait naître les aphtes, soulager celle-ci
localement en promenant dessus plusieurs fois dans la journée les barbes d'une plume trempées dans du miel rosat,
dans une forte infusion de roses de Provins très-sucrée ou
dans du sirop de mûres.

Soins aux gencives. — Le ramollissement des gencives,
par suite duquel les dents se déchaussent et sont exposées à
se gâter, dépend, comme les aphtes, de l'ensemble du tempérament, et d'une affection générale de l'organisme, particulièrement des maladies qui tiennent au système lymphatique.
Les soins qui leur sont donnés ne peuvent donc produire tout
l'effet qu'on en espère que quand ils sont secondés par un
bon régime, sous la direction d'un médecin éclairé. Dans
l'état de santé normal, l'eau fraîche, à laquelle on ajoute dans
un demi-verre quelques gouttes seulement d'alcool de cochléaria, est le meilleur moyen de maintenir la fermeté et le rouge
vif des gencives qui, chez les personnes bien portantes, fait
ressortir la blancheur des dents.

Ceux qui, sans être positivement malades, sont d'un tempérament délicat et débile, ayant le sang pauvre, les lèvres
pâles, les gencives peu colorées et peu consistantes, ne peu-

vent, pour leur rendre de la fermeté et de la couleur, employer de remède local plus efficace que le cachou. Le plus
souvent, on se sert pour cet usage de la teinture alcoolique de
cachou très-étendu ; mais cette manière de se servir du cachou
pour les gencives n'en utilise pas complétement les propriétés. Il vaut mieux dissoudre deux grammes de bon cachou
dans quatre-vingt-dix grammes d'eau bouillante, laisser refroidir la solution et l'employer aussi froide que possible
pour laver les gencives et en même temps tout l'intérieur de
la bouche, qui ne peut en éprouver que des effets salutaires.
La solution aqueuse de cachou n'a rien de réellement nuisible
en elle-même, de sorte que s'il arrive qu'elle passe partiellement dans les voies digestives, il ne saurait en résulter aucun
inconvénient sérieux. Néanmoins il est bon, lorsqu'on en fait
usage plusieurs jours de suite pour le raffermissement des
gencives, de prendre ses précautions pour ne pas l'avaler ;
il pourrait en résulter une constipation plus ou moins pénible. Il est bien entendu que ni l'emploi de l'alcool de cochléaria dans l'eau fraîche, ni celui de la solution aqueuse de cachou, ne dispensent les personnes délicates de se soumettre à
un régime approprié à leur tempérament, sans quoi l'application locale du cachou pour l'amélioration des gencives
manquerait complétement son effet.

Entretien des dents. — Les rapports intimes des dents
avec les organes du sens du goût indiquent ici naturellement
la place des conseils relatifs à l'entretien des dents. Parmi
les gens du monde, on se préoccupe généralement trop peu
de la conservation des dents ; on en comprend toute l'importance seulement quand elles se détériorent en occasionnant
des douleurs intolérables : c'est cette détérioration qu'il aurait
fallu penser à prévenir. La mastication, qui n'est jamais complète quand les dents sont mauvaises, développe la saveur des
aliments ; elle aide ainsi à l'exercice du sens du goût, lequel
favorise la sécrétion de la salive et contribue par là à faciliter
la digestion. Sous ce point de vue, le bon état de la bouche
et des dents importe au plus haut degré au maintien de la
santé ; car, s'il est vrai de dire que les maux de dents pro-

viennent fréquemment de l'estomac, il est encore plus vrai que beaucoup de maux d'estomac ont pour cause indirecte le mauvais état des dents qui envoient à l'estomac des mets trop imparfaitement broyés.

Poudres et opiats dentifrices. — Quand les dents et les gencives sont parfaitements saines, l'eau fraîche, à laquelle on ajoute de temps en temps quelques gouttes d'alcool de cochléaria, ou une faible dose de solution aqueuse de cachou, suffit amplement avec l'emploi d'une brosse douce pour conserver la propreté et l'état de santé normal des dents. Si nous avions l'espoir d'être écoutés de la plus belle moitié du genre humain, nous lui donnerions franchement le conseil de s'en tenir là, et de ne jamais recourir ni aux poudres ni aux opiats dentifrices, qui le plus souvent n'augmentent passagèrement la blancheur des dents qu'en altérant leur émail et hâtant leur destruction. Mais comme il n'est pas possible d'espérer que nos conseils à cet égard auront plus de poids que ceux qui leur ont été prodigués sans succès avant nous sur le même sujet, et que les propriétés nuisibles des dentifrices, étant très-bien prouvees, n'empêcheront pas une partie nombreuse du public de se servir de ces compositions, nous croyons devoir indiquer seulement celle qui offre le moins d'inconvénients; la recette en est due à Cadet de Gassicourt, pharmacien de l'empereur Napoléon Ier.

Quinquina-gris en poudre impalpable.		Grammes.	15
Charbon de bois.	id.		30
Sucre blanc.	id.		30
Crème de tartre.	id.		3
Cannelle fine.	id.		1

Toutes ces substances, parfaitement incorporées ensemble par une longue trituration, forment une poudre dentifrice à laquelle on ne peut reprocher que la présence d'une seule substance nuisible, la crème de tartre, dont l'acide attaque l'émail des dents, mais dont les propriétés fâcheuses sont en partie neutralisées par le charbon et le quinquina; c'est, sinon la meilleure, la moins mauvaise des poudres dentifrices.

Pour convertir cette poudre en opiat, il suffit de l'incorporer
dans une quantité suffisante de beau miel, afin de lui donner
la consistance d'une pâte molle.

Maladies des dents. — Les douleurs les plus violentes
auxquelles les dents peuvent donner lieu, et dont elles semblent être le siége, ne sont pas réellement des maux de dents,
en prenant ce terme dans sa véritable acception ; ce sont des
douleurs névralgiques. En pareil cas, tout traitement appliqué directement aux dents ne saurait être que parfaitement
inutile. Les douleurs de dents, lorsqu'elles sont d'une nature
purement névralgique. n'empêchent pas les dents d'être aussi
saines que possible ; il est absurde d'en faire arracher une ou
plusieurs, dans l'espoir d'un soulagement qu'on n'obtient
pas ; ce sont des dents supprimées en pure perte : heureux
quand le dentiste auquel vous vous adressez peut avoir assez
de connaissances et de conscience pour reconnaître la nature
du mal, et refuser d'arracher des dents saines qui doivent
être conservées. Les douleurs névralgiques de dents ne peuvent être traitées que par les antispasmodiques sous la direction du médecin.

L'affection qui produit le plus communément les vrais maux
de dents est la carie, qui donne lieu à ce qu'on nomme vulgairement des dents gâtées. Pour prévenir la disposition des
dents à se gâter, il faut soigner avant tout l'estomac, dont
les maladies sont la plupart du temps le point de départ des
maux de dents. Il faut ensuite tenir les dents extrêmement
propres, résultat facilement obtenu par les soins indiqués
pour l'entretien des gencives. Quand les dents viennent à se
casser par accident, la carie n'en est pas toujours forcément
la conséquence ; on doit en ce cas faire limer les dents, afin
que les parties anguleuses de la fracture ne puissent pas
écorcher la langue ou l'intérieur de la bouche. Lorsqu'en dépit de toutes les précautions, les dents se gâtent, tant qu'elles
conservent assez de solidité et de substance saine, on doit recourir au dentiste pour les faire plomber, c'est-à-dire, pour
faire remplir d'une composition métallique inoxydable la cavité
causée par la carie. Si le mal est trop avancé pour que le

plombage produise l'effet désiré, il n'y a pas d'autre moyen
que de faire arracher les dents cariées ; quand ce sont des
canines ou des incisives, on peut les faire remplacer par
des dents artificielles ; on le doit surtout lorsque, comme les
professeurs, les prédicateurs ou les avocats, on exerce une
profession qui oblige à parler beaucoup. On sait combien
l'absence des dents de devant, canines et incisives, altère
profondément la prononciation. L'extraction des dents gâtées,
qu'on se propose de remplacer par des dents artificielles,
peut, chez les personnes atteintes du scorbut, donner lieu à
des hémorragies très-dangereuses. Dans ce cas, c'est au dentiste, connaissant bien la partie de la chirurgie dont il fait sa
profession, de voir si les dents peuvent être arrachées, et de
prévenir les malades, lorsqu'il n'est pas possible d'extraire
sans danger d'hémorragie les dents cariées.

CHAPITRE XII.

Maladies des principaux appareils organiques.

Maladies des principaux appareils organiques. — Maladies de l'estomac. — Importance des fonctions de l'estomac. — Moyens de faciliter la digestion. — Des indigestions. — De l'abstinence. — De la diète. — Maux d'estomac. — Paresse d'estomac. — Aigreurs. — Remèdes familiers contre la paresse d'estomac. — Embarras gastrique. — Gastralgie. — Colique d'estomac. — Moyens de la soulager. — Gastrite. — Causes les plus fréquentes de cette maladie. — Gastrite chronique. — Gastrite aiguë. — Ses symptômes. — Emploi du tanin contre les maux d'estomac. — Eaux minérales salutaires contre les maladies de l'estomac.

Dans les chapitres qui précèdent, on a exposé les principes de l'hygiène des sens, et indiqué les moyens d'en conserver l'usage sans altération le plus longtemps possible, depuis l'âge adulte jusque sur les limites de l'extrême vieillesse. On doit actuellement décrire les soins par lesquels peuvent être prévenues ou arrêtées dans leur développement les maladies les plus fréquentes des principaux appareils organiques. Ce sont les maladies de l'estomac, de la poitrine, du cœur, du foie, du système nerveux et de la peau. Rendre nécessaire le moins souvent possible l'intervention du médecin, tel est le but des conseils que nous avons à donner au lecteur au sujet de ces maladies.

MALADIES DE L'ESTOMAC. — Les gens du monde lorsque, par tempérament et par caractère, ils sont accessibles aux appréhensions mal fondées, font très-sagement de ne jamais ouvrir les livres que doivent étudier ceux qui se destinent à la profession de médecin. Ces livres ne peuvent que leur frapper l'imagination, en leur donnant lieu de se croire atteints de toutes les maladies dont ils ont occasion de lire la description. Mais, sans tomber dans une exagération de ce genre, il est utile à celui qui veut pouvoir en parfaite connaissance de cause être son propre médecin, de se former une idée exacte de l'importance relative des fonctions de chacun des principaux appareils organiques, et des causes qui peuvent troubler ces fonctions. Celles de l'estomac et de ses dépendances, composant l'appareil digestif tiennent le premier rang pour l'entretien de la vie animale; l'importance de cet appareil l'emporte même sur celle de l'appareil respiratoire; l'homme ne peut pas plus vivre sans digérer que sans respirer.

Importance des fonctions de l'estomac. — Les progrès de la physiologie ont démontré de nos jours combien la régularité des fonctions de l'appareil digestif est indispensable au maintien de la santé; les causes qui peuvent troubler cette régularité varient selon les conditions sociales; chez les pauvres, l'estomac souffre le plus souvent d'une nourriture mauvaise ou insuffisante; chez les riches, les aliments trop abondants ou trop recherchés produisent le même effet en sens contraire; chez tous, sans distinction, les inquiétudes, les tourments, les veilles et la contention d'esprit entravent la digestion, et sont une des causes les plus fréquentes des indigestions et des maux d'estomac. On voit que, parmi ces causes, il en est qui sont indépendantes de la volonté; chacun doit seulement, selon sa condition, s'arranger pour en souffrir le moins possible; car s'il n'est pas vrai de dire, comme l'ont avancé plusieurs auteurs fort accrédités en physiologie, que la plupart des indispositions et des maladies auxquelles l'homme est sujet soient la conséquence du trouble apporté dans l'exercice normal des fonctions digestives, il est parfaitement prouvé que ce trouble devient la cause première d'un grand nombre d'affections maladives, et qu'il augmente les dispositions qui peuvent exister d'ailleurs à contracter ces maladies.

Moyens de faciliter la digestion. — Ce qui dépend toujours de chacun, c'est d'éviter les aliments qui répugnent et qu'on sait par expérience être de difficile digestion. Il en est d'indigestes pour tout le monde, et dont personne ne peut user si ce n'est avec beaucoup de réserve; il en est d'autres en grand nombre, faciles à digérer pour les uns, très-indi-

7

gestes pour les autres; on ne peut être guidé à cet égard que
par l'observation et l'expérience. On peut aussi, dans toutes
les positions de la vie, régulariser les repas, laisser à la digestion le temps de s'accomplir parfaitement avant de donner
à l'estomac une nouvelle charge, et éviter tout ce qui peut
entraver la digestion. Il n'est personne qui ne sache combien
il est dangereux sous ce rapport de prendre un bain ou de se
livrer à la natation, tandis que l'estomac est chargé d'aliments
non digérés; on sait aussi que lorsqu'on exerce une profession qui oblige à un travail non interrompu pendant le cours
de la journée, il ne faut prendre le principal repas que le
soir, afin de ne pas se remettre au travail aussitôt après avoir
mangé, et s'il est nécessaire de travailler encore après ce
repas du soir, ne reprendre ses occupations qu'après avoir
laissé la digestion s'accomplir à moitié; car c'est toujours la
première partie de la digestion qui impose le plus de fatigue
à l'estomac.

Des indigestions. — Une indigestion est toujours un accident fâcheux, dont les conséquences, d'abord inaperçues, se
manifesteront plus tard; il faut par conséquent à tout âge
éviter avec soin ce qui peut y donner lieu. Un homme adulte,
habituellement bien portant, a raison, sans doute, de ne pas
attacher une trop grande importance à ces indigestions qu'il
peut éprouver de loin en loin, particulièrement lorsque, étant
soumis habituellement à un régime sobre et régulier, il lui
arrive de faire un repas un peu plus copieux que de coutume. Quelques tasses d'infusion chaude de menthe poivrée
ont promptement raison de ces indigestions toujours rares
dans la vie d'un homme dont l'existence n'admet aucun genre
d'excès. L'infusion de menthe est, dans ce cas, de beaucoup
préférable au thé pour les personnes d'un tempérament nerveux; l'infusion de camomille n'est nécessaire que quand on
sent dans l'estomac l'accumulation d'une surcharge d'aliments
dont il ne peut être débarrassé que par le vomissement que cette
infusion provoque le plus souvent. Les indigestions ont au contraire un caractère alarmant, et qui nécessite l'intervention du
médecin, lorsqu'elles reviennent fréquemment, accompagnées

de douleurs à la tête et à l'estomac, et offrant les caractères
d'une sorte de périodicité; leur retour à de courts intervalles
est alors l'indice d'une maladie sérieuse de l'appareil digestif.

De l'abstinence. — On renouvelle ici le conseil donné
précédemment (chapitre VI) de ne jamais priver, par excès
de sobriété ou par un esprit malentendu de mortification,
l'estomac de la ration d'aliments nécessaire à l'entretien de
l'état de santé normale. Sans aborder le côté religieux de la
question, qui serait déplacé dans un ouvrage de cette nature,
on se borne à faire observer que l'homme de sens, remplissant à l'égard de lui-même les fonctions de médecin, doit
faire ce que ferait un médecin, et s'interdire le jeûne comme
celui-ci ne manquerait pas de le lui défendre, si, pour vouloir jeûner, il doit se mettre volontairement hors d'état d'accomplir les devoirs que lui impose sa position, se rendre
malade et affliger tous ceux qui l'entourent.

De la diète. — Il ne faut pas confondre avec le jeûne la
diète, qu'il faut se prescrire à soi-même quand on se sent
l'estomac dérangé ou fatigué; suspendre passagèrement le
travail de l'appareil digestif momentanément souffrant, c'est
comme porter en écharpe un bras luxé, qui ne peut pas travailler. Au début d'une maladie accompagnée d'un mouvement fébrile, on doit toujours commencer par mettre le
malade à la diète, en attendant les conseils du médecin,
quand même il n'existerait ni envie de vomir, ni coliques,
ni même répugnance prononcée pour les aliments; il sera
toujours temps de donner de la nourriture au malade, si le
médecin juge qu'il en a besoin, et que son estomac est en
état de la digérer. En général, en cas de maladie grave, dont
le traitement est confié à un médecin expérimenté, il n'y a
jamais lieu de s'alarmer de la prolongation de la diète; les
aliments que l'appareil digestif est hors d'état d'utiliser sont
positivement nuisibles, et ceux qui entourent un malade sont
coupables lorsque, soit pour obéir à ses caprices, soit par
suite de préjugés malheureusement trop répandus, même
parmi les classes éclairées de la société, ils lui donnent à man-

ger tant que le médecin juge la diète nécessaire. Il y a
d'ailleurs une criante injustice à rendre le médecin respon-
sable du traitement d'une maladie alors que ses prescriptions
ne sont pas exactement suivies, en ce qui concerne la diète
comme en tout le reste.

Maux d'estomac. — Il arrive très-souvent aux gens du
monde d'éprouver des maux d'estomac assez intenses, sans
cependant être en proie à aucune maladie caractérisée ; c'est
ce qui a lieu quand, par suite d'un travail sédentaire trop
longtemps soutenu, ou pour toute autre cause du même
genre, l'estomac, selon l'expression vulgaire qui ne manque
pas de justesse, n'est pas malade, mais est devenu paresseux.
Cette paresse de l'estomac est cause que les fonctions digestives s'opèrent avec trop de lenteur ; les aliments subissent
alors dans l'estomac une fermentation acide qui n'aurait pas
le temps de s'établir si la digestion suivait sa marche normale ; de là des renvois acides, connus sous le nom d'aigreurs, d'autant plus fréquents que la paresse d'estomac est
plus prononcée. Ce genre de mal d'estomac n'a jamais assez
de gravité pour rendre nécessaire un traitement spécial.
Quelques jours de repos, un peu d'exercice, et l'usage pendant huit à dix jours d'un verre à liqueur de vin de quinquina pris immédiatement avant le principal repas, en triomphent facilement. Si les aigreurs persistent alors que le mal
d'estomac est à peu près passé, c'est un indice de son prochain retour ; il faut alors lui opposer l'usage des pastilles de
Vichy ou de la magnésie calcinée, deux médicaments également inoffensifs. La magnésie se prend par doses de deux
décigrammes chacune, au moment des deux principaux repas.
Quand la paresse d'estomac est accompagnée de constipation,
on associe à la magnésie la rhubarbe en poudre, également
à la dose de deux décigrammes deux fois par jour. Une semaine de ce régime suffit le plus souvent pour faire cesser
le mal d'estomac et les aigreurs, ainsi que la constipation.

Embarras gastrique. — Le mal d'estomac offre un caractère un peu plus sérieux quand il a pour cause une pertur-
bation réelle des fonctions digestives ; il ne cède pas à l'emploi

des moyens qui viennent d'être indiqués; on éprouve, indépendamment des pesanteurs et de la paresse d'estomac, des maux de tête presque continuels et des envies de vomir; la cause en peut alors être attribuée à ce qu'on nomme un embarras gastrique. Cet embarras peut avoir pour cause passagère une suite d'indigestions accumulées l'une sur l'autre, telles que celles qu'on éprouve quand on passe sans transition d'un régime alimentaire très-sobre à une nourriture trop substantielle; le repos et la diète le font cesser en peu de temps, sans médication spéciale; on peut le faire disparaître plus vite à l'aide d'un léger purgatif; lorsqu'il persiste, il est le premier symptôme avant-coureur de quelque affection grave de l'appareil digestif; dès lors il n'est plus du ressort de la médecine domestique.

Gastralgie. — Lorsqu'on néglige d'accorder aux maux d'estomac peu graves en eux-mêmes l'attention qu'ils méritent, et de les combattre par des remèdes familiers dont l'emploi dispense le plus souvent de l'intervention du médecin, ils dégénèrent en gastralgie bien caractérisée; quoique le mot gastralgie ait le même sens que les mots mal d'estomac, ce terme n'est cependant applicable que quand le mal a pris en se prolongeant un certain degré d'intensité. Il n'y a plus alors seulement pesanteur à l'estomac, lenteur et difficulté dans les fonctions digestives, dégoût et perte d'appétit; il y a douleurs violentes qu'on nomme vulgairement coliques d'estomac, avec des paroxysmes qui, chez les personnes nerveuses, sont le plus souvent suivis d'évanouissement. Tous les excitants, tels que les liqueurs alcooliques, même celles qui passent pour stomachiques, sont nuisibles en cas de gastralgie; les seuls moyens efficaces de soulagement immédiat, en attendant les secours du médecin, sont des cataplasmes de morelle fraîche, hachée, cuite comme de l'oseille, et appliquée très-chaude, entre deux linges, sur le creux de l'estomac; si la saison ne permet pas de se procurer de la morelle fraîche, on la remplace par des compresses trempées dans une forte décoction de têtes de pavots; quand le malade est à jeun au moment de l'accès, on peut

sans 'arder le mettre dans un bain ni chaud, ni froid, à la
température du corps. Après un accès de gastralgie qui rend
toujours nécessaire la présence du médecin, on ne doit recommencer qu'avec les plus grands ménagements à donner
au malade des aliments, même légers ; les organes digestifs
fortement éprouvés redoutent surtout les boissons fermentées, le café noir et tous les mets excitants, fortement épicés, qui feraient revenir immédiatement les accès de gastralgie.

Gastrite. — Cette maladie de l'estomac est rare parmi
les classes laborieuses et fréquente dans les rangs supérieurs
de la société, parce qu'il faut, pour la faire naître, l'abus des
mets et des liquides excitants, joint à la surexcitation du
système nerveux qui résulte des passions des gens du monde
et de leur participation aux affaires qui mettent sans cesse
en jeu leurs plus graves intérêts ; pour les gens du peuple,
ces causes de dérangement prolongé des fonctions de l'appareil digestif n'existent pas.

La gastrite se manifeste sous forme aiguë ou sous forme
chronique ; dans tous les cas, c'est une maladie trop grave
pour qu'on puisse espérer d'en triompher à l'aide des remèdes familiers qui ne sont d'aucune utilité, et qui même,
lorsqu'ils semblent inoffensifs, nuisent toujours, par cela seul
qu'ils laissent le mal s'aggraver, en retardant les secours
nécessaires du médecin. La gastrite chronique est précédée
ou accompagnée d'accès de gastralgie ; elle a pour effet inévitable la faiblesse et la maigreur quelquefois portée à ses
extrèmes limites ;-elle n'abrége pas toujours l'existence, mais
elle la rend très-malheureuse ; car le malade qui en est atteint
ne peut vivre que de privations de tout genre ; c'est à lui
surtout que peut être appliqué l'axiome latin : *Qui vivit me-
dice, vivit misere* (vivre *médicalement*, c'est vivre *misérablement*). Ajoutons que, malheureusement, les soins du plus
habile médecin ne triomphent pas toujours d'une gastrite
chronique. Il semble d'autant plus nécessaire d'insister sur
ces vérités, que, sur vingt personnes du monde atteintes d'une
gastrite chronique, il en est dix-neuf qui, par un régime plus

rationnel et un peu plus d'empire sur leurs passions, auraient pu l'éviter, et qui ne doivent s'en prendre de leur malheur qu'à elles-mêmes.

La gastrite aiguë, plus douloureuse, mais dont le médecin a plus facilement raison que de la gastrite chronique, met assez souvent ceux qui entourent le malade dans un cruel embarras, surtout s'il est éloigné des secours de la médecine; car la maladie fait subitement invasion par des vomissements épouvantables, si difficiles à arrêter qu'ils ont plus d'une fois fait croire à un empoisonnement qui n'existait pas. L'eau de Seltz très-froide, par petites gorgées, peut être essayée; mais elle réussit rarement; le seul moyen de maîtriser les vomissements qui présente quelque chance de succès, est l'emploi de la glace prise en fragments à l'intérieur et appliquée, pilée, sous forme de cataplasme, sur le creux de l'estomac; on renouvelle ces cataplasmes à mesure que la glace pilée se liquéfie. Mais, en cas d'irruption soudaine d'une gastrite aiguë, il n'est pas toujours possible d'avoir de la glace, ni même de l'eau de Seltz à sa disposition. La gastrite aiguë, comme la gastrite chronique, a toujours des causes dépendant plus ou moins de la volonté de ceux qui en sont frappés; ce qui est toujours en leur pouvoir, c'est de ne pas en négliger les premiers symptômes, et de se confier à un médecin éclairé dès qu'ils sont en proie à des maux d'estomac persistants, qui peuvent toujours être considérés comme une menace de gastrite aiguë ou chronique.

Emploi du tannin contre les maux d'estomac. — Parmi le grand nombre des remèdes familiers en usage contre les maladies peu graves de l'appareil digestif, l'un des moins connus et des plus utiles néanmoins, c'est le tannin, principe astringent extrait de l'écorce de chêne et de la noix de galle. Le tannin, soit en poudre, soit associé à la gomme arabique sous forme de pilules, peut être pris par les personnes adultes à la dose de deux à trois décigrammes par jour, huit à dix jours de suite, sans qu'il en puisse résulter aucun inconvénient pour la santé, quand l'estomac n'en éprouve pas le soulagement qu'on en espère; mais presque toujours le tannin fait cesser les pesanteurs et la paresse d'estomac, les dégoûts, la faiblesse et la maigreur qui en sont les conséquences, et rend à tous les organes leur vigueur normale en rétablissant les fonctions de l'appareil digestif.

Eaux minérales salutaires contre les maladies de l'estomac. — Plusieurs eaux minérales, spécialement celles qui sont à la fois, comme les eaux de Spa, gazeuses et ferrugineuses, procurent un grand soulagement aux personnes dont l'appareil digestif est plus ou moins endommagé. Les malades aisés et riches qui vont prendre les eaux à la source doivent se méfier, ainsi qu'on a déjà eu lieu de le leur recommander, des occasions toujours fréquentes, dans tous les lieux où l'on se réunit pour prendre les eaux, de fréquenter les concerts, les soirées et les bals. Les malades moins favorisés de la fortune peuvent faire usage de ces eaux sans se déplacer. A Paris et dans les très-grandes villes, on trouve, outre les eaux minérales naturelles en dépôt chez les principaux pharmaciens, des eaux minérales artificielles, d'un prix moins élevé et d'une efficacité presque égale à celle des eaux minérales naturelles. Quand un léger dérangement des fonctions digestives n'est pour les familles riches qu'un prétexte pour conduire aux eaux un malade très-peu malade en réalité, le changement d'air, la distraction, la fréquentation de la société d'élite qui s'y rassemble, contribuent autant que les propriétés des eaux minérales à la guérison complète d'un mal sans gravité. Mais s'il s'agit d'aller chercher aux eaux la santé sérieusement compromise par une gastrite aiguë ou chronique, assez peu avancée pour que le malade soit transportable, alors le choix des eaux minérales auxquelles il convient d'envoyer le malade peut avoir beaucoup d'importance ; ce choix ne peut être déterminé que par le médecin. Si les eaux minérales indiquées sont dans un pays de montagnes où la belle saison finit de bonne heure, on se gardera d'y rester trop longtemps à l'arrière-saison ; le malade risquerait d'en rapporter, outre les restes d'une affection de l'estomac mal guérie, les germes d'une maladie de poitrine.

CHAPITRE XIII.

Maladies de l'appareil digestif. — Suite.

Maladies de l'appareil digestif. — Squirre à l'estomac. — Causes qui le produisent. — Sa guérison naturelle. — Squirre stationnaire. — Remèdes inoffensifs pour s'opposer à ses progrès. — Entérite ou inflammation d'entrailles. — Moyens d'en adoucir les souffrances. — Mesures d'hygiène pour en prévenir le retour. — Constipation. — Danger de l'abus des purgatifs. — Sirops de fruits rouges contre la constipation. — Coliques. — Leurs divers caractères. — Coliques venteuses. — Vents ou flatuosités. — Remèdes familiers contre les coliques. — Diarrhée. — Moyens familiers de la combattre. — Dyssenterie. — Danger des déplacements. — Des pèlerinages. — Clôture de l'église de Dighem. — Diète absolue prescrite aux malades, à la fin d'une dyssenterie. — Danger des rechutes.

Squirre. — L'excroissance dure qui se forme à la paroi interne de l'estomac, et que les médecins nomment squirre, donne toujours lieu à des désordres graves dans les fonctions digestives. La guérison d'un squirre à l'estomac ne peut être espérée que des soins d'un très-habile médecin, et cette espérance n'est pas toujours réalisée; car il est difficile, non-seulement de guérir un squirre, mais même d'en constater la présence; le médecin ne peut, le plus souvent, que la soupçonner. Il y a lieu de croire à la formation d'un squirre dans l'estomac lorsque, sans éprouver des accès de gastralgie proprement dite, on ressent de temps à autre des douleurs d'estomac très-violentes, mais fugitives, et qui ne se reproduisent que de loin en loin, à des intervalles irréguliers. Ce symptôme, lorsqu'il se manifeste chez une personne d'ailleurs bien portante en apparence, est un de ceux qu'il importe le plus de signaler au médecin; il le met sur la trace du mal, par conséquent du remède.

On croit très-nécessaire d'avertir les gens du monde, assez fréquemment atteints de cette maladie, qu'elle a le plus souvent pour cause les chagrins violents et prolongés, sur les quels la volonté ne prend pas assez d'empire. Sans doute, il est dans la vie des affections brisées, des malheurs sans remède, mérités ou non, que la volonté la plus ferme est impuissante à dominer, et qui portent nécessairement le trouble dans les fonctions des principaux appareils organiques, en commençant par celles de l'appareil digestif. Mais il en est beaucoup qui tiennent à des causes exclusivement personnelles, et dont avec un peu de fermeté il n'est jamais bien difficile de se rendre maître. Un médecin célèbre cite de nombreux exemples de malades atteints de squirres à l'estomac uniquement pour s'être affectés outre mesure du dérangement de leur santé ; chez ces malades, la crainte exagérée du mal est devenue la cause du mal lui-même. Heureusement, en dehors des moyens que peut employer l'art médical, le squirre à l'estomac causé par le chagrin cesse le plus souvent avec sa cause. Au retour d'une personne aimée, longtemps attendue sans espoir, au gain d'un procès qui met fin à la gêne au moment où l'on avait cessé d'y compter, la révolution de la joie n'arrête pas seulement le développement du squirre ; elle l'atrophie, le frappe de sphacèle sans endommager la paroi de l'estomac à laquelle il est adhérent ; le squirre se détache et est expulsé par vomissement naturel. Si l'on insiste sur ces détails, c'est qu'ils semblent de nature à faire voir combien, dans cette maladie douloureuse de l'estomac, le malade peut par lui-même, soit pour empêcher le squirre de se former, soit pour en amener la guérison naturelle.

Chez les personnes d'un âge mur, chez les femmes surtout, le squirre à l'estomac reste souvent pendant longues années à un état stationnaire ; alors les digestions sont plus ou moins pénibles, les douleurs sourdes de l'estomac sont fréquentes, mais il y a plutôt langueur qu'état de maladie bien prononcée, et la durée de l'existence n'en est pas abrégée d'une manière appréciable. Quand, pour les causes précédemment indiquées, la guérison radicale du squirre à l'estomac peut difficilement être espérée, on peut maintenir le malade dans une situation à peu près supportable par divers remèdes

familiers, dont les plus efficaces sont l'usage habituel de la
rhubarbe en poudre, à la dose de deux à trois décigrammes
deux fois par jour, le suc de chicorée et de cresson pris à la
dose d'un demi-verre, tous les matins, pendant cinq ou six semaines, au printemps, et les eaux minérales naturelles ou
artificielles de Vichy, les plus efficaces contre ce genre d'affection de l'estomac.

Entérite. — Cette terrible maladie, lorsqu'elle éclate à
l'état aigu, a son siége, non pas dans l'estomac, mais dans
les intestins ; aussi est-elle connue sous son nom vulgaire
d'inflammation d'entrailles ou du bas-ventre. Comme elle
met toujours en grand danger la vie du malade, il faut, dès
les premiers symptômes, lui procurer au plus vite les secours
d'un habile médecin. Pour peu que ces secours se fassent
attendre, les douleurs étant très-intenses et quelquefois intolérables, on doit chercher à donner au malade un peu de
soulagement immédiat, d'abord au moyen de bains de siége
à l'eau de son, puis en lui appliquant sur le bas-ventre des
cataplasmes d'herbes émollientes ou de farine de graine de
lin. Si ces cataplasmes ne produisent pas l'effet désiré, on
peut faire fortement chauffer du son dans une marmite de fer,
l'envelopper dans une serviette, et appliquer ce tampon sur
le ventre douloureux ; il conserve plus longtemps sa chaleur,
et procure par conséquent un soulagement momentané moins
fugitif que l'application de serviettes chaudes sur le bas-
ventre ; en quelques secondes, les serviettes redescendent à
la température même du ventre douloureux, qui dès lors ne
peut plus en éprouver aucun effet utile. C'est surtout dans le
cas d'invasion subite d'entérite aiguë qu'il faut se tenir en
garde contre les mille recettes de bonnes femmes, remèdes
de nature à rendre presque toujours le mal plus grave et la
tâche du médecin plus difficile au moment où il est appelé
pour commencer à combattre la maladie par des moyens
rationnels.

Celui qui a éprouvé une ou deux atteintes d'entérite aiguë
peut toujours en craindre le retour ; il doit chercher à le prévenir par un régime sobre sans être débilitant, et par l'exclu-

sion absolue des mets épicés et des boissons alcooliques, même
lorsqu'il .éprouve de ces défaillances d'estomac auxquelles
tant de gens supposent, bien à tort, qu'ils peuvent remédier
avec un petit verre de liqueur ou d'un vin très-capiteux; ces
boissons ne peuvent qu'augmenter les prédispositions aux
attaques d'entérite aiguë.

Constipation.— La constipation n'est point une maladie;
elle n'est même pas toujours le symptôme d'une maladie;
elle est l'occasion de préjugés d'autant plus déplorables de la
part des gens du monde, qu'ils les engagent à faire usage de
remèdes funestes, origine d'une foule de maladies graves de
l'appareil digestif. La périodicité et la facilité des évacuations
diffèrent pour chaque individu selon son tempérament, sa
profession et sa manière de vivre; c'est une grande erreur de
se croire malade parce que plusieurs jours se passent sans
évacuation; un état habituel de constipation peut être compatible avec l'état de la plus parfaite santé. Si ceux dont le
tempérament ne comporte pas des évacuations plus fréquentes
veulent absolument être artificiellement relâchés, il faut qu'ils
se purgent à tort et à travers, ce qui leur détruit l'estomac.
On ne peut trop insister sur cette vérité que l'état habituel de
relâchement, à moins qu'il ne soit inhérent au tempérament,
est l'indice d'une santé plutôt faible que robuste.

La constipation ne peut être considérée comme une véritable indisposition que quand elle est accompagnée de maux
de tête violents et fréquents, de maux d'estomac et de
perte d'appétit. Elle doit alors être combattue, non pas
par des purgatifs qu'il ne faut jamais employer sans avoir
pris l'avis du médecin, mais par un régime rafraîchissant,
quelques lavements à l'eau de son, et l'usage habituel des
boissons délayantes, telles que l'eau d'orge et la tisane de
chiendent édulcorée avec du miel. On recommande aux personnes aisées, sujettes à la constipation, de faire pendant
la saison des fruits rouges une ample provision de sirops de
groseilles, de jus de cerises et de framboises. Ces sirops n'ont
pas l'excès d'acidité du sirop de limons; ils ne pèsent pas
sur l'estomac comme le sirop d'orgeat; pris à la dose d'une

cuillerée dans un verre d'eau, dans les intervalles des repas, les sirops de sucs de fruits rouges, auxquels on peut joindre le sirop de verjus, doué des mêmes propriétés, sont à la fois agréables à boire et très-utiles pour combattre la tendance à la constipation. Ils n'ont pas l'inconvénient de l'usage prolongé des tisanes rafraîchissantes, lesquelles finissent toujours par affaiblir les organes digestifs. Quand chez les personnes qui souffrent habituellement de l'inconvénient opposé, il survient une constipation persistante qui résiste à l'emploi des moyens qu'on vient d'indiquer, elle est l'indice de l'imminence d'une maladie sérieuse; elle n'est plus du ressort de la médecine familière.

Coliques.   Les coliques éprouvées par les personnes adultes ne sont, pas plus que la constipation, une maladie par elles-mêmes; leur invasion subite n'est le plus souvent annoncée par aucun symptôme précurseur; elle peut tenir à un dérangement passager des fonctions digestives ou à une foule d'autres causes d'une nature entièrement différente. Des coliques même violentes et très-douloureuses, lorsqu'elles ne sont accompagnées ni de fièvre, ni d'aucun autre symptôme alarmant, peuvent n'être qu'une indisposition passagère qui se dissipe comme elle est venue. Il arrive souvent que les coliques sont dues à la présence, dans les intestins, d'un dégagement de gaz connu sous le nom vulgaire de vents; les coliques venteuses peuvent être pénibles sans être dangereuses, quand elles ne se reproduisent pas trop fréquemment; sinon, elles indiquent une difficulté dans les fonctions digestives et une prédisposition à une affection sérieuse de l'estomac, contre laquelle les secours du médecin sont indispensables. On fait remarquer à cette occasion que les vents, aussi nommés flatuosités, proviennent, comme les aigreurs, de la prolongation anormale de l'acte de la digestion. Quand cet acte s'accomplit régulièrement dans un temps dont la durée n'excède pas quelques heures, l'espèce de transformation chimique subie dans l'appareil digestif par les substances alimentaires s'opère sans fermentation acide, par conséquent sans aigreurs et aussi sans dégagement surabondant de gaz dans les intestins, sans flatuosités; les vents ne commencent à se développer dans le tube intestinal que pendant la seconde partie de l'acte de la digestion. On comprend, d'après cette explication, pourquoi certains aliments qui se digèrent lentement, tels que les haricots, les choux, les navets, sont, selon l'expression vulgaire, plus venteux que d'autres; on voit aussi pourquoi ils sont venteux pour quelques individus, alors que d'autres, dont l'estomac est plus actif, les digèrent très-bien sans en être incommodés. Les vents ne donnent généralement lieu aux coliques venteuses que quand des mets indigestes ont été pris en trop grande quantité, alors que la digestion du repas précédent n'était pas complète. Le premier conseil à donner à ceux qui sont sujets à ce genre d'indisposition, c'est de laisser toujours un assez long intervalle entre leurs repas pour qu'une digestion soit bien finie avant d'en recommencer une autre.

On oppose généralement aux coliques venteuses les liqueurs alcooliques dites stomachiques, telles que le scubac de Lorraine, le cassis et le vespétro; on fait usage aussi dans le même but des bonbons d'anis et des tiges d'angélique confites. Ces moyens sont plus nuisibles qu'utiles aux personnes d'un tempérament naturellement échauffé, sujettes à la constipation. Chez les gens de ce tempérament, les coliques venteuses cèdent à l'emploi de l'infusion chaude de menthe poivrée et à celui des lavements à l'eau de son. L'usage des toniques, dont l'efficacité est admise bien à tort dans tous les cas de coliques venteuses, n'est réellement utile que quand ces coliques proviennent de relâchement habituel ou passager.

Les coliques accompagnent toujours les affections du tube digestif qui rendent les selles abondantes et fréquentes; elles ne sont alors que l'un des symptômes de ces maladies; le traitement opposé à ces affections, lorsqu'il réussit, fait en même temps cesser ce genre de coliques.

Diarrhée. — La diarrhée est une indisposition plus incommode que sérieuse; elle peut constituer par elle-même une maladie qui, dans ce cas, n'a rien de bien grave; elle peut aussi être l'un des symptômes d'une maladie plus sérieuse de l'appareil digestif. La diarrhée se manifeste souvent pour

diverses causes faciles à éviter; c'est ainsi qu'à toutes les
époques de l'année où règne une température à la fois humide et froide, ceux qui ne prennent pas assez de soin de
préserver leurs pieds du contact de l'humidité par de solides
chaussures sont certains d'être atteints par la diarrhée. Elle
résulte aussi très-souvent, en été, de l'usage immodéré des
fruits imparfaitement mûrs, abus des plus faciles à éviter. Une
diarrhée passagère au printemps, sans douleurs d'entrailles,
sans coliques pénibles et fréquentes, ne doit pas être brusquement arrêtée; on peut la considérer comme une sorte de
purgation naturelle qui, le plus souvent, ne se prolonge pas
au delà de la durée d'une purgation véritable; il ne faut lui
opposer aucune médication, elle cesse d'elle-même après un
jour ou deux de diète et de repos absolu. S'il en résulte une
grande fatigue, en raison de la fréquence des selles accompagnées de coliques, et que la diarrhée ne se termine pas naturellement, on y met fin par quelques remèdes familiers qui,
dans le cas où le but désiré n'est pas atteint, sont exempts de
tout inconvénient. Ceux qui réussissent le plus souvent en
pareil cas sont d'abord les lavements tièdes composés d'une
forte décoction de têtes de pavot, chargée d'assez d'amidon
pour la rendre épaisse et grasse au toucher sans qu'elle cesse
d'être suffisamment liquide; on fait prendre en même temps
au malade un verre d'eau et de vin bien sucré dans lequel on
a délayé une cuillerée à café d'amidon et autant de gomme en
poudre, et s'il a soif pendant la journée, on lui donne pour
boisson une décoction légère de racine de grande consoude
qu'il boit froide, peu sucrée, par demi-verres. La diarrhée
ne résiste pas à l'action de ces moyens du domaine de la
médecine domestique lorsqu'elle n'est qu'un simple dérangement passager des fonctions digestives, qui reprennent
promptement leur marche normale. Si la diarrhée persiste,
surtout si les coliques deviennent de plus en plus fréquentes
et douloureuses, le mal est sérieux, le médecin doit être
appelé.

Les remèdes familiers qu'on vient d'indiquer doivent être
employés sans retard par les femmes atteintes de la diarrhée,

sans symptômes d'autre maladie, tandis qu'elles allaitent un
enfant qui en éprouverait immédiatement le contre-coup, si
le relâchement n'était promptement combattu et arrêté.

Dyssenterie. — Toutes les fois qu'à la suite d'une diarrhée, les selles sont mêlées de sang, c'est que la diarrhée
est dégénérée en dyssenterie ; c'est alors une affection dangereuse, dont il serait imprudent de chercher à triompher
par les seules ressources de la médecine domestique. Il est
nécessaire de mettre bien au courant des soins réclamés par
les malades atteints de la dyssenterie ceux qui peuvent être
appelés à exécuter envers eux les prescriptions du médecin.
La dyssenterie n'est pas une maladie essentiellement contagieuse, dans ce sens que ceux qui approchent et soignent les
malades en proie à cette affection n'en sont pas nécessairement atteints ; néanmoins ils peuvent l'être, et ils ont d'autant plus de chances d'en être épargnés qu'ils ne commettent
pas l'imprudence de s'entasser inutilement dans la chambre
des malades, et de les entourer d'un nombre superflu de
gens dont la présence n'est pas nécessaire au service. Il faut
surtout éviter de déplacer les malades ; s'ils occupent un
local humide, malsain, insuffisamment aéré, il faut dès le
début de la maladie les caser dans une chambre saine, dont
l'atmosphère puisse être souvent renouvelée par une bonne
ventilation, puis les laisser, tant que dure la dyssenterie, dans
un repos absolu. C'est ce qu'on ne fait pas dans plusieurs
parties de la France, où, lorsque éclate une dyssenterie épidémique, les malades sont portés en grand nombre dans des
églises placées sous l'invocation d'un saint qui doit les guérir ; ces églises, par l'entassement des malades et par l'en-
combrement des gens qui les y apportent, deviennent bientôt
des foyers d'infection. Il y a quelques années, une épidémie
de dyssenterie ayant éclaté dans le Brabant, l'église de Saint-
Corneille de Dighem, à huit kilomètres de Bruxelles, fut enva-
hie par des centaines de malades venant y chercher la guérison ; la mortalité prit des proportions telles que, sur les
représentations de l'autorité médicale, l'archevêque de Ma-
lines vint en personne faire fermer l'église de Dighem, qui

ne fut rendue à l'exercice du culte qu'après avoir été purifiée par d'abondantes fumigations de chlore, et blanchie de plusieurs couches de lait de chaux. Cette sage mesure du cardinal-archevêque rendit un double service aux paysans brabançons en proie à la dyssenterie: d'une part, elle les empêcha de venir chercher la mort au lieu de la guérison; de l'autre, elle les obligea à recevoir les secours des médecins, secours qu'ils refusaient précédemment, et qui mirent fin promptement à la dyssenterie épidémique.

On rappelle ici cet exemple, parce qu'il a eu beaucoup de retentissement dans les journaux de médecine; il mérite l'attention sérieuse des curés de paroisses rurales et des propriétaires éclairés qui, sans porter atteinte aux sentiments religieux des habitants des campagnes, doivent les engager, en cas de dyssenterie épidémique, à invoquer, sans sortir de chez eux, les saints dans lesquels ils ont confiance, à ne pas repousser les secours efficaces de la médecine, et surtout à ne pas changer une maladie rarement mortelle, quand elle est bien traitée, en un fléau qui moissonne des milliers de victimes.

La diète absolue, tant que la dyssenterie n'est pas maîtrisée, fait partie du traitement; quand la maladie approche de son terme, la faim se fait vivement sentir; ceux qui soignent les malades doivent être avertis que s'ils cédaient à leurs instances, en leur donnant à manger avant que l'usage des aliments ait été permis par le médecin, ils ne pourraient manquer de leur occasionner une rechute, presque toujours mortelle.

CHAPITRE XIV.

Maladies des organes respiratoires.

Maladies de poitrine. — Soins qui peuvent les prévenir. — Hérédité de ces maladies — Causes qui les produisent le plus souvent. — Eaux minérales. — Climat du Midi. — Rhume. — Comment on s'enrhume en été. — Erreur vulgaire quant aux rhumes négligés. — Moyens familiers à opposer aux rhumes ordinaires. — Toux. — Ses caractères dans diverses maladies de poitrine. — Moyen de la calmer. — Enrouement. — Extinction de voix. — Herbe aux chantres. — Potion des chantres. — Bronchite. — Grippe. — Mal de gorge. — Angine ou esquinancie. — Angine maligne. — Angine de poitrine.

MALADIES DE POITRINE. — Les maladies dont peuvent être frappés les organes qui composent l'appareil respiratoire sont au nombre des plus tristes entre toutes celles qui affligent l'humanité ; ces maladies sont aiguës ou chroniques ; les affections de poitrine, même les plus graves, à l'état aigu, peuvent toujours être traitées avec chance de succès ; leur guérison est beaucoup plus difficile quand elles sont passées à l'état chronique ; dans tous les cas, c'est au médecin seul à tenter de les guérir. Le rôle de la médecine domestique à l'égard des maladies de poitrine consiste avant tout à les prévenir, en écartant les causes qui les font naître ; puis, quand, en dépit de toutes les précautions suggérées par l'hygiène, le mal se déclare, le salut du malade est en grande partie entre les mains de ceux qui l'entourent ; car il dépend surtout d'une exactitude scrupuleuse dans l'exécution des prescriptions du médecin, et dans une attention soutenue à veiller sur le malade qui, n'éprouvant pas de souffrances très-vives, ne se croit pas en danger, et céderait souvent, s'il était livré à lui-même, à la tentation de commettre les plus funestes imprudences. Sans doute, quand une affection grave de la poitrine envahit une organisation naturellement débile ou minée par des maladies antérieures, le rétablissement est très-difficile à obtenir; mais il peut toujours être obtenu, et c'est un devoir rigoureux de prendre, sans en omettre aucune, toutes les m.._res qui contribuent à le rendre possible.

L'hérédité est malheureusement une des causes les plus fréquentes des maladies de poitrine, et l'on sait combien ces maladies sont difficiles à traiter quand elles sont héréditaires. Mais que les malades dont la poitrine est délicate ou même attaquée se le persuadent bien : leur plus dangereux ennemi, c'est le découragement. Il y a des exemples fréquents de gens dont le père et la mère étaient morts de la poitrine, et qui, ayant de naissance les organes respiratoires très-délicats, se sont maintenus en santé par un bon traitement et un bon régime; mais si celui qui souffre de la poitrine se persuade que sa guérison est impossible, il n'y a pas de médication qui puisse le sauver : il est perdu.

Causes qui les produisent le plus souvent. — Les excès de tout genre, particulièrement l'abus des boissons alcooliques, sont une cause fréquente de maladies de poitrine; ces maladies résultent aussi trop souvent d'un chagrin profond et du passage d'un climat chaud sous un climat froid. L'un des moyens les plus puissants et les plus faciles à employer pour combattre les affections de poitrine, dont la médecine peut toujours triompher à leur début, c'est l'égalité de température. Rien ne fatigue plus les organes respiratoires prédisposés à une affection de poitrine que le contact, sans transition, du poumon avec un air tantôt très-chaud, tantôt très-froid. Il faut appliquer à la rigueur aux malades souffrant de la poitrine les préceptes indiqués pour l'enfance (Chap. II), et ne pas perdre de vue cette vérité, que les vêtements les plus chauds n'empêchent pas l'introduction de l'air froid dans le poumon, et que l'air humide et glacé, particulièrement pendant les soirées du printemps et de l'automne, est aussi dangereux à respirer pour ces malades quand ils sont surchargés de vêtements épais qu'il le serait s'ils étaient légèrement vêtus.

Certaines eaux minérales, particulièrement celles de Ba-
gnols et les eaux Bonnes, sont renommées comme très-favorables à la guérison des maladies de poitrine ; il en est de
même du climat de Nice en Piémont, et d'Hyères dans le Var.
Les effets salutaires des eaux minérales et du climat à la fois
très-égal et très-doux des bords de la Méditerranée seraient
encore plus prononcés si les familles ne commettaient le plus
souvent, en dépit des instances du médecin, la faute de ne recourir à ce moyen de salut pour les poitrinaires qu'à la dernière extrémité, quand la terminaison fatale de la maladie ne
peut plus être prévenue. On doit au contraire, si le malade,
au dire du médecin, a besoin de se déplacer et d'aller prendre
les eaux, lui assurer tout le bénéfice de cette partie du traitement en l'appliquant dès le début de la maladie.

Rhume. — L'indisposition légère que presque tout le
monde éprouve chaque année à divers degrés d'intensité
sous le nom de rhume, ne nécessite pas par elle-même l'intervention du médecin ; le repos et quelques boissons adoucissantes suffisent pour la guérison des rhumes ordinaires,
sans complication, qui, chez les individus bien portants, se
guérissent d'eux-mêmes, sans aucune médication. Il ne s'ensuit pas qu'on ne doive prendre aucune précaution pour éviter
de s'enrhumer ; car, lorsqu'un rhume commence, s'il est livré
à lui-même, on ne peut jamais savoir si, en se propageant du
cerveau à la gorge et des bronches à la plèvre, il ne dégé-
nérera pas en catarrhe, en bronchite, en pleurésie ou en
fluxion de poitrine. C'est ce qui, fort heureusement, n'arrive
pas toujours, mais il est bon qu'on soit bien averti que c'est
ce qui peut toujours arriver.

En hiver, la sensation pénible que fait éprouver le froid
avertit suffisamment de la nécessité de se bien couvrir et de
ne point passer, sans se munir d'un bon vêtement supplémentaire, de l'atmosphère d'un appartement bien chauffé
dans l'air glacé du dehors ; les imprudences en cette saison
sont pour ainsi dire volontaires. En été, c'est le contraire,
la fraîcheur, lorsqu'on a très-chaud, fait éprouver pour le
moment une sensation agréable ; mais elle enrhume. Un sa-

vant voyageur, M. Boussingault (de l'Institut), rapporte que, traversant pendant la saison la plus chaude la province de Bogota, dans l'Amérique du Sud, il alla chercher un peu d'ombre sous un hangar dépendant d'une habitation. A peine fut-il descendu de cheval et installé commodément à l'ombre qu'il se sentit saisi de froid ; il s'était enrhumé. Il s'empressa de s'envelopper dans son manteau de voyage ; puis il eut l'idée de consulter son thermomètre ; cet instrument marquait à l'ombre quarante degrés centigrades ; il est vrai qu'il en marquait cinquante-deux au soleil. Une différence subite de douze degrés l'avait enrhumé en lui faisant éprouver la sensation du froid, bien que ce fût le passage d'une température de cinquante-deux degrés à une de quarante. On cite ce fait comme l'un des exemples les plus frappants qui puissent être signalés de la facilité avec laquelle on peut s'enrhumer en été en passant d'une haute température à une autre encore très-chaude, mais inférieure de huit à dix degrés à la première ; il en résulte un temps d'arrêt dans la transpiration ; le rhume s'ensuit inévitablement.

Il est nécessaire de relever ici une erreur très-répandue et dont les conséquences sont souvent funestes. On dit et l'on admet généralement qu'une maladie grave de la poitrine peut résulter d'un rhume négligé ; il n'est pas exact de croire qu'une irritation des organes respiratoires, se reproduisant à de courts intervalles et aboutissant à une affection chronique de la poitrine, est un rhume, et qu'il est possible d'en triompher par les moyens familiers qui mettent fin à un rhume ordinaire. Quand les crises de toux, offrant les apparences de ce qu'on nomme vulgairement un gros rhume, se succèdent à de courts intervalles, ce ne sont point des rhumes ; c'est le début d'une maladie de poitrine ; c'est justement le moment où les soins d'un médecin éclairé peuvent combattre le mal avec succès, et c'est parce que ces rhumes prétendus sont traités par les remèdes du ressort de la médecine domestique, que quand on commence à s'inquiéter et à recourir au médecin, il est souvent trop tard.

On oppose avec succès aux rhumes ordinaires les infusions

chaudes de fleurs de mauve, de violette et de bouillon blanc, et la décoction de racine de grande consoude. Cette dernière tisane, d'un effet prompt et salutaire, ne doit être employée que quand le rhume n'est pas accompagné de constipation, si le malade est en même temps enrhumé et resserré, la tisane de consoude, en s'opposant aux évacuations, augmenterait la toux au lieu de la soulager.

Toux. — Les caractères de la toux changent selon la maladie qui en est la cause; elle est fréquente et sèche dans tous les cas de phthisie plus ou moins avancée; on peut même dire que, dans cette affection dont on guérit difficilement, il est malheureux que la nature particulière de la toux soit si généralement connue; elle permet difficilement aux phthisiques de se faire illusion sur la gravité de leur état. Les quintes violentes et prolongées, avec suffocation et douleur de côté, sans expectoration, accompagnées d'une fièvre intense et continue, sont les signes de la pleurésie. Dans la fluxion de poitrine, la toux, presque aussi fréquente que dans la phthisie, n'affecte pas la forme de quintes, et l'expectoration est abondante. Ce sont là des symptômes dont la garde ou ceux qui entourent le malade ne doivent pas manquer de tenir note pour en informer le médecin; car, dans l'intervalle d'une visite à une autre, les caractères de la maladie, par conséquent ceux de la toux peuvent changer; il est très-important que le médecin sache exactement quand et comment ces modifications dans la marche de l'affection de poitrine se sont manifestées.

Mais il s'en faut de beaucoup que la toux soit constamment le signe d'une maladie des voies respiratoires; il y a des gens très-bien constitués, exempts de tout germe de maladie de poitrine, et chez lesquels la toux, même sous forme de quintes, est habituellement assez fréquente; ils ne doivent pas s'en alarmer, car une toux de cette nature peut se produire dans l'état parfait de santé normale. Chez les personnes d'un tempérament faible, la toux qui accompagne une indisposition dépourvue de gravité en elle-même devient plus nuisible que la maladie qui la produit, en raison des se-

cousses fréquentes qu'elle imprime à des organes dépourvus
de vigueur. Il faut alors, sans autre médication plus énergique, employer, sans en ménager la dose, le sirop et les pastilles de baume de Tolu, lés pâtes de réglisse, de jujubes,
de guimauve et de lichen, et surtout la pâte de thridace, la
plus calmante de toutes. On peut aussi recourir à une ou deux
tasses matin et soir d'une forte infusion de laitue, sucrée avec
du sirop de gomme. La toux cède nécessairement à l'emploi
de ces moyens inoffensifs, quand elle ne provient pas d'une
maladie grave des organes respiratoires ; si ces remèdes
adoucissants n'amènent pas le résultat espéré, c'est que la
cause du mal est sérieuse ; les secours de l'art médical doivent être invoqués sans délai.

Enrouement. — L'enrouement passager n'indique aucune affection, même légère, de l'appareil respiratoire, lorsqu'il est le résultat de la fatigue et qu'il se manifeste parce
qu'on a parlé, lu à haute voix ou chanté plus fort et plus
longtemps que ne le permettent les forces individuelles de
cet appareil. Le repos du larynx fait dans ce cas revenir la
voix comme, après une marche forcée, le repos des jambes
fait revenir la faculté de marcher. Lorsque, sans tenir compte
d'un commencement d'enrouement, on persévère à vouloir fatiguer le larynx outre mesure, l'enrouement devient une extinction de voix. L'érysimum, plante si justement nommée
herbe au chantre, est le remède par excellence contre l'enrouement et l'extinction de voix causés seulement par la lassitude du larynx. L'infusion chaude d'érysimum et de serpolet,
prisé très-sucrée, le matin à jeun et le soir en se couchant,
manque rarement, dans ce cas, de rétablir la voix dans son
état naturel. Les chantres de paroisse préviennent l'enrouement ou le font cesser quand ils en sont atteints en prenant
ce qu'on nomme la potion des chantres, composée d'une tasse
de forte infusion d'érysimum et de serpolet, prise très-chaude,
avec un jaune d'œuf, une cuillerée d'eau-de-vie et un bon
morceau de sucre. Ces moyens familiers sont impuissants
quand l'enrouement ou l'extinction de voix a pour cause
une grave affection de poitrine ; on ne peut, dans ce cas, en

obtenir la guérison qu'avec celle de la maladie qui leur a donné lieu.

Bronchite. — L'inflammation des bronches chez les personnes adultes, sans être jamais dangereuse, affecte souvent, au printemps et en automne. la forme épidémique; elle prend alors le nom vulgaire de grippe. La grippe, à son début, n'est qu'un gros rhume, auquel il ne faut opposer que les remèdes familiers adoucissants indiqués précédemment pour le traitement des rhumes ordinaires. On croit indispensable de faire observer, à cette occasion, que, quand la grippe règne sous sa forme épidémique, ceux qui en sont atteints commettent souvent la faute, d'après les conseils des portières et des gardes-malades, de se gorger de boissons excitantes, dans le but de provoquer une abondante transpiration. Ils transpirent en effet beaucoup; mais les excitants ne peuvent que substituer à une indisposition insignifiante, qui cesserait d'elle-même en se tenant chaudement et en repos sans faire usage d'aucun médicament, une maladie véritable qui, des bronches, se propage au reste de l'appareil respiratoire. Le gonflement des paupières et une grande surabondance de larmes accompagnent fréquemment la bronchite passagère sous forme de grippe; ce gonflement et la rougeur du blanc de l'œil qui en est la suite ne dégénèrent jamais en ophthalmie véritable; il n'y a pas lieu de s'en inquiéter; on peut la faire plus promptement disparaître en dirigeant sur les paupières exactement fermées la vapeur d'une infusion de fleurs de sureau aussi chaude qu'il est possible de la supporter.

Quelquefois, la bronchite est le début d'une grave maladie de poitrine; on en est averti par la fièvre violente dont elle est alors accompagnée, et qui ne survient jamais dans la grippe, ou bronchite passagère épidémique. La bronchite chronique n'est point une maladie de l'âge adulte; elle est, sous le nom de catarrhe, l'une des affections de poitrine les plus fréquentes dans la vieillesse.

Mal de gorge. — Les personnes adultes, surtout lorsqu'elles sont robustes et d'un tempérament sanguin, ne doivent jamais traiter légèrement un mal de gorge qui, même lorsqu'il ne présente au début pas d'autres caractères que ceux d'une simple indisposition, s'il n'est arrêté dans sa marche par des soins judicieux, du domaine de la médecine domestique, peut toujours dégénérer en angine ou esquinancie; maladie grave, dans laquelle très-souvent la vie du malade est compromise. Le sirop de mûres est le véritable antidote d'un mal de gorge qui commence; il faut en prendre fréquemment une cuillerée à café, en le conservant le plus longtemps possible dans la bouche, et l'avaler très-lentement. On l'emploie en même temps, mêlé par parties égales à une forte infusion de feuilles de ronces, sous forme de gargarismes. Si le mal de gorge est accompagné d'altération, la soif peut être apaisée avec une légère infusion de feuilles d'aigremoine, à laquelle on ajoute du sirop de mûres, de groseilles ou de framboises; le sirop de mûres est celui qui agit le plus efficacement. Ces remèdes familiers ne font pas cesser le mal de gorge quand il est le début d'une esquinancie; s'il arrive que, dans ce cas, le malade soit éloigné des secours de la médecine, et qu'il ne soit pas d'une constitution tellement débile que toute émission sanguine soit contre-indiquée d'une manière absolue, il ne faut pas attendre le médecin pour appliquer de deux à quatre sangsues de chaque côté de la gorge. Jamais il n'y a de danger à laisser les piqûres de ces sangsues saigner très-abondamment; sans cette mesure de précaution, le médecin, pour peu qu'il tarde à venir, peut très-bien arriver trop tard.

Angine ou esquinancie. — L'angine peut être simple, c'est-à-dire exempte de toute complication et même de fièvre; les médecins la nomment alors angine bénigne; elle peut aussi être compliquée de graves accidents qui mettent la vie en danger; c'est alors l'angine maligne ou angine couenneuse des médecins, plus connue sous son nom vulgaire d'esquinancie

L'angine bénigne n'exige pas d'autres soins que ceux qui viennent d'être indiqués pour un simple mal de gorge, car ce n'est pas autre chose, et s'il ne survient ni forte fièvre, ni grande difficulté d'avaler et de respirer, une ou deux vi-

8

sites suffisent, moins pour éloigner le danger que pour s'assurer qu'il n'existe pas.

Angine maligne. — L'angine maligne offre presque dès
le début des caractères tellement différents, qu'il n'y a pas
moyen de s'y tromper. La gorge se gonfle à l'intérieur et à
l'extérieur; la respiration est pénible, la déglutition est impossible; l'état de souffrance est tel, que le malade tombe
dans un abattement complet et désespère de sa guérison,
même lorsqu'il doit en revenir. Cette maladie dangereuse,
sauf un peu moins de rapidité dans sa marche, ce qui laisse
au médecin le temps d'agir, est pour les adultes ce que le
croup est pour les enfants. La médecine domestique n'a point
à intervenir dans le traitement de l'angine maligne; les bains
de pieds et les synapismes aux jambes, dès le début de la
maladie, peuvent procurer au malade un peu de soulagement
et retarder les progrès du mal, en attendant le médecin, quand
il n'est pas possible d'obtenir immédiatement son secours.
Il faut aussi, dans le cas où le malade est resserré, lui faire
prendre un demi-lavement à l'eau de son, avec une cuillerée
d'huile pour obtenir une évacuation; la constipation, au moment où éclate une angine maligne, rendrait la situation du
malade encore plus grave. Le reste est l'affaire du médecin,
qui a besoin de faire usage de tout son savoir pour sauver le
malade. Il est prudent, pour les personnes dont les organes
respiratoires sont plus ou moins délicats, de s'éloigner des
localités où règne l'angine maligne sous forme épidémique,
bien que cette maladie dangereuse ne soit pas nécessairement contagieuse.

Angine de poitrine. — L'affection qu'on nomme angine
de poitrine est un accident plutôt qu'une maladie. Pendant
une marche forcée, ou bien tandis qu'on se livre à un exercice violent qui exige une grande dépense de forces, il arrive
assez souvent qu'on est pris d'une douleur aiguë au côté, douleur qui coupe la respiration et fait même perdre connaissance. Les accidents de ce genre sont plus effrayants que
réellement dangereux; on les fait cesser par le repos et quelques gorgées d'eau de fleurs d'oranger mêlée d'eau fraîche

par parties égales, et légèrement sucrée; on y peut ajouter,
lorsqu'on en a sous la main, quelques gouttes de liqueur
d'Hoffmann. Dans tous les cas, le repos seul et un peu d'eau
fraiche feraient cesser la syncope, et l'angine de poitrine ne
laisserait pas après elle de traces fâcheuses de son passage.
Ceux qui ont déjà éprouvé des atteintes de ce mal subit doivent éviter de trop hâter le pas en montant une pente rapide,
et de se livrer avec trop d'ardeur à des travaux trop fatigants.

CHAPITRE XV.

Maladies des organes respiratoires. — Suite.

Fluxion de poitrine ou pneumonie. — Professions dont l'exercice y prédispose. — Causes qui la rendent fréquente chez les dames du grand monde. — Pleurésie. — Caractères qui la distinguent de la pneumonie. — Pleurésie aiguë — Pleurésie chronique. — Phthisie pulmonaire. — Ses causes les plus fréquentes. — Gelée de lichen. — Sirop de velar ou d'érysimum — Sirop de mou de veau. — Phthisie laryngée. — Ses caractères. — Ses chances de guérison. — Hémoptysie ou crachement de sang. — Hémathémèse. — Marasme ou consomption. — Moyens de le combattre. — Distractions. — Musique. — Voyages. — Régime alimentaire.

Fluxion de poitrine. — Une fluxion de poitrine est toujours une maladie très-grave, plus commune chez l'homme que chez la femme, et inévitablement mortelle en sept ou huit jours quand elle n'est pas combattue dès son début par les soins d'un habile médecin ; le traitement, bien conduit, dure environ trois semaines ; le danger n'est entièrement passé qu'après le vingtième jour, depuis que la fluxion de poitrine, nommée pneumonie par les médecins, a fait invasion. Cette maladie ne sévit jamais qu'à l'état aigu ; elle est surtout commune chez les hommes d'un tempérament sanguin, à la fin de l'hiver, lorsqu'à un hiver doux succèdent des froids tardifs très-prolongés, et que la température des mois de mars et d'avril est en même temps froide et humide. Parmi les gens du monde, les avocats, les professeurs et les ecclésiastiques qui prêchent trop longtemps et trop souvent, sont les plus exposés aux fluxions de poitrine en toute saison ; dans les classes laborieuses, ceux qui exercent des professions très-fatigantes, comme les boulangers et ceux qui travaillent en plein air, supportant les intempéries des saisons comme les couvreurs, les charpentiers, les tailleurs de pierres et les maçons succombent plus fréquemment que les autres aux atteintes de la pneumonie. On ne peut trop engager les entrepreneurs et les chefs d'ateliers à user de leur influence sur les ouvriers de ces professions pour empêcher qu'après avoir mangé, pendant leur repos du milieu du jour, ils ne dorment imprudemment, comme ils le font si souvent, sur la terre humide, exposés à des courants d'air frais en été, alors qu'ils sont encore en transpiration ; au réveil, la fièvre les saisit et la pneumonie se déclare. Sans doute, il n'est pas possible d'interdire aux travailleurs harassés de fatigue le sommeil du milieu du jour si nécessaire à la réparation de leurs forces ; mais c'est un devoir pour ceux qui les emploient de veiller à ce qu'ils puissent toujours prendre ce sommeil dans un lieu sec et abrité, où ils ne risquent pas de contracter une pneumonie. La négligence à cet égard est d'autant plus impardonnable que, pour satisfaire à cette loi de l'hygiène envers leurs ouvriers, il n'en coûterait absolument rien aux entrepreneurs.

Chez les jeunes filles et les jeunes femmes du grand monde, la pneumonie exerce tous les ans de cruels ravages pendant la saison des bals, soit parce qu'elles se livrent avec trop d'ardeur à l'exercice de la danse, le plaisir les empêchant de faire attention à la fatigue qui excède leurs forces, soit parce qu'en sortant du bal elles ne prennent pas toutes les précautions nécessaires pour se préserver de l'action funeste du froid, tandis qu'elles sont en transpiration.

Dès que la toux avec fièvre et expectoration fréquente est suivie de vive douleur au côté, il y a pneumonie déclarée ; il ne faut plus essayer de combattre le mal par des remèdes familiers, comme on a pu le faire tant qu'on a cru seulement à l'existence d'un gros rhume, ou même d'une bronchite aiguë ; le médecin doit être appelé. Ceux qui entourent le malade ne doivent pas perdre de vue que, quand le danger semble passé, et que le mieux, résultant de l'application d'un traitement régulier, se soutient, la moindre imprudence, notamment la plus légère infraction à la diète prescrite par le médecin, peut amener une rechute mortelle.

Pleurésie. — On a décrit précédemment (Chap. XIV) les

caractères particuliers de la toux chez les malades atteints de
pleurésie, caractères faciles à reconnaître et qui diffèrent
essentiellement de ceux de la toux dans la pneumonie ou
fluxion de poitrine. Ces deux affections sont en outre aisément
distinguées l'une de l'autre par des symptômes dont le plus
prononcé est la persistance et l'intensité du point de côté.
Dans la pneumonie, la douleur de côté est moins vive; elle
ne survient que quand le mal est dans toute sa force; elle ne
rend pas la respiration excessivement difficile; dans la pleurésie, le point de côté précède l'invasion de tous les autres
symptômes; il rend la respiration non-seulement pénible,
mais presque impossible, et c'est ce qui fait qu'on souffre
beaucoup plus d'une pleurésie que d'une fluxion de poitrine.
Cette maladie est toujours beaucoup trop grave pour qu'on
puisse tenter de lui opposer les remèdes familiers du domaine
de la médecine domestique. Il est utile d'insister sur les causes
qui la produisent le plus fréquemment.

Pleurésie aiguë. — La pleurésie n'est pas, comme la
fluxion de poitrine, une maladie toujours aiguë; elle peut
être aiguë ou chronique; elle est presque toujours chronique
lorsqu'elle survient comme complication à la suite d'une autre
maladie. Les causes qui donnent lieu à l'invasion de la pleurésie aiguë sont en première ligne celles qui ont été signalées
comme pouvant occasionner la pneumonie; elle résulte aussi
très-souvent d'une lésion du poumon par suite de coups, de
blessures ou de chocs accidentels. Une chute grave, dans
laquelle une côte est luxée ou fracturée, est presque inévitablement suivie d'une attaque de pleurésie aiguë; le mal étant
prévu, il ne faut pas attendre qu'il ait fait irruption pour
mettre le blessé entre les mains d'un médecin expérimenté
qui, s'il ne lui est pas possible d'empêcher la pleurésie de se
déclarer, est en pareille circonstance parfaitement en mesure
d'en prévenir les conséquences fâcheuses. La pleurésie, bien
qu'elle impose aux malades des souffrances plus vives que la
fluxion de poitrine, n'est pas tout à fait aussi dangereuse que
cette dernière maladie; elle a beaucoup plus souvent une
terminaison heureuse, surtout quand elle se manifeste à l'état

aigu, pour une cause bien connue, chez un individu bien
constitué, précédemment bien portant, et qu'il ne survient
pas de complication. Sa guérison, sans être impossible, devient
beaucoup plus difficile quand elle survient comme complication à la fin d'une bronchite aiguë ou d'une pneumonie qui
change alors de caractère au moment où le médecin voit le
malade sur le point d'entrer en convalescence. C'est alors que
le malade a besoin des soins les plus assidus de jour et de nuit,
car la moindre négligence peut tout perdre.

Pleurésie chronique. — Quand la pleurésie, après avoir
débuté sous sa forme aiguë, s'établit sous sa forme chronique,
les caractères de la toux, ceux de la fièvre, du point de côté
et de l'oppression ou gêne dans l'acte de la respiration, restent les mêmes, mais avec un moindre degré d'intensité. Le
malade reste alors dans un état stationnaire qui peut se prolonger pendant un temps très-long, sans cependant amener de
terminaison forcément fatale. Le malade ne doit plus, dans la
pleurésie devenue chronique, être soumis à la diète rigoureuse
qui fait partie obligée du traitement de la pleurésie aiguë ; les
aliments légers lui sont non-seulement permis, mais ordonnés,
et, s'il n'est pas trop souffrant pour ne pouvoir supporter le
transport, le séjour à la campagne peut déterminer en lui un
changement salutaire ; dès qu'il peut marcher, ne fût-ce que
dans sa chambre, il est nécessaire de lui faire prendre un peu
d'exercice. Tant qu'il ne dort pas, il ne doit jamais rester
seul. A la suite d'une pleurésie chronique, dont la guérison
se fait trop longtemps espérer, le malade tombe souvent dans
un abattement moral qui peut lui être funeste, et dont ceux
qui l'entourent doivent chercher à le tirer en mettant en usage
tous les moyens de distraction que son état peut comporter.

Phthisie pulmonaire. — Bien des volumes ont été
écrits, bien des expériences ont été tentées depuis Hippocrate
jusqu'à nos jours dans le but de chercher un remède contre la
phthisie pulmonaire, la plus implacable des maladies qui ont
pour siége l'appareil respiratoire ; ce remède n'a pas été
trouvé, et il n'est pas téméraire d'affirmer qu'il ne peut l'être.
En effet, quand il y a réellement phthisie pulmonaire bien

caractérisée, quand la désorganisation du poumon est commencée, il n'est pas plus possible au médecin de rétablir l'appareil respiratoire dans son état normal, qu'il n'est possible de restituer à une main une phalange d'un doigt détruite par la gangrène à la suite d'un panaris.

Il est presque superflu d'énumérer les causes qui donnent lieu à la phthisie pulmonaire, tant ces causes sont connues de tout le monde; ce qui n'empêche pas des milliers de gens de toute condition de ne rien négliger de ce qui peut développer en eux les germes de cette affreuse maladie. C'est presqu'un avantage, pour les gens dont la poitrine est naturellement délicate, d'éprouver quelquefois les atteintes d'affections de poitrine qui, sans compromettre sérieusement leur santé, leur inspirent des craintes salutaires pour l'avenir, craintes que le médecin et ceux qui entourent le malade sont très-excusables d'exagérer un peu, dans le but d'empêcher le retour des écarts qui peuvent mettre sur le grand chemin de la phthisie pulmonaire. Ce qu'il importe le plus, et ce que ne font pas toujours ceux qui ont une certaine autorité sur les malades, c'est de les confier à un médecin expérimenté, non pas quand la phthisie pulmonaire est déclarée, mais tout aussitôt qu'il y a lieu d'en redouter les atteintes; car, alors, il y a presque toujours espoir de guérison radicale, espoir qui s'évanouit quand la maladie est déclarée. Autant il peut être utile d'effrayer ceux qui ont la poitrine délicate en leur laissant entrevoir la possibilité de devenir poitrinaires, afin qu'ils évitent tout ce qui peut conduire à ce résultat fatal, autant il est tout à la fois imprudent et inhumain de ne pas mettre tout en œuvre pour rassurer ceux qui, même par leur faute, sont atteints de phthisie pulmonaire; les laisser dans ce cas s'abandonner à la crainte et au désespoir, c'est leur ôter ce qui peut leur rester encore de chances de salut.

La phthisie pulmonaire met un temps souvent très-long à miner les constitutions primitivement robustes; elle n'agit même quelquefois que très-lentement sur les constitutions frêles en apparence; c'est le devoir de ceux qui soignent les

malades, alors qu'il ne reste plus aucun espoir de les conserver, d'employer tous les remèdes familiers propres à
rendre la toux moins fréquente, l'irritation de la poitrine
moins pénible, enfin à diminuer très-sensiblement les souffrances d'un mal que l'art médical est impuissant à guérir.
On croit devoir donner la recettte de quelques-unes de ces
préparations, non pas de celles qui, comme la pâte de thridace, la pâte de lichen et les autres pâtes pectorales, ne peuvent être bien faites que par les pharmaciens, mais de celles
qui sont assez simples pour ne pas dépasser la capacité d'une
ménagère sachant faire passablement les confitures. Il est
bon de faire observer que ces préparations ne sont pas seulement utiles aux phthisiques, mais qu'elles sont aussi d'un
grand secours contre les gros rhumes, les bronchites et la
toux opiniâtre qui sert d'escorte aux autres affections de
poitrine.

Gelée de lichen. — Il faut d'abord apporter un soin
tout particulier à éplucher le lichen qui contient assez souvent des brins de mousse d'une amertume très-prononcée.
On met ensuite le lichen dans l'eau froide sur un feu vif, et
on lui laisse prendre rapidement quelques bouillons; il est
alors jeté sur une passoire, égoutté sans être pressé, et remis
sur le feu dans de nouvelle eau; la proportion est d'un litre
d'eau pour 60 grammes de lichen pesé sec. En le faisant préalablement blanchir, on lui a fait perdre la plus grande partie
de son principe amer. La seconde cuisson du lichen blanchi
doit durer une heure et demie à deux heures sur un feu
doux; le liquide doit se trouver réduit au moins de moitié;
on le passe au travers d'un gros linge en le pressant fortement. La décoction se prend en gelée par le refroidissement.
La gelée de lichen doit être prise mêlée par parties égales à du
lait chaud bien sucré. Cette gelée étant à la fois très-adou-
cissante et très-nourrissante, le malade, s'il n'est pas à la
diète, ne doit pas prendre d'aliments avant qu'il se soit écoulé
une heure, afin que la digestion du lichen soit bien achevée.

Sirop d'érysimum ou de vélar. — On prépare comme
du thé une très-forte infusion d'érysimum et de serpolet par

parties égales; le serpolet doit être choisi en pleine fleur; l'érysimum doit avoir plus de feuilles que de fleurs, ses propriétés résidant particulièrement dans ses feuilles. On verse l'infusion bouillante sur de beau sucre blanc, dans la proportion d'un kilogramme pour un litre d'infusion; le sucre doit être cassé en morceaux assez petits pour qu'il fonde promptement; dès qu'il est fondu, on laisse prendre au sirop un seul bouillon; puis il est retiré du feu, écumé au besoin, et mis en bouteilles après complet refroidissement; les bouteilles doivent être conservées, bien bouchées, dans un lieu frais. La dose est de deux cuillerées le matin, deux à midi et deux le soir; on peut, en outre, s'il survient des accès de toux persistante, en donner une cuillerée à café, soit dans le courant de la journée, soit pendant la nuit.

Sirop de mou de veau. — On coupe par morceaux, avec une paire de ciseaux, 500 grammes de mou de veau très-frais, comme on couperait du mou pour le distribuer à des chats. Cette quantité est mise dans une marmite avec deux litres d'eau, sans sel ni assaisonnement quelconque, et cuite pendant 4 à 5 heures, comme un pot au feu, avec le soin de remplir la marmite quand le bouillon est trop réduit; il ne doit en rester définitivement qu'un litre auquel on ajoute un kilogramme de sucre blond, préférable au sucre blanc pour ce genre de sirop. La clarification se fait comme celle de tout autre sirop; mais le bouillon de mou de veau étant toujours très-trouble, il faut de quatre à six blancs d'œufs pour en bien clarifier un litre. Ce sirop, quelques précautions qu'on prenne pour le conserver, fermente très-facilement et perd par la fermentation toutes ses propriétés utiles; on ne doit, pour cette raison, en préparer, surtout en été, qu'une petite quantité à la fois. On le donne à la même dose et de la même manière que le sirop d'érysimum.

Phthisie laryngée. — La terminaison de ce genre de phthisie est assez souvent heureuse, bien qu'elle offre les mêmes symptômes de dépérissement lent et graduel si désespérants pour ceux qui entourent les phthisiques et sont chargés d'en prendre soin. La phthisie laryngée, presque tou-

jours précédée ou accompagnée d'extinction de voix complète
ou partielle, est causée principalement par des fatigues ex-
cessives imposées aux organes de la voix, soit par le chant,
soit par la parole, elle est fréquente en pareil cas et pour
ainsi dire inévitable chez les personnes d'une constitution
délicate, lorsqu'elles commettent la faute d'embrasser des
professions qui imposent trop de fatigue à ces organes.
Comme la phthisie pulmonaire, la phthisie laryngée ne peut
être bien traitée que par un médecin très-exercé; encore lui
laisse-t-elle souvent bien peu de chances de succès. On oppose aux souffrances causées par cette maladie les mêmes
médicaments inoffensifs et adoucissants indiqués pour soulager la phthisie pulmonaire.

Hémoptysie ou crachement de sang. — Toutes les
fois que les crachats sont mêlés d'une petite quantité de
sang, il y a ce que les médecins nomment hémoptysie ou
crachement de sang. Il n'y a pas lieu de s'en alarmer outre
mesure quand les accidents de ce genre sont passagers, qu'ils
se reproduisent seulement le soir et le matin sans reparaître
dans la journée, et qu'ils ont pour cause bien connue des
excès, des écarts de régime ou des fatigues extraordinaires.
Le repos et le retour à une vie réglée font cesser ce genre
de crachement de sang, auquel il suffit d'opposer l'usage,
pendant quelques jours, d'une forte décoction de racine de
grande consoude. Si le mal cède à ces moyens du ressort de
la médecine familière, et que d'ailleurs le malade n'éprouve
aucun autre symptôme d'une autre affection grave de la poitrine, il est toujours prudent de consulter le médecin, par
simple mesure de précaution; mais, le plus souvent, il n'a
rien de plus à prescrire.

Il en est autrement quand le crachement de sang est abondant, qu'il continue toute la journée, et qu'il survient comme
complication pendant le traitement d'une maladie aiguë ou
chronique des voies respiratoires. S'il y a vomissement de
sang, ce que les médecins nomment hémathémèse, la mort
peut s'ensuivre immédiatement, et, dans tous les cas, les
jours du malade sont gravement compromis. Il faut appeler

au plus vite le médecin, et pour peu qu'il tarde à venir, faire
asseoir le malade sur son lit, mieux sur une chaise longue quand
il n'est pas trop faible, lui interdire la parole et le mouvement,
et lui faire boire par petites gorgées de l'eau très-froide, s'il
se peut mêlée de quelques fragments de glace. On gagne
ainsi du temps sans laisser faire au mal des progrès qui le
rendraient sans remède; c'est ensuite au médecin à prescrire
ce qui peut sauver le malade. Il faut surtout, en présence de
ces accidents effrayants, que ceux qui entourent le malade ne
se troublent pas, qu'ils ne laissent paraître aucune frayeur
exagérée, et qu'ils aient grand soin de lui prodiguer les
adoucissants, surtout les pâtes pectorales et le sirop de violettes ou de baume de Tolu, afin de rendre le moins fréquentes possible les quintes de toux qui, en cas de crachement de sang ou d'hémathémèse, sont également douloureuses
et dangereuses, et peuvent occasionner la mort instantanée
du malade, avant qu'il ait pu recevoir les secours de la médecine.

Marasme. — On fait ici mention du marasme, bien qu'il
ne constitue pas par lui-même une maladie distincte et bien
caractérisée, parce qu'il touche de très-près à la phthisie.
C'est un état de langueur et d'abattement moral, d'indifférence
absolue sur toute chose, de maigreur poussée à ses extrêmes
limites, sans complication d'aliénation mentale. Le marasme
survient très-fréquemment à la suite des maladies de poitrine; dans ce cas, il paralyse tous les efforts du médecin,
au moment même où il croit avoir vaincu le mal, après un
traitément régulier. Les gens du monde ont donné au marasme le nom de consomption; cette expression est fort juste:
lorsqu'un homme est menacé d'une phthisie soit pulmonaire,
soit laryngée, et que le médecin a su, à force d'habileté, en
faire complétement disparaître les symptômes, s'il arrive que,
par découragement et faute de savoir prendre assez d'empire
sur lui-même, il tombe dans le marasme, on peut dire avec
vérité qu'il se consume lui-même, pour ainsi dire, volontairement. Contre un mal de cette nature, qui n'en est pas un
dans le vrai sens médical de ce terme, tous les efforts de la

médecine viennent nécessairement échouer. Aussi, le traitement doit-il agir beaucoup plus sur le moral que sur le physique; s'il est bien conduit dans cette direction, il réussit
assez souvent, et c'est pourquoi l'on voit revenir à la santé,
après une maladie chronique de poitrine, bien des malades
abandonnés des médecins. Le médecin, en effet, ne peut que
se retirer, sentant son impuissance, lorsque, certain d'avoir
combattu la maladie et d'en avoir triomphé, il voit le malade, faute d'énergie morale, tomber dans un état de marasme
contre lequel l'art médical ne peut absolument rien sans
l'aide du malade lui-même.

La meilleure chance de salut qu'il soit possible de donner
à un malade guéri d'une affection chronique des voies respiratoires, mais tombé par découragement dans le marasme,
c'est de chercher à éveiller en lui un goût quelconque, de
nature à le faire sortir malgré lui de son apathie mortelle,
celui de la musique, par exemple, si puissante sur le système nerveux. On peut essayer aussi des voyages, et procurer aux malades en consomption la société de gens aimables,
d'un caractère sociable, enclins à une gaieté douce, qui ne
contraste pas trop vivement avec la mélancolie profonde,
compagne habituelle du marasme. Si l'on réussit à moitié,
qu'on voie renaître chez le malade un peu d'animation et de
reprise à la vie, il faut seconder cette crise par le séjour dans
un lieu très-aéré, plutôt élevé que bas, plutôt sec que trop
humide, et par une alimentation peu abondante, mais très-
fortifiante, soutenue d'une dose modérée de vin vieux, et par
beaucoup d'exercice, soit à pied, soit en voiture, si la faiblesse du malade ne lui permet pas de marcher. Toutes ces
indications sont d'autant plus faciles à suivre que le marasme
est un mal de gens riches. Les pauvres gens, dès qu'ils sont
réellement guéris d'une maladie grave de la poitrine, se sentent trop heureux de ne plus éprouver de mal; ils sont
trop pressés, tant pour eux que pour les autres, de rentrer
au plus vite dans la vie active; ils n'ont pas le temps de tomber dans le marasme.

CHAPITRE XVI.

Maladies du cœur.

Maladies du cœur. — Causes les plus fréquentes de ces maladies. — Causes morales. — Mesures à prendre pour les écarter. — Causes physiques. — Danger des exercices violents. — Professions incompatibles avec une affection du cœur. — Hypertrophie du cœur. — Obstacles au traitement. — Anévrisme au cœur. — Causes qui déterminent sa rupture. — Fréquence des pulsations. — Ce qu'il faut éviter pour retarder la rupture d'un anévrisme au cœur. — Traitement de cette maladie. — Comment on doit seconder le médecin. — Régime alimentaire. — Inconvénient des déplacements. — Danger réel des craintes exagérées.

Les maladies dont le cœur est le siége ont longtemps passé pour incurables; les travaux de plusieurs habiles praticiens de nos jours, spécialement ceux du docteur Bouillaud, ont démontré que pour ces maladies comme pour une foule d'autres, il ne faut pas se hâter de déclarer la guérison impossible; elle peut assez souvent résulter de l'application d'un traitement rationnel; elle n'est presque jamais spontanée, c'est-à-dire que les maladies du cœur, abandonnées à leur cours naturel, sans faire subir au malade aucune espèce de traitement, ont presque toujours une terminaison fatale. Quand cette terminaison ne peut pas être évitée, elle peut toujours être éloignée; le médecin peut prolonger l'existence du malade et le maintenir dans un état qui, sans être celui de parfaite santé, est très-supportable, et permet de remplir toutes les obligations de la vie sociale.

Causes principales des maladies du cœur. — Si le traitement des maladies du cœur appartient exclusivement à la médecine professionnelle et ne peut être confié avec chance de succès qu'à un très-habile praticien, il n'en est pas de même des causes qui donnent le plus souvent naissance à ces

maladies; ces causes, qu'il importe de bien connaître, ne sont
pas toutes en dehors de la médecine domestique; il en est au
contraire qu'il est facile d'éviter par de simples précautions
hygiéniques.

Causes morales. — Les causes les plus fréquentes des
maladies du cœur sont, en première ligne, la souffrance morale; cette cause les fait naître à tout âge, excepté chez les
vieillards. Il est assurément, dans l'âge adulte, des peines
prolongées, spécialement les regrets causés par la perte de
ceux qui nous sont chers, peines contre lesquelles viennent
échouer et les soins de l'hygiène et les conseils de la raison.
Il en est d'autres, d'un caractère moins grave en apparence,
et dont, par rapport aux maladies du cœur, le résultat est
exactement le même. C'est ainsi particulièrement que ceux
qui tombent dans un état de tristesse habituelle parce qu'ils
sont dans la nécessité de vivre avec des gens maussades, impérieux, tracassiers, insupportables, succombent pour la
plupart à des affections du cœur. Dans ce cas, le remède est
parfaitement indiqué, bien que malheureusement il ne soit
pas toujours applicable, c'est de s'éloigner de ceux qui s'appliquent à convertir en un long supplice l'existence de tous
ceux qui les entourent. Quand il n'est pas possible de prendre
ce parti, on doit s'armer de beaucoup de patience et d'indifférence surtout. Il y a des gens méchants qui renoncent à
vous tourmenter quand ils reconnaissent que leurs tracasse-
ries n'ont plus de prise sur vous, et que vous avez cessé d'y
faire attention.

Causes physiques. — Les causes physiques qui peuvent
faire naître les maladies du cœur sont plus faciles à écarter
d'une manière absolue que les causes morales; celles-ci dépendent en effet beaucoup plus de la volonté d'autrui et du
cours des événements de la vie que de la volonté de celui
qui en ressent l'influence. La fatigue excessive est la principale des causes physiques qui déterminent les maladies du
cœur. On a déjà recommandé (chap. V) de ne point imposer
aux enfants d'une constitution délicate des exercices gymnastiques trop violents et trop prolongés; l'excès de fatigue,

c'est-à-dire toute dépense de force corporelle qui dépasse le
degré de vigueur individuelle de chacun, engendre souvent
de graves affections du cœur à tout âge, mais plus particulièrement pendant la première période de l'âge adulte. Ces
maladies sont fréquemment le partage, parmi les classes laborieuses, de ceux qui, comme les boulangers et les blanchisseuses, fatiguent à la fois les jambes en travaillant debout,
les bras par un travail pénible et assidu, et les muscles pectoraux par la nature spéciale de leur travail. A Paris, beaucoup de boulangers et de blanchisseuses succombent tous les
ans, dans les hôpitaux, à des maladies du cœur. Ces maladies
n'atteignent presque jamais les forts de la halle et les porte-
faix, par cela seul que leurs fatigues, tout aussi rudes, sont
plus courtes et supportées seulement par intervalles, et que
leur besogne n'exige pas une action continue des bras, avec
une réaction pénible sur les muscles de la poitrine. Ceux
qui éprouvent fréquemment de fortes palpitations, dont le
pouls est habituellement très-accéléré et la respiration plus
ou moins gênée par intervalles, peuvent se tenir pour avertis
qu'ils sont sous la menace sérieuse d'une maladie du cœur;
ils doivent, autant que la chose est en leur pouvoir, faire
choix d'une profession ou d'un genre d'occupations qui ne
les oblige pas à des travaux de nature à développer ce genre
de maladie.

Hypertrophie du cœur. — On donne le nom d'hypertrophie à un accroissement anormal du volume du cœur,
grossissement qui, par lui-même, n'est pas précisément une
maladie; ce grossissement peut exister, et il existe, en effet,
chez une foule d'individus des deux sexes qui n'en sont pas
même légèrement indisposés. Tant que le grossissement ou
hypertrophie de cœur reste stationnaire, et que d'ailleurs
celui chez lequel il existe est d'un bon tempérament et soumis
à un bon régime, c'est à peine s'il en résulte pour lui de
temps à autre un léger sentiment de gêne, ce que, dans le
langage ordinaire, on nomme avec raison un serrement de
cœur, accompagné d'une tristesse involontaire, dont un effort
de volonté triomphe aisément. Mais il arrive trop souvent que

l'hypertrophie est progressive, et, dans ce cas, le médecin qui s'en aperçoit peut se trouver fort embarrassé pour la combattre. Il est assez naturel à un malade qui ne souffre pas, qui ne se sent pas même indisposé, de se croire très-bien portant et de tourner en raillerie les prescriptions de la médecine, jusqu'au moment où, forcé par l'évidence de reconnaître toute la gravité de sa situation, il finit par avoir recours aux soins du médecin et par réclamer son assistance, alors que celui-ci ne peut presque plus rien pour le secourir. Quand le médecin constate, sans en rien dire, l'existence d'une hypertrophie progressive du cœur, et qu'il a affaire à un malade convaincu qu'il est en parfaite santé, disposé par conséquent à ne tenir aucun compte de ses avis, il doit, s'il croit possible d'arrêter la maladie ou de la contenir, confier avec ménagement ses appréhensions à quelqu'un de l'entourage du malade, et c'est ce qu'il ne manque pas de faire en pareille circonstance. Celui qui a reçu une confidence de cette nature de la part du médecin doit, sans alarmer le malade hors de propos, chercher néanmoins à lui faire comprendre la nécessité de se soumettre à un traitement régulier, pour échapper à une maladie imminente.

Anévrisme. — Il serait à la fois inutile et dangereux de décrire physiologiquement les caractères de l'anévrisme au cœur et les symptômes de cette maladie; ce serait faire croire à une foule de gens parfaitement exempts de toute affection de cette nature qu'ils en sont atteints, ce qui aurait pour résultat de les rendre très-malheureux. On sait que l'anévrisme est une sorte de poche qui augmente progressivement de volume et dont la rupture produit un épanchement nécessairement mortel; on sait aussi que sur vingt cas de mort subite, neuf proviennent d'apoplexie foudroyante, neuf de rupture d'anévrisme au cœur, et deux seulement de causes diverses. On doit cependant en dire assez à ce sujet pour que soit ceux qui souffrent d'un anévrisme au cœur, sans en être prévenus, soit ceux qui les entourent et en prennent soin, soient mis à même de ne négliger aucune des mesures de précaution réclamées pour retarder la rupture de l'anévrisme, et écarter, autant que cela peut dépendre de la prudence humaine, les chances de mort subite.

La rupture de l'anévrisme au cœur n'aurait presque jamais lieu sans l'amincissement de sa paroi, produit par le frottement continu du cœur atteint d'anévrisme contre les parties internes qui l'avoisinent. Quand le cœur est sain et dans son état normal. le battement est libre et il n'y a pas de frottement ; quand l'anévrisme en a sensiblement accru le volume, il y a frottement, par conséquent usure de part et d'autre, et c'est toujours cette usure qui finit par amener la rupture. Elle est d'autant plus prompte que les battements du cœur sont plus accélérés ; car, à chaque battement, le frottement se répète inévitablement. Chez un adulte bien portant, le nombre normal des battements du cœur est de vingt-six millions environ par an ; l'état maladif accroît sensiblement ce nombre ; il est au pouvoir du médecin qui combat les progrès d'un anévrisme au cœur de diminuer plus ou moins le nombre des battements, de retarder par conséquent l'usure par le frottement interne, et d'éloigner la terminaison fatale. Quand le traitement réussit, il n'y a pas guérison complète, dans ce sens que l'anévrisme ne cesse pas d'exister ; mais, s'il y a peu de souffrance, liberté d'esprit, accomplissement régulier des fonctions des principaux appareils organiques, et réduction à leur minimum possible des chances de mort subite, cela peut passer pour une guérison, surtout quand l'existence de l'anévrisme n'a été reconnue que lorsqu'il était à un état déjà fort avancé, et que le médecin a été appelé très-tard, comme il l'est presque toujours en pareil cas. C'est pour arriver à ce résultat, équivalent pour le malade à une véritable guérison, que le médecin a besoin d'être secondé par l'entourage du malade et par le malade lui-même. La première chose qu'il doit éviter avec le plus grand soin, et que les autres doivent également s'appliquer à lui épargner, c'est tout ce qui peut produire en lui les émotions vives, non-seulement celles de la colère et les autres émotions pénibles, mais aussi celles de la joie, d'une heureuse nouvelle donnée sans préparation, qui peut, pour une personne atteinte d'un anévrisme au cœur, être tout aussi funeste que l'annonce d'un grand malheur inattendu.

Un homme d'esprit a dit pour caractériser le bonheur indépendant de la richesse : « Le bien ne fait pas rire ; le rire fait du bien. » Cela n'est pas exact à l'égard des gens qui souffrent d'un anévrisme. La tristesse et l'abattement peuvent leur faire autant de tort que dans toute autre maladie, et comme ils n'éprouvent jamais de très-vives souffrances, il est bon et il n'est pas difficile de faire régner autour d'eux une gaieté douce qui les fasse sourire souvent, rire le moins et surtout le moins fort et le moins longtemps possible. S'ils sont d'un caractère naturellement gai, on évitera dans les rapports avec eux la grosse gaîté, les grosses plaisanteries, les lectures de nature à provoquer une hilarité bruyante.

Il importe également de leur interdire d'une manière absolue les exercices du corps qui accélèrent la circulation et augmentent le nombre des pulsations de l'artère dans un temps donné ; telles sont en particulier l'escrime, la danse, la course et l'équitation. S'ils aiment la musique, qui peut exercer sur eux une influence très-favorable, on doit leur interdire le chant et tous les instruments à vent qui, en fatiguant tout l'appareil respiratoire, réagissent inévitablement sur le cœur. On ne peut leur permettre que les instruments à cordes, pourvu qu'ils ne mettent pas trop de passion dans leur manière d'en jouer.

Traitement de l'anévrisme. — Pour appliquer avec chance de succès un traitement rationnel à un malade atteint d'un anévrisme au cœur, le médecin se trouve en présence des difficultés signalées plus haut, difficultés d'autant plus grandes que le traitement qui offre le plus de chances de succès est celui qu'on nomme en médecine traitement débilitant. Il s'agit de saigner à plusieurs reprises un homme qui ne se croit et ne se sent nullement malade, de le mettre à la diète, alors qu'il digère parfaitement et qu'il a très-bon appétit, enfin de lui imposer toutes sortes de privations, dont il ne comprend pas la nécessité. C'est à ceux qui l'entourent, et en qui il peut avoir le plus de confiance, à user de toute

leur influence sur le malade pour que les soins, les calculs et
le savoir du médecin, ne soient pas déjoués par des imprudences et des écarts de régime dont les suites seraient irré-
parables.

Les aliments d'un malade atteint d'un anévrisme au cœur
doivent être légers, choisis plutôt dans les substances végétales que dans le règne animal; le pain ne doit lui être permis qu'à dose modérée ainsi que le vin; tout doit être calculé
selon son tempérament, pour qu'il n'ait jamais d'indigestion;
toute indigestion, même légère en elle-même, peut être accompagnée de vomissement; tout effort pour vomir peut déterminer la rupture d'un anévrisme, par conséquent la mort subite.

Rien de plus dangereux pour ceux qui souffrent de ce genre
d'affection que les déplacements et les voyages, surtout lorsqu'ils ont pour but de conduire le malade aux eaux dans les
pays de montagnes, où l'air est vif et où l'usage des eaux
minérales a pour premier effet d'accélérer la circulation qu'on
doit au contraire chercher à ralentir par tous les moyens possibles. A moins qu'il n'y soit forcé par la nécessité de ses
affaires, ou parce qu'il habite une localité trop décidément
malsaine, le malade ne doit pas se déplacer. S'il voyage, il
évitera les longs trajets accomplis tout d'une traite; il partagera la route en prenant au moins un jour de repos à chaque
station. Si c'est dans l'intérêt de sa santé qu'il se déplace, il
ira du nord au midi et de la montagne à la plaine; jamais il
n'ira demeurer dans un pays plus septentrional et sur un
point plus élevé que sa demeure habituelle. S'il prend des
bains, et il ne doit en prendre que rarement, uniquement par
mesure de propreté, il les prendra à la température du corps,
de manière à n'y éprouver ni chaleur ni refroidissement, et
il n'y séjournera pas plus d'un quart d'heure.

Le repos du corps et le calme de l'esprit sont au premier
rang des moyens à employer pour seconder le traitement médical d'un anévrisme au cœur; on peut même dire qu'en l'absence de ces deux éléments de succès, le médecin fait aussi
bien de ne pas s'en mêler, son intervention ne pouvant amener
aucun résultat utile au malade.

Palpitations. — Les palpitations ou mouvements précipités et désordonnés du cœur peuvent provenir d'une foule de causes accidentelles, comme la frayeur, un choc subit, un excès de fatigue; elles ne sont dans ce cas ni une maladie, ni le symptôme d'une maladie réelle; le mouvement du cœur reprend de lui-même sa marche normale. Souvent aussi les palpitations ont un caractère spasmodique; elles se produisent inopinément et se prolongent d'une manière également pénible et fatigante. Elles ont alors pour cause soit une affection nerveuse, soit une maladie du cœur. On oppose avec succès aux palpitations, provenant d'une maladie nerveuse, l'usage habituel de l'infusion de fleurs de tilleul et de feuilles d'oranger, et l'eau de fleurs d'oranger, à la dose d'une cuillerée dans un demi-verre d'eau sucrée. Quand les palpitations sont un des symptômes d'une maladie du cœur, elles cèdent au traitement régulier employé par le médecin pour combattre cette maladie. On ne peut trop blâmer ceux qui se prescrivent à eux-mêmes, pour apaiser les palpitations, la poudre de digitale ou la teinture de cette plante; la digitale est un véritable poison. Elle ralentit réellement les mouvements du cœur; mais, dans une foule de circonstances que le médecin seul peut apprécier, le soulagement passager résultant de l'emploi de la digitale peut être suivi d'accidents très-graves; il ne faut user de ce médicament perfide que sur l'avis du médecin.

On croit devoir insister, en terminant ce chapitre, sur quelques faits de nature à modifier les idées généralement reçues parmi les gens du monde, quant aux maladies du cœur. Celui qui se sait ou qui se croit atteint d'une de ces maladies ne vit plus, pour ainsi dire. Attendant la mort à chaque instant, et la mort foudroyante, son existence est empoisonnée par la crainte bien plus encore que celle du poitrinaire, qui croit à la possibilité de sa guérison, et conserve jusqu'au dernier moment les illusions de l'espérance.

Rien ne favorise plus le développement d'un anévrisme au cœur et l'amincissement de sa paroi, rien ne contribue davantage à en accélérer la rupture, que cet état d'appréhension perpétuelle ; or, cette appréhension, en fait, n'est pas fondée. Tous ceux qui, comme l'auteur de ce livre, n'ont pas cessé de chercher à surprendre en étudiant les restes des morts les secrets de la vie et les moyens de guérison des maladies orga- niques, tous ceux qui, comme lui, voient la seule base solide de la médecine dans l'étude non interrompue de l'anatomie pathologique, rencontrent, en pratiquant journellement des autopsies, des hypertrophies du cœur et des anévrismes au cœur chez des gens qui ont succombé soit à des accidents, soit à diverses maladies où le cœur n'était nullement intéressé. Évidemment ces gens pouvaient vivre tout autant que d'au- tres ; ils auraient ignoré longtemps, peut être toujours, l'état physique anormal de leur cœur, et n'en auraient pas moins joui de la vie comme des gens en bonne santé.

On ne doit pas conclure de ce qui précède qu'on donne à un homme, se sachant atteint d'une affection grave du cœur, le conseil de ne pas s'en embarrasser ; ce serait donner dans une autre exagération ; on a eu soin de préciser les précautions qui peuvent en pareil cas contribuer efficacement à la conser- vation de l'existence. Mais on doit répéter ici ce qui a été dit au sujet des maladies des organes respiratoires : le moyen le plus sûr de se perdre, c'est de se croire perdu.

CHAPITRE XVII.

Maladies du foie.

Le foie peut être le siége d'un assez grand nombre de maladies dont les principales sont l'ictère, plus connu sous
son nom vulgaire de jaunisse, et l'hépatite, cause fréquente
du spleen, humeur noire ou mélancolie, affection secondaire
dont l'altération plus ou moins profonde du foie est le point
de départ, et qui, lorsqu'on néglige de la traiter, peut réagir
sur le système nerveux au point de produire l'aliénation mentale. Aucune de ces maladies ne peut être traitée exclusivement par les moyens du domaine de la médecine familière;
leur guérison ne peut être espérée que grâce aux soins d'un
médecin éclairé. Mais un bon régime et des précautions hygiéniques bien dirigées peuvent les empêcher de naître, et
lorsqu'elles sont déclarées, aider efficacement le médecin à en
triompher.

Tempérament bilieux. — Les affections du foie ne sont
fréquentes et graves que chez les individus des deux sexes
d'un tempérament bilieux. On saisit cette occasion de donner
quelques indications au sujet des tempéraments en général et
du sens médical de cette expression. Il s'établit chez chaque
individu, parvenu à l'âge adulte, une sorte d'équilibre entre
ses appareils organiques et ses divers éléments de vitalité:
c'est ce qu'on nomme son tempérament. Cet équilibre laisse

plus ou moins dominer l'un ou l'autre de ces éléments; de là les tempéraments sanguin, bilieux, nerveux, lymphatique, et leurs nombreuses nuances intermédiaires. Les médecins regardent le tempérament sanguin comme celui qui est le plus compatible avec une santé vigoureuse habituelle, et le moins sujet à contracter la plupart des maladies. Il y a dans la formation du tempérament des principes héréditaires, que chacun de nous apporte avec lui en naissant, et que nos parents nous transmettent. Il y en a d'autres qui proviennent de nos habitudes, de notre manière de vivre, de nos passions, et qui sont plus ou moins, par conséquent, le fait de notre volonté. De là la distinction très-juste établie par la médecine qui reconnaît le tempérament naturel et le tempérament acquis. La vérité de cette distinction est surtout saillante chez les individus d'un tempérament bilieux, plus disposés que d'autres à toutes les affections du foie. Il est très-rare qu'on naisse avec un tempérament bilieux; ce tempérament n'est presque jamais héréditaire; il résulte de l'irritabilité de caractère, lorsqu'on n'exerce aucun empire sur soi-même, et qu'on ne veut supporter aucune contrariété. Le trouble apporté dans les fonctions digestives par une mauvaise humeur permanente, qu'il dépend de soi de réprimer, réagit sur le foie et change en tempérament bilieux un tempérament naturellement nerveux ou sanguin. Une fois le changement opéré, l'effet est devenu cause à son tour; beaucoup d'affections du foie n'ont pas d'autre origine.

Régime qui convient au tempérament bilieux. — On peut diminuer dans de très-larges proportions les chances de maladies du foie provenant d'un tempérament bilieux naturel ou acquis, en observant un bon régime alimentaire, dans lequel doivent être admis comme base de la nourriture habituelle les mets légers accompagnés de boissons rafraîchissantes. L'une des plus utiles dans ce cas est le sirop de vinaigre framboisé, à la dose d'une cuillerée dans un verre d'eau, soir et matin; cette boisson a l'avantage d'être aussi agréable au goût que favorable à la santé des personnes d'un tempérament bilieux. Elles font aussi très-bien, même quand

elles n'éprouvent pas de sérieuse indisposition, de prendre
pendant un mois au moins, au printemps de chaque année,
tous les matins un verre de suc de chicorée et de cresson de
fontaine. Le tempérament bilieux est en général accompagné
d'une disposition constante à la constipation, qui, sans avoir
d'influence sérieuse sur la santé, augmente l'irritabilité des
gens bilieux en leur donnant des maux de tête violents, ré-
pétés à de courts intervalles. C'est pour se débarrasser de
cette indisposition accessoire qu'ils ont trop souvent recours
aux purgatifs sans prendre l'avis du médecin. Le soulagement
qu'ils éprouvent passagèrement, après avoir été purgés, leur
fait croire que les purgatifs leur sont non-seulement utiles,
mais indispensables; ils en usent sans ménagement, et finissent par ne plus pouvoir évacuer sans le secours d'une purgation. De pareilles imprudences, malheureusement trop fréquentes, engendrent tout d'abord des gastrites et conduisent
inévitablement à une grave maladie du foie, qu'il eût été facile d'éviter. La constipation, chez les personnes d'un tem
pérament bilieux, ne doit être combattue que par des moyens
exempts d'inconvénients, tels que ceux qui viennent d'être
indiqués; on peut y joindre de temps en temps l'usage pendant quelques jours du bouillon de veau et des lavements à
l'eau de son avec une cuillerée d'huile d'olive. Si la constipation persiste, il faut recourir au médecin, et se tenir pour
averti que tout individu bilieux qui, de sa propre autorité,
se purge à tort et à travers, commet sans s'en douter une
sorte de suicide.

Ictère ou jaunisse. — La jaunisse est celle des maladies
du foie qui provient le plus fréquemment de causes accidentelles; c'est par conséquent celle qui peut être le plus facilement prévenue; cette maladie, assez commune chez les deux
sexes entre quarante et soixante ans, est rare dans la première période de l'âge adulte, et encore plus rare pendant
la vieillesse. Chez les jeunes gens, la jaunisse fait assez souvent invasion subitement, et sans que rien ait pu la faire prévoir; c'est ce qui a lieu lorsqu'un jeune homme, pour aborder
une carrière libérale, comme celles du droit, de la médecine

ou de la théologie, doit vaincre une excessive timidité en ré-
pondant à des examens publics, à la suite desquels la jaunisse peut se déclarer du jour au lendemain. Les exemples
de jaunisse produite par une cause de ce genre ne sont pas
rares; ils prouvent combien il est nécessaire d'habituer de
bonne heure les jeunes gens à vaincre une timidité qui, indépendamment du tort qu'elle leur fait pour leur avance-
ment dans le monde, peut, à un moment donné, compromettre sérieusement leur santé en les exposant à contracter
la jaunisse, maladie aussi lente à s'en aller qu'elle a été
prompte à venir.

Chez les hommes d'un âge plus avancé, spécialement chez
ceux d'un tempérament bilieux qui ont passé quarante ans,
les accès de violente colère sont les causes les plus fréquentes
d'invasion subite de la jaunisse. Elle peut aussi résulter chez
les personnes des deux sexes du même tempérament de l'abus
des plaisirs de la table, abus auquel elles sont plus exposées
que d'autres, parce que, tout en restant très-maigres, elles
ont en général un appétit impérieux dont elles doivent se
méfier. Sans être sujet aux indigestions, sans éprouver aucun
symptôme de gastrite ou d'une autre maladie de l'estomac,
un individu bilieux qui mange trop est presque certain d'a-
voir la jaunisse; une grande sobriété lui est particulièrement
recommandée comme le moyen le plus efficace d'échapper à
cette maladie. Quand elle est bien déclarée, il importe que le
malade, devenu presque toujours d'une grande irritabilité de
caractère, qu'il n'est plus en son pouvoir de maîtriser, ne soit
entouré que de personnes douces, patientes, affectueuses surtout; car, quelle que soit l'habileté du médecin chargé du
traitement, chaque contrariété qu'éprouve le malade retarde
d'autant sa guérison. Le besoin fréquent de boire, qui est un
des symptômes de la jaunisse, même en dehors des accès de
fièvre, doit être satisfait avec une tisane légère de queues de
cerises, boisson d'un goût agréable, qui peut être prise
froide, et dont les propriétés diurétiques favorisent l'action
des médicaments employés par le médecin pour triompher de
la jaunisse.

Causes les plus fréquentes de la jaunisse. — Il est nécessaire de signaler les autres causes accidentelles qui, chez les gens bilieux, font éclater cette maladie. L'une des plus fréquentes est une émotion très-vive, surtout une émotion douloureuse. Il suffit de rappeler un fait constaté par les annales de la médecine. Chaque fois qu'un homme de ce tempérament subit une condamnation à une peine sévère, à moins qu'il ne soit doué d'une énergie de volonté peu commune, il est instantanément atteint de la jaunisse ; il l'est presque toujours dans l'intervalle qui sépare le jugement de l'exéution, quand il est condamné à la peine capitale. Dans le cours ordinaire de l'existence, tout homme est assurément exposé à recevoir des chocs de nature à produire sur lui une impression aussi cruelle que celle d'une condamnation sur un coupable ; c'est à lui à prendre assez d'empire sur lui-même et à s'armer d'assez de résignation pour ne pas ajouter aux malheurs dont sa vie peut être traversée le malheur accessoire d'avoir la jaunisse.

Parmi les imprudences dont cette maladie peut être la punition, le bain froid pris au moment où l'on a très-chaud doit être cité en premier lieu ; si cette sorte d'imprudence donne lieu à des maladies aiguës de la poitrine chez ceux dont l'appareil respiratoire manque de vigueur, elle donne souvent aux gens bilieux la jaunisse qui fait en ce cas invasion en quelques heures. Cet avertissement s'adresse surtout aux dames qui, à Paris et dans les grandes villes, aiment à se livrer au plaisir, d'ailleurs très-hygiénique, de la natation. Lorsque, pendant les fortes chaleurs de l'été, elles ont un long chemin à faire pour se rendre à leur école de natation, si elles ne peuvent faire ce trajet en voiture, afin d'arriver parfaitement reposées, elles auront soin de ne pas entrer immédiatement dans l'eau. La jaunisse qui provient, chez les dames d'un tempérament bilieux, d'un arrêt de transpiration par un bain froid, n'est pas toujours générale ; elle n'affecte pas tout le corps ; il arrive même assez souvent que la moitié seulement du visage devient d'un jaune foncé, l'autre moitié conservant sa couleur naturelle, ce qui donne au visage l'aspect le plus étrange. Heureusement, les attaques de jaunisse par cette cause ne sont pas durables; les soins du médecin en font promptement disparaître les traces.

La jaunisse est au contraire très-lente à s'effacer chez les malades des deux sexes lorsqu'elle a pour cause la consommation habituelle des viandes ou trop grasses ou trop avancées. On sait que, dans les classes élevées de la société, il y a des gastronomes pour lesquels certains gibiers n'ont de valeur qu'autant qu'ils sont, selon l'expression reçue, suffisamment *faisandés*, c'est-à-dire tout simplement à demi gâtés. Ceux qui, pendant la saison de la chasse, mangent du gibier en cet état, pour peu que leur tempérament soit bilieux et qu'ils aient de disposition à contracter une maladie du foie, ne peuvent manquer d'avoir la jaunisse au degré le plus intense. C'est alors que tout le corps prend une teinte d'un jaune tirant plus ou moins sur le vert; les gens du monde disent que la bile est passée dans le sang, et ils ont raison; car, si on saigne un malade en cet état et qu'on soumette son sang à l'analyse chimique, on y retrouve le principe colorant de la bile. La transpiration elle-même emporte une partie de ce principe; elle teint en jaune clair le linge des malades.

Les caractères de persistance et d'intensité de la jaunisse sont à peu près les mêmes lorsqu'elle a pour cause la soif ardente longtemps endurée sans pouvoir être soulagée, ou bien une douleur physique très-violente soufferte longtemps sans interruption. C'est ainsi, par exemple, que quand un homme atteint de la colique des peintres, sorte d'empoisonnement dû aux oxydes de plomb ou de cuivre employés comme matières colorantes, et introduits dans les voies respiratoires avec l'essence de térébenthine, n'est pas secouru à temps, la violence des douleurs atroces qu'il éprouve dans les entrailles réagit sur le foie; quand, par un traitement rationnel, il ne reste plus de traces de la colique des peintres, le malade reste avec la jaunisse, et ne peut en être guéri que par un traitement spécial, beaucoup plus long que le premier. Enfin, l'inaction forcée, imposée à des gens dont le tempérament réclame une vie active et une grande dépense de forces physiques, engendre assez souvent la jaunisse; c'est pourquoi cette maladie est si commune dans les couvents et dans les prisons.

Ici se place naturellement le conseil, prudent en tout état de cause, de ne confier le traitement d'une affection du foie, fût-elle en apparence sans gravité, qu'à un médecin dont on connaît le savoir et l'expérience. Une éruption rentrée, une diarrhée arrêtée tout court hors de propos, une saignée au pied pratiquée à contre-temps, sont autant de causes accidentelles qui peuvent faire éclater la jaunisse.

Traitement de la jaunisse. — Il importe au plus haut degré que ceux qui soignent un malade atteint de cette affection secondent le médecin avec assiduité et intelligence. S'il applique des sangsues, il faut les laisser largement saigner et empêcher le sang de se coaguler, en renouvelant fréquemment l'application sur les piqûres d'un gros linge plié en plusieurs doubles et trempé dans de l'eau tiède. S'il prescrit des lavements simples ou composés, on doit apporter une grande attention à ne les donner ni trop chauds ni trop copieux; dans la jaunisse, comme dans les autres affections du foie, un lavement, même lorsqu'il est le mieux indiqué, peut faire plus de mal que de bien, si le malade reçoit à la fois plus de cent vingt à cent cinquante grammes de liquide; cette dernière dose ne doit jamais être dépassée. Mais, le remède souverain, celui qui peut à lui tout seul amener une terminaison naturellement heureuse de la jaunisse, soit par une diarrhée bilieuse qu'il faut bien prendre garde de chercher à arrêter, soit par une éruption miliaire, qui doit également être favorisée autant que possible, c'est le contentement, la satisfaction sous tous les rapports qui peuvent dépendre de l'entourage du malade. Au contraire, si le chagrin s'empare de lui, en dépit du traitement le mieux calculé, il succombe, non pas à la jaunisse, mais à une hydropisie générale qui devient promptement incurable. Ainsi, les soins, les prévenances, le bien-être dont on cherche à faire jouir le malade, contribuent presque autant que le traitement lui-même à la terminaison heureuse de la maladie.

Hépatite. — L'inflammation partielle ou totale du foie,

que les médecins nomment hépatite, peut affecter la forme chronique ou la forme aiguë. L'hépatite chronique est la maladie du foie la plus commune chez les gens du monde ; elle se développe sous l'influence de la plupart des causes précédemment signalées comme pouvant donner lieu à l'ictère (jaunisse) ; il arrive même assez souvent que la jaunisse survient seulement comme l'une des conséquences de l'hépatite chronique. Cette affection peut aussi être produite par l'abus du quinquina, quand le malade a cherché du soulagement dans l'emploi de ce médicament à trop forte dose, sans prendre l'avis du médecin ; le malade alors ne doit s'en prendre qu'à lui-même du dérangement de sa santé ; il est également dans son tort quand l'ictère chronique a pour cause la colère, le chagrin, les passions vives contrariées, l'ambition rentrée, causes morales sur lesquelles une grande énergie de volonté peut toujours réagir dans un sens favorable.

On ne peut trop insister sur ce point, que le vrai moyen de rendre plus grave, souvent même incurable, une hépatite chronique, c'est de s'obstiner à la traiter soi-même, soit par des purgations réitérées à de courts intervalles, soit par la liste inépuisable des remèdes de bonnes femmes. Les dames surtout, lorsqu'elles ont passé une certain âge et qu'elles souffrent d'une hépatite chronique, n'étant pas assez malades pour garder le lit, pouvant vaquer à leurs occupations habituelles, ne croient pas, le plus souvent, devoir recourir aux soins du médecin ; puis, lorsqu'enfin elles le font appeler, il est trop tard.

Dans l'hépatite aiguë ou chronique, si la diarrhée survient, c'est un symptôme favorable ; il ne faut pas chercher à l'arrêter. Les hémorrhagies naturelles, soit par saignement de nez, soit par les hémorrhoïdes, doivent être considérées comme des saignées naturelles, très-favorables à la guérison de l'hépatite. Pendant la convalescence, le médecin, pour prévenir une rechute, est quelquefois dans la nécessité de prescrire soit une application de sangsues, soit un vomitif. Le malade, qui se croit guéri, se refuse quelquefois à suivre cette partie du traitement ; il s'expose à retomber dans un état pire

que celui auquel il vient d'échapper, s'il entrave par une opposition déraisonnable une médication nécessaire pour com-
plétter sa guérison. Les malades assez favorisés de la fortune
pour pouvoir prendre tous les jours, sans excès de fatigue,
l'exercice du cheval, peuvent abréger sensiblement la convalescence, toujours très-longue, d'une hépatite aiguë ou chro-
mique.

CHAPITRE XVIII.

Maladies nerveuses.

Maladies nerveuses. — Affections les plus fréquentes du système nerveux. — Tempérament nerveux. — Régime qui convient aux tempéraments nerveux. — Migraine. — Caractères qui la distinguent du mal de tête. — Migraine passagère. — Migraine périodique. — Moyens de la combattre. — Traitement par l'eau fraîche. — Par les eaux minérales. — Par l'électricité. — Spasmes nerveux. — Syncopes simulées. — Faiblesses nerveuses. — Insomnies. — Névralgies. — Tic douloureux de la face. — Rhumatismes. — Moyens de les prévenir. — Peau de chat. — Rhumatisme articulaire.

Aucune des fonctions de l'organisme humain ne s'accomplit autrement que par l'intermédiaire du système nerveux ; quand ce système cesse de fonctionner, la vie s'éteint immédiatement ; quand ses fonctions sont entravées d'une manière quelconque, il y a trouble et désordre dans les fonctions de tous les appareils organiques. Sous ce point de vue, et dans le vrai sens de cette expression, il n'y a pas de maladies qui ne soient plus ou moins nerveuses ; mais on désigne particulièrement sous le nom de maladies nerveuses celles dans lesquelles les symptômes de désordres nerveux l'emportent et prédominent sur les autres. On doit faire remarquer à ce sujet que la médecine n'est pas, à beaucoup près, assez avancée pour savoir reconnaître, définir et guérir toutes les maladies nerveuses ; c'est même pour beaucoup de médecins peu expérimentés un moyen très-commode de masquer leur insuffisance ; quand les caractères d'une maladie leur échappent et qu'ils ne savent comment la traiter, ils s'en tirent en disant : « c'est une affection du système nerveux. »

Affections nerveuses les plus fréquentes. — Les maladies dans lesquelles le système nerveux est principalement intéressé sont nombreuses, mais toutes n'ont pas le même degré de gravité. Les unes, comme la migraine et les

spasmes nerveux, même lorsqu'ils sont accompagnés de tremblement, de syncope et d'insomnie, ne mettent jamais les
jours du malade en danger, et sont presque entièrement du
ressort de la médecine domestique. Les autres, dont les plus
fréquentes sont les diverses névralgies, la chorée ou danse
de Saint-Guy, l'épilepsie, la démence ou aliénation mentale,
le tétanos et la léthargie, sont exclusivement du domaine de
l'art médical, qui n'en triomphe pas toujours; il appartient à
la médecine domestique d'en adoucir les douleurs, et de seconder le médecin dans sa tâche délicate en sachant donner
au malade des soins intelligents.

Tempérament nerveux. — Les maladies nerveuses
sont fréquentes chez les individus des deux sexes d'un tempérament nerveux, c'est-à-dire chez qui le système nerveux
est dans un état habituel de surexcitation, et qui sont, pour
cette raison, beaucoup plus impressionnables que les autres.

Ce genre de tempérament se rencontre beaucoup plus
souvent chez la femme que chez l'homme; il peut être héréditaire, et il l'est quelquefois; mais, le plus souvent, c'est un
tempérament acquis. Loin d'être, comme on pourrait le
croire, le signe d'une vigueur exceptionnelle du système
nerveux, le tempérament nerveux est plutôt un signe de faiblesse. C'est parce que leurs organes, manquant d'énergie
vitale, n'obéissent pas assez complétement et assez vite à leur
volonté, que la plupart des femmes nerveuses vivent dans un
état d'irritation et souvent d'exaltation qui leur donne une
force apparente, en dépit d'une faiblesse réelle. La femme
vraiment robuste est d'un tempérament sanguin; elle n'a
pas cette délicatesse exagérée de la sensibilité physique qui
accompagne toujours le tempérament nerveux et qui fait que
chez les individus de ce tempérament, les intervalles de santé
normale sont de rares exceptions.

Régime qui convient au tempérament nerveux.—
Le régime qui convient aux tempéraments nerveux a pour
base, comme aliments, des mets substantiels sans être trop
excitants, et comme boissons, les liqueurs fortifiantes sans
être trop alcooliques, le vin vieux ou la bière forte pris en

même temps que les aliments, jamais dans les intervalles des
repas. Beaucoup d'exercice, des bains fréquents, et l'exposition au grand air le plus souvent possible en tout temps, à
l'exception seulement des plus mauvais jours de la plus mauvaise saison, sont le complément obligé de ce régime. Il
n'est pas rare qu'un bon régime modifie dans un sens favorable le tempérament nerveux, et le ramène à des conditions
d'équilibre compatibles avec la meilleure santé; c'est ce qui
a lieu chez les femmes nerveuses qui, pénétrées des devoirs
qu'impose la maternité, ne veulent pas léguer à leurs enfants
le triste héritage d'une surexcitation nerveuse maladive, et
se soumettent, sous la direction d'un médecin éclairé, à un
régime de nature à corriger ce même défaut dans leur propre
tempérament.

Migraine. — Cette affection nerveuse, dont le nom est
la contraction du mot *hemicrânie*, parce qu'elle a pour caractère spécial d'affecter la moitié du crâne, en commençant
par le sommet de l'un des sourcils, ne doit pas être confondue
avec les maux de tête. Les personnes sanguines peuvent avoir
de fréquents maux de tête, qu'elles soulagent par des bains
de pieds sinapisés ou d'autres moyens du même genre: elles
n'ont jamais la migraine. L'invasion subite de la migraine,
l'espèce de contraction pénible qu'elle cause tout autour de
la tête et sur toute la face, enfin sa cessation aussi brusque
que l'a été son arrivée, sont autant de signes qui ne permettent pas de confondre la migraine avec le mal de tête. Il est
d'autant plus nécessaire de bien distinguer l'une de l'autre
ces deux indispositions, que les moyens indiqués pour soulager le mal de tête n'ont aucune efficacité contre la migraine.
Quand elle est accidentelle et d'une nature purement nerveuse,
la migraine peut être causée par une contrariété, un léger
excès d'assiduité au travail de tête, une attention un peu trop
soutenue accordée à une lecture sérieuse. Dans ce cas, elle
est immédiatement soulagée par des compresses imbibées de
vinaigre et appliquées sur le côté douloureux du front; quelques heures de sommeil, ou à défaut de sommeil une agréable distraction, quand il est possible de la procurer au ma-

lade, mettent fin instantanément à la migraine. Si elle est survenue pendant le travail de la digestion et qu'elle soit compliquée d'indigestion, la migraine doit être traitée par une ou deux tasses de thé ou d'infusion de menthe poivrée, ou par une demi-tasse de café à l'eau ; ces boissons font cesser en même temps l'indigestion et la migraine.

Cette affection n'est réellement une maladie que quand elle se reproduit à de courts intervalles et qu'elle prend le caractère d'une sorte de périodicité. C'est alors que son traitement exige l'intervention du médecin, qui prescrit l'emploi à diverses doses du quinquina et du sulfate de quinine. Ces médicaments, ainsi qu'on l'a fait observer au sujet des maladies du foie, ne sont pas exempts de danger, comme le croient bien des gens qui en abusent ; ce sont de ceux qu'on ne peut jamais prendre, même à faible dose, sur sa propre ordonnance, sans compromettre sa santé.

Lorsqu'elle n'est pas produite comme symptôme d'une gastrite ou d'une autre affection grave de l'estomac, la migraine fréquente et périodique peut être guérie par trois moyens hygiéniques d'une application des plus faciles : la diète, l'eau froide et l'exercice au grand air. La diète ne doit pas être absolue ; le malade doit, jusqu'à ce que les accès de migraine aient complétement cessé, prendre seulement la moitié des aliments qui composent sa nourriture habituelle, et boire pendant la journée, par demi-verres, environ un litre d'eau fraîche, dans les intervalles des repas. De plus, il faut s'astreindre à ne jamais manger sans avoir pris une heure au moins et deux heures au plus d'exercice au grand air, jusqu'à parfaite guérison, et continuer cette dernière partie du traitement pendant un certain temps après que les accès de migraine ont cessé, afin d'en prévenir le retour.

Les médecins envoient aux eaux de Spa, de Vichy et de Balaruc, les malades riches qui souffrent de migraines périodiques obstinées ; pendant le séjour aux eaux, par suite du changement d'air et des fréquentes occasions de distraction, la migraine disparaît, mais elle reprend de plus belle au retour, tandis qu'assez souvent elle cède, pour ne plus reparaître, à la suite du traitement par la diète, l'eau froide et l'exercice à pied, moyens peu dispendieux, essentiellement inoffensifs, et qui sont à la portée de tout le monde. Depuis quelques années on a beaucoup vanté certaines bagues et certaines chaines métalliques galvanisées, comme remède souverain contre la migraine; la vogue de ce remède, si c'en est un, n'a pas été de longue durée; il est actuellement à peu près oublié; mais il y a encore des gens qui se font électriser pour se guérir de la migraine. Quand ce moyen ne produit pas l'effet désiré, il est du moins exempt de tout inconvénient pour la santé.

Spasmes nerveux. — Dans le sens rigoureux de cette expression, toutes les contractions nerveuses, les plus violentes comme les plus légères, sont des spasmes nerveux. Ceux qui n'ont aucune gravité réelle, tels que les tiraillements, les bâillements, les faiblesses, quelquefois accompagnées d'un léger tremblement et d'une syncope de quelques minutes, cèdent au régime recommandé comme le mieux approprié aux tempéraments nerveux. Ce genre d'indisposition, qui mérite à peine le nom de maladie, est celui que, dans les circonstances épineuses, ou pour obtenir la satisfaction d'un caprice, un certain nombre de dames ne se font aucun scrupule de simuler au besoin; on a dit avec raison que, pour se tirer d'embarras et échapper à des explications difficiles à donner, elles ont la présence d'esprit de se trouver mal. En pareil cas, il est très-nécessaire que leur entourage soit prévenu de la vérité; sans quoi, l'abus de quelques médicaments antispasmodiques, tels que l'éther et la liqueur d'Hoffmann, pour guérir des spasmes imaginaires, ferait naître des maladies nerveuses trop réelles. Il faut alors faire appeler au plus vite un médecin, plutôt un vieux qu'un jeune, qui, sans rien laisser paraître, prescrit contre la maladie supposée des médicaments inoffensifs, mais assez désagréables au goût pour mettre fin à la comédie.

Contre les légers spasmes nerveux qu'éprouvent beaucoup de dames d'un tempérament délicat, il ne faut employer que l'infusion de fleurs de tilleul et de feuilles d'oranger, l'eau de fleurs d'oranger, et, en cas de faiblesse avec menace d'évanouissement, une ou deux gouttes seulement de liqueur d'Hoffmann sur un morceau de sucre. Dès que la faiblesse est passée, on doit faire prendre immédiatement un demi-verre d'eau fraîche, et laisser le malade achever de se remettre dans un calme absolu, soit en plein air, soit près d'une fenêtre ouverte, à moins que l'état de la température extérieure ne s'y oppose. Assez souvent, une insomnie pénible succède à ces secousses nerveuses dont la médecine familière a raison sans grande difficulté ; il faut interdire pour quelque temps le thé, le café, tous les excitants, recourir le soir à l'infusion de laitue à laquelle on ajoute par tasse une cuillerée d'eau de fleurs d'oranger, et surtout se préserver avec soin de l'imprudence trop commune qui consiste à combattre l'insomnie, soit par une décoction de têtes de pavot, soit par des gouttes de laudanum. Ces médicaments, dont il ne faut jamais faire usage sans la prescription du médecin, font à la vérité cesser l'insomnie ; mais c'est pour donner lieu à des accidents nerveux ultérieurs du caractère le plus fâcheux. Pour les personnes nerveuses sujettes à des spasmes passagers, l'exercice, jusqu'à une légère fatigue corporelle inclusivement, est le meilleur des remèdes contre l'insomnie.

Névralgies. — L'homme ne peut éprouver la sensation de la souffrance physique autrement que par l'intermédiaire du système nerveux ; par conséquent, dans toute affection accompagnée de douleur, il y a névralgie dans le vrai sens de ce terme. On désigne plus spécialement sous le nom de névralgies les douleurs locales qui affectent une partie du corps en particulier. Ces maladies sont, malheureusement, au nombre de celles dont la médecine a le plus de peine à triompher complètement. Hâtons-nous d'ajouter que, le plus souvent, le malade ne peut s'en prendre qu'à lui-même, et que la presque totalité des névralgies, très-difficile à guérir, est facile à prévenir. Les excès de tout genre, surtout l'abus des liqueurs fortes chez ceux qui les supportent le mieux sans ivresse, et les émotions sans cesse renouvelées des passions, du jeu, de l'ambition, causes qu'il est toujours possible d'éviter avec un peu d'empire sur soi-même, sont l'origine des névralgies fréquentes chez les gens du monde pendant l'âge adulte.

Tic douloureux de la face. — On guérit très-rarement cette névralgie qui cause des douleurs atroces en forçant les muscles de la face à répéter à chaque instant un mouvement spasmodique, origine du nom de cette maladie. Tous les efforts de la science ne réussissent ordinairement qu'à éloigner les accès et à en diminuer les souffrances. On y parvient, en l'absence du médecin, par l'application sur la partie douloureuse de compresses imbibées d'une forte décoction de têtes de pavot, et par l'usage de cataplasmes fréquemment renouvelés, préparés avec de la morelle fraîche, cuite et hachée comme l'oseille destinée à la cuisine. Le malade doit aussi faire habituellement usage de boissons délayantes acidulées, telles que le sirop de groseilles, le vinaigre framboisé et le sirop de limon, à la dose d'une cuillerée dans un verre d'eau fraîche, trois ou quatre fois dans le courant de la journée. Les bains tièdes et les lavements avec une décoction de feuilles de mauve ou d'autres plantes émollientes, peuvent aussi contribuer efficacement au soulagement momentané des malades en proie au tic douloureux.

Rhumatismes. — Le rhumatisme est une des douleurs névralgiques les plus fréquentes ; c'est aussi celle à laquelle il est le plus difficile d'échapper dans certaines conditions sociales. Le soldat qui bivouaque sur la terre humide, qui séjourne longtemps dans les casemates d'une place forte, le marin, continuellement exposé à l'air humide de l'Océan, sous les latitudes les plus diverses, échappent difficilement aux douleurs rhumatismales. Dans les autres situations de la vie, personne n'ignore que, pour ne pas contracter de rhumatisme, il ne faut pas habiter une maison humide ou trop récemment construite, et qu'on doit se préserver, par l'emploi de bons vêtements, des atteintes du froid et de l'humidité. Quand les douleurs de rhumatisme surviennent en dépit de ces précautions, on sait aussi assez généralement qu'il faut porter sur la peau de la flanelle dite de santé, et faire de fréquentes frictions sur le siége de la douleur névralgique avec le baume tranquille, le baume nerval, le baume opodel-doch, l'eau-de-vie camphrée, ou, à défaut de ces préparations, qu'il n'est pas toujours possible de se procurer partout, avec de l'eau-de-vie commune dans laquelle on a fait dissoudre une petite quantité de savon parfumé.

Mais, ce qu'on connaît beaucoup moins, c'est l'influence très-prononcée qu'exerce le régime alimentaire sur les douleurs rhumatismales. Certaines professions sédentaires sont de nature à ne pas provoquer l'appétit; ceux qui les exercent sont ou très-gras, ou très-maigres; dans le premier cas, ils obéissent à un appétit naturellement très-impérieux, et ils engraissent parce qu'ils ne prennent pas assez d'exercice. Beaucoup de tailleurs et de cordonniers contractent pour cette cause une obésité gênante. S'ils sont pris de douleurs de rhumatisme, la première chose qu'ils doivent faire pour se guérir, indépendamment des frictions indiquées pour le soulagement de la douleur locale, c'est de réduire leur embonpoint, ce qui, pendant l'âge adulte, n'est jamais bien difficile, en mangeant peu et prenant beaucoup d'exercice; les rhumatismes disparaissent sans autre médication.

Il y a, pour la même cause, parmi les gens livrés à des occupations peu fatigantes, ou bien à des travaux qui imposent plus de fatigue à la tête qu'aux bras, des gens très-maigres, ce qui provient tout simplement de ce qu'ils mangent trop peu sans y faire attention, parce que leur appétit n'est pas vif naturellement, et que leur genre de vie ne contribue pas à le surexciter. La maigreur poussée à un certain degré prédispose aux douleurs rhumatismales. Toute personne très-maigre, qui souffre d'un rhumatisme, ne guérira pas par l'emploi des remèdes locaux appliqués sur le siége de la douleur si elle ne se met à un régime alimentaire substantiel qui, s'il ne la fait engraisser, diminue sensiblement et en peu de temps l'excès de maigreur, cause première du mal. A mesure que les muscles sont ramenés, par l'effet d'une bonne nourriture, à leur état normal, les rhumatismes s'en vont comme ils sont venus.

En dehors de ces deux causes, les rhumatismes affectent souvent la forme chronique avec une ténacité qui résiste à l'emploi des remèdes du domaine de la médecine familière; en voici un d'un effet très-puissant, qui commence à être fort en usage parce qu'il procure toujours un grand soulagement immédiat, et très-souvent une guérison complète. Après avoir fortement frictionné la place douloureuse avec de l'eau-de-vie camphrée jusqu'à ce que la peau devienne rouge, on applique dessus, le poil en dedans, une peau de chat. On trouve à acheter à un prix modéré, chez tous les four-reurs, des peaux de chat parfaitement préparées pour cette destination, et munies de cordons afin qu'on puisse les main-tenir aisément à la place sur laquelle doit s'exercer leur action curative.

Les eaux d'un grand nombre de sources thermales, spé-cialement de celles des Pyrénées, appliquées sous forme de douches sur les membres atteints de rhumatismes contractés par excès de fatigues, ou par l'effet prolongé du froid et de l'humidité, possèdent la propriété de guérir radicalement ces névralgies.

L'une des premières nécessités pour les gens atteints de rhumatismes, à part les moyens divers qu'ils peuvent em-ployer pour s'en délivrer, c'est de se tenir constamment le ventre très-libre; un peu de relâchement de temps à autre ne peut leur nuire, la constipation peut toujours retarder ou empêcher la guérison des douleurs rhumatismales. On renou-velle ici l'avertissement de n'user que sur la prescription du médecin des purgatifs proprement dits; mais, quelques tasses de bouillon de veau et deux ou trois décigrammes de rhu-barbe en poudre pris le matin cinq à six jours de suite, n'ont aucun des inconvénients d'un purgatif et suffisent pour faire cesser la constipation pendant le traitement d'une affection rhumatismale.

Le rhumatisme aigu universel et articulaire, heureusement assez rare, est une des maladies les plus douloureuses et en même temps les plus dangereuses du système nerveux; on ne peut en confier le traitement qu'aux médecins les plus expérimentés ; on ne mentionne ici cette cruelle névralgie que pour faire remarquer qu'elle est le plus souvent la suite d'imprudences commises par des gens atteints de rhumatismes chroniques, qu'ils ont négligé de soigner.

CHAPITRE XIX.

Maladies nerveuses. — Suite.

Chorée ou danse de Saint-Guy. — Causes les plus fréquentes de cette maladie. — Épilepsie. — Ses caractères. — Ses causes les plus communes. — Mesures à prendre pour prévenir les accidents. — Aliénation mentale. — Empire de la volonté sur les causes qui produisent la folie. — Soins que réclament les aliénés traités dans leur famille. — Chances de guérison de l'aliénation mentale. — Efficacité des bons traitements. — Du travail agricole. — Traitement en famille des aliénés à Gheel. — Tétanos. — Son invasion à la suite des opérations douloureuses. — Par le refroidissement des plaies d'armes à feu. — Léthargie ou mort apparente. — Caractères de la mort réelle. — Impossibilité des inhumations précipitées.

Chorée ou danse de Saint-Guy. — Cette redoutable maladie est la moins fréquente des affections graves du système nerveux ; le concours de circonstances qui peut la faire naître se rencontre rarement. Elle a presque toujours pour cause première un développement prématuré des passions qu'il dépend de soi-même de maîtriser, pendant les premières années de l'âge adulte, et comme cause secondaire, chez ceux dont le système nerveux est sensiblement affaibli, les mauvais traitements, ou seulement la brutalité et les manières impérieuses qu'ils peuvent avoir à subir de la part de ceux dont ils dépendent, lorsqu'ils sont devenus timides à l'excès par affaiblissement. Dans les hôpitaux de Paris, la chorée bien caractérisée est observée de temps à autre chez des individus prédisposés à la contracter, lorsqu'ils ont été frappés d'une frayeur subite par une cause imprévue, ou que, dans une rixe, ils ont reçu un coup violent sur la tête. Chez les gens faibles, d'un tempérament nerveux très-prononcé, sujets à des spasmes fréquents, la chorée peut se déclarer à la suite de la suppression inconsidérée d'un vésicatoire, ou de la guérison subite, par l'emploi de remèdes de bonnes femmes, d'une plaie ancienne que le médecin se serait bien gardé de chercher à fermer. L'exposé de ces faits montre comment la chorée peut être prévenue; il est d'autant plus nécessaire de ne rien négliger à cet effet, qu'une fois la maladie déclarée, sa guérison est très-difficilement obtenue même par les soins du plus habile médecin. On sait que les malades en proie à la chorée ne peuvent se déplacer qu'en exécutant des mouvements bizarres et désordonnés qui ressemblent à une danse. Ceux qui les soignent doivent surtout veiller à ce qu'ils ne puissent faire de chutes dont les conséquences peuvent leur être funestes. Le médecin ne manque pas de recommander expressément de ne laisser voir au malade atteint de la chorée que des visages gais et des physionomies souriantes; mais l'aspect de cette maladie est tellement pénible qu'il est très-difficile d'obéir à cette prescription.

Épilepsie. — De même que la chorée, l'épilepsie, aussi commune que la chorée est rare, a le plus souvent pour origine le développement prématuré des passions pendant la première période de l'âge adulte; mais quand l'épilepsie se déclare chez les gens nerveux des deux sexes dans ces conditions, c'est que, selon l'expression vulgaire, ils ont pris le dessus, et qu'ils ne sont pas très-sensiblement affaiblis; la réaction nerveuse est alors une sorte de protestation de la nature, et nos ancêtres n'étaient pas aussi loin de la vérité qu'on le croit généralement lorsqu'ils considéraient l'épilepsie comme une punition : ceci soit dit sans rien diminuer de l'intérêt qu'on doit aux épileptiques. Si les gens en bonne santé admettaient une excuse de ce genre, et qu'ils ne voulussent donner des soins qu'aux malades qui ne le sont pas par leur faute, ils trouveraient des raisons pour ne soigner personne. Parmi ceux qui, pour les raisons qu'on vient d'indiquer, sont prédisposés à contracter l'épilepsie, la statistique médicale constate que, sur quatre, il y en a trois dont le premier accès a été causé par une frayeur soudaine; ce premier accès peut être également déterminé par l'aspect réellement effrayant et navrant d'une personne en proie à un violent accès d'épilepsie; mais il faut faire observer que cet effet n'est produit par une terreur subite ou par la vue d'un épileptique que chez les individus d'un tempérament très-nerveux, prédisposés à cette maladie; sur cent individus, il y en a quatre-vingt-dix qui ne peuvent devenir épileptiques par ces deux causes, et qui ne courent, par conséquent, aucun danger en soignant un malade en proie aux accès les plus violents. A tempérament semblable, l'épilepsie est plus facilement contractée par la femme que par l'homme.

La plupart des épileptiques ne prévoient pas les accès qui n'ont, en général, aucune périodicité régulière, et dont aucun symptôme n'annonce l'approche. Quelques malades seulement ont une heure ou deux d'avance le pressentiment de l'accès; mais c'est le plus petit nombre. Il en résulte qu'une personne sujette à des accès d'épilepsie ne doit jamais rester seule, et ne doit sortir que bien accompagnée, un accès pouvant toujours la prendre au moment où l'on s'y attend le moins. Car il est à remarquer que, chez le plus grand nombre des épileptiques, les fonctions de tous les appareils organiques s'exécutent régulièrement. A moins que les accès ne soient très-fréquents et très-violents, auquel cas ils amènent presque toujours l'hébétement ou l'aliénation mentale, ils ne laissent presque pas d'autre trace qu'une lassitude passagère bientôt dissipée, et l'épilepsie n'abrège pas sensiblement la durée de l'existence, sauf le chapitre des accidents. C'est à quoi doivent veiller avec une sollicitude continuelle ceux qui prennent intérêt aux épileptiques; pendant les accès violents, si le malade n'est pas posé sur un matelas et contenu de façon à ce qu'il ne puisse se blesser, il peut être cruellement contusionné et se fracturer un membre; la fracture dans ce cas est d'autant plus grave qu'elle ne met pas fin à l'accès, et que le premier pansement n'est possible que quand le malade est revenu à lui.

L'épilepsie disparaît quelquefois d'elle-même au bout d'un certain temps, sous l'influence du régime indiqué pour les gens d'un tempérament nerveux, surtout quand on peut donner au malade le bénéfice du changement d'air et des voyages;

d'ailleurs, c'est une maladie que peu de médecins de bonne foi peuvent se vanter d'avoir guérie, même quand ils ont dans leur clientèle des malades qui ont été épileptiques et qui ont cessé de l'être. Néanmoins, un malade atteint de cette affreuse affection doit toujours être placé sous la direction d'un médecin qui, s'il ne peut le guérir complétement, peut par des saignées, des bains et l'emploi des anti-spasmodiques les plus énergiques, éloigner les accès, en diminuer la violence, rendre la vie à peu près supportable au malheureux épileptique : c'est tout ce que la science peut pour lui. On comprend quelle responsabilité pèse sur ceux qui peuvent avoir à se reprocher de n'avoir pas usé de tous les moyens humainement praticables pour prévenir l'invasion de l'épilepsie, mal dont la nature triomphe quelquefois, mais que l'art médical doit ranger parmi les maladies à peu près incurables.

Aliénation mentale. — Si l'on consulte la statistique médicale sur les causes qui produisent le plus fréquemment la folie ou aliénation mentale, la statistique médicale répond que, de toutes ces causes, la plus fréquente c'est l'ivrognerie ; viennent ensuite les peines morales, les espérances déçues, les affections brisées, puis l'épilepsie quand elle dépasse un certain degré d'intensité, et enfin, mais pour un très-petit nombre seulement, une maladie organique, par exemple, une tumeur dans l'encéphale. On voit que, sur dix cas d'aliénation mentale, il en est neuf qui auraient pu être prévenus ; car, personne n'est forcé de boire avec excès, et quant aux peines inséparables de l'existence, quoi qu'on en puisse dire, il n'est jamais impossible de dompter les chagrins qu'elles font naître, et de conserver sa raison intacte sous les coups les plus rudes de l'adversité. On a démontré l'influence de la volonté sur les causes qui produisent l'épilepsie, laquelle peut dégénérer en folie ou en idiotisme : d'où ressort cette vérité que, parmi les fous, la majorité peut s'accuser de son propre malheur. On répète ici ce qui a été dit au sujet des épileptiques : le malade, quand il l'est par sa faute, n'en doit pas moins être soigné. De nos jours, le nombre des aliénés a sensiblement augmenté parmi ceux qui se sont livrés inconsidérément à la manie des tables tournantes et des évocations, sans avoir la tête assez forte pour supporter les émotions et les impressions de terreur qui peuvent être la triste conséquence de cet amusement futile et dangereux. Certes, quiconque se connaît un tempérament nerveux et impressionnable à l'excès est coupable envers les autres et envers lui-même, lorsqu'il recherche des émotions de nature à ébranler sa raison ; mais, une fois qu'il est aliéné, il faut le plaindre et lui prodiguer tous les soins qui peuvent adoucir sa triste position.

Quoi de plus triste, en effet, que la vue de la dégradation de la nature humaine chez l'homme qui se survit à lui-même après avoir perdu la raison ? Il y a des gens qui ont le courage de rire des extravagances de certains aliénés. On ne peut que leur rappeler le proverbe des Orientaux : « Si tu ris d'un fou, tu mérites de le devenir. » Ici se présente naturellement la question très-sérieuse de la manière de traiter les aliénés, en dehors des soins du médecin ; cette question mérite un sérieux examen ; car, à de très-rares exceptions près, les gens frappés d'aliénation mentale ont par intervalles le sentiment de leur position, et, dans tous les cas, il leur reste assez de moyens d'appréciation pour être relativement heureux ou malheureux, selon qu'ils sont traités avec bienveillance ou rebutés de ceux qui les entourent.

Vaut-il mieux soigner les fous au sein de leur famille que de les placer dans une maison de santé ? Quand les fous ne sont pas dangereux et que la situation de la famille permet de s'en occuper constamment, les soins donnés au sein de la famille, sous la direction du médecin, sont ceux qui amènent le plus souvent la guérison. On fait remarquer à ce sujet que l'on ne doit pas se hâter de déclarer impossible la guérison de l'aliénation mentale; elle est toujours guérissable quand elle se déclare à la suite d'une fièvre cérébrale ou de quelque autre maladie aiguë qui a mis la vie du malade en danger; elle l'est presque toujours chez les individus jeunes et bien constitués; il y a trois chances de guérison à la maison contre une dans un établissement consacré au traite-

ment des aliénés. Il peut arriver néanmoins, et c'est en effet
ce qui a lieu trop souvent, que la situation de la famille ne
permette pas d'y conserver un aliéné; c'est ce qui arrive
quand le genre de folie dont le malade est atteint est dangereux pour lui-même ou pour les autres, et aussi quand le
médecin déclare qu'il y a très-peu d'espoir de guérison, ce
qui veut dire que, dans son opinion, il n'y en a pas.

Qu'il nous soit permis d'exprimer ici une de ces vérités
qui ne sauraient être proclamées trop haut. Souvent, beaucoup trop souvent, pour se débarrasser d'un individu qui
s'est rendu incommode ou même odieux par de fréquentes
excentricités, une famille le fait déclarer fou et enfermer dans
une maison d'aliénés, bien qu'il n'ait pas perdu la raison et
qu'il ne soit pas plus fou que ceux qui le font enfermer, il
est seulement moins méchant. C'est là le plus cruel des crimes, un crime près duquel l'assassinat prémédité est presque innocent. Le malheureux, victime d'un tel guet-apens, ne
peut pas réclamer, privé qu'il est de toute communication
avec ceux qui pourraient lui faire rendre justice; bientôt, il
n'a plus de droits à recouvrer sa liberté; il n'y a pas de raison,
si robuste qu'on la suppose, qui résiste à un séjour prolongé
dans une maison d'aliénés, surtout quand une pareille position est compliquée de désespoir. Que l'on passe en revue
dans sa pensée tous les malheurs dont un homme peut être
frappé, on n'en trouvera pas qui puisse être comparé à celui
d'être enfermé dans une maison d'aliénés, alors qu'on a toute
sa raison et que, jour par jour, heure par heure, on se sent
devenir fou.

On n'entend point ici accuser de mauvaise foi les parents
non plus que les médecins, lorsqu'un individu seulement un
peu exalté, ayant des manières de parler et d'agir un peu différentes de celles du commun des hommes, est enfermé
comme aliéné; on leur remet seulement sous les yeux
l'énormité d'un pareil crime et les remords incurables auxquels doit être en proie celui qui l'a commis, même lorsqu'il
n'en avait pas directement l'intention.

Concluons que d'abord l'aliénation doit être surabondam-

ment prouvée avant qu'un homme soit enfermé comme privé
de sa raison, et qu'ensuite, quand il n'y a pas impossibilité
absolue de le soigner dans sa famille, il ne doit être placé
dans une maison de santé ou dans un asile d'aliénés que
lorsque sa folie est dangereuse.

Les fous non dangereux ont beaucoup plus de chances de
guérison à la campagne qu'à la ville; le calme des champs et
la participation aux travaux de l'agriculture ou du jardinage,
qui leur plaisent généralement et font diversion au cours dé-
sordonné de leurs idées habituelles, ont une grande influence
sur le maintien de leur santé matérielle et sur le retour de
leur santé morale. Il existe en Belgique, dans la province
d'Anvers, un village nommé Gheel, qui pourrait passer pour
une ville, puisqu'il n'a pas moins de dix mille habitants.
La population de Gheel pratique de temps immémorial, depuis sept à huit siècles pour le moins, l'art de soigner les
aliénés. L'administration de l'assistance publique leur confie,
en payant une très-modique pension mensuelle, les fous non
dangereux, qu'ils reçoivent absolument comme s'ils faisaient
partie de leur famille. Ces infortunés s'attachent promptement aux familles ordinairement pauvres qui les ont reçus,
ils aiment surtout les enfants qu'on habitue de bonne heure à
leur témoigner de l'affection, à n'en point avoir peur, à les
accompagner dans les champs et les jardins où les fous se
plaisent à travailler, besogne dont, par parenthèse, ils s'ac-
quittent pour la plupart avec autant d'activité que d'intelligence. Les exemples de guérison complète des aliénés sous
l'influence de ce régime, soumis d'ailleurs à la surveillance
d'un médecin qui n'a pas d'autre emploi, sont assez fréquents
à Gheel. Ceux d'entre les aliénés dont la guérison n'est pas
possible sont mille fois moins malheureux à Gheel qu'ils ne
le seraient dans un asile d'aliénés. On croit devoir entrer
dans ces détails parce qu'ils donnent la meilleure marche à
suivre pour traiter un aliéné qui n'est pas dangereux dans
une famille qui habite la campagne : ne lui montrer ni
crainte, ni défiance, ni répulsion, lui témoigner constamment
une bienveillance affectueuse, l'occuper d'un travail manuel

proportionné à ses forces dans les champs ou dans le jardin. c'est le programme dont il ne faut pas s'écarter.

Tétanos. — Le tétanos est moins une maladie par lui-même qu'un symptôme annonçant la mort prochaine par cessation des fonctions de l'innervation ; c'est, à proprement parler, la lutte suprême du système nerveux sur le point d'être vaincu, lutte accompagnée d'affreuses douleurs et bientôt terminée par la mort, si le malade n'est promptement et énergiquement secouru. Il survient malheureusement trop souvent à la suite des opérations chirurgicales très-douloureuses, quand elles semblent avoir réussi et que le malade paraît les avoir le mieux supportées. Chez les individus très-nerveux, le chirurgien doit toujours s'attendre, après une de ces opérations, à l'invasion subite du tétanos ; le malade opéré ne doit, par conséquent, pas être perdu de vue un seul instant, afin que dès les premiers signes du tétanos, qui débute toujours par un renversement des traits du visage et une contraction des mâchoires d'une nature particulière à laquelle il n'est pas possible de se méprendre, les secours puissent être administrés en temps utile. Le tétanos se déclare fréquemment à la suite des blessures graves faites par des armes à feu, quand le froid saisit les blessés pendant la fièvre de suppuration, ce qu'il faut empêcher à tout prix. Sauf ce soin et celui de veiller à ce que le blessé puisse toujours avoir en temps utile les secours du chirurgien, la médecine domestique n'a rien à voir dans le traitement du tétanos.

Léthargie. — La léthargie est un ralentissement de l'innervation qui produit la suspension immédiate des fonctions vitales, et la cessation apparente de la vie, pendant un temps quelquefois assez long. L'état léthargique, soit à la suite d'une grave maladie nerveuse, soit vers la fin d'une affection chronique d'une autre nature, peut se prolonger plusieurs jours, ce qui a pu donner lieu à des inhumations précipitées, à une époque où les mesures d'hygiène et de sécurité publique n'étaient pas éclairées par la science médicale, comme elles le sont de nos jours. Il est à peu près impossible que de pareilles méprises, dont la pensée fait frémir, se reproduisent

11

aujourd'hui, et cela, par une seule raison qi renferme à elle
seule toutes les garanties désirables. Les médecins modernes
n'admettent la mort comme certaine et invariablement constatée que quand le corps a subi un commencement de décomposition ; or, dans tous les cas de léthargie ou de mort
apparente, tant que la vie subsiste, si faible qu'elle soit, la décomposition est impossible ; le permis d'inhumation ne peut
pas être donné tant que ce signe certain de la cessation définitive de la vie ne s'est pas manifesté. Ainsi, les craintes
d'inhumation précipitée, contre laquelle bien des gens se
précautionnent par des clauses testamentairs spéciales, parce
que la nature nerveuse de leur tempéramet leur fait redouter de tomber en léthargie, n'ont réellemnt rien de fondé
dans l'état actuel de la science médicale en tout pays civilisé.

Il y a de nombreux exemples de malads revenus à la vie
après une léthargie de plusieurs jours, qi ont ensuite vécu
nombre d'années dans l'état de santé norrale. C'est surtout
dans les communes rurales et dans les péites villes, où la
police est moins régulièrément exercée qu'elle ne l'est dans
les cités populeuses, qu'il est du devoir de parents d'un malade en léthargie de s'opposer à l'inhumtion, en dépit de
toutes les apparences de mort qui résultet de cet état ; ils
en ont le droit, et leur opposition est plinement justifiée
tant que le corps de l'individu, frappé de mort apparente,
n'a pas subi un commencement de décomposition suffisamment prononcée.

CHAPITRE XX.

Maladies de la peau.

Gale. — Nature de cette maladie. — Causes de la facilité de sa propagation. — Moyens d'éviter de la contracter. — Purification des effets ayant servi à un individu atteint de la gale. — Traitement en l'absence du médecin. — Dartres. — Leurs divers caractères. — Dartres farineuses. — Dartres vives. — Danger des remèdes familiers. — Pommade pour adoucir les dartres vives. — Teigne. — Précaution contre la transmission de cette maladie. — Érésipèle simple. — Moyens de le guérir. — Éruptions. — Moyens de les favoriser. — Boutons simples; — Danger de l'emploi des cosmétiques pour les faire disparaître.

Parmi les affections dont la peau peut être le siége, les unes, comme la rougeole, la scarlatine, la variole et la varicelle, auxquelles l'enfance et l'adolescence sont particulièrement exposées, sont des symptômes plutôt que des maladies dans le vrai sens du mot ; les autres, dont l'homme est principalement atteint pendant l'âge adulte, sont des maladies essentielles dont les plus communes sont la gale, les dartres et la teigne. La première de ces maladies diffère des deux autres en ce qu'elle est exclusivement inhérente à la peau, et qu'elle ne tient pas à un état maladif du sang, ou d'un appareil organique quelconque ; les deux autres ont, au contraire, leur siége principal ailleurs que sur la peau, et ne peuvent être efficacement combattues que par un traitement intérieur.

Gale. — Cette maladie repoussante est endémique dans les parties de l'Europe où règnent la malpropreté et la misère, deux causes sous l'empire desquelles la gale se produit le plus souvent. Les travaux et les recherches des médecins physiologistes de ce siècle ne laissent subsister aucun doute sur les caractères de la gale ; c'est une affection due à la propagation d'un insecte microscopique (sarcopte), qui se loge et se multiplie sous la peau, de préférence dans les plis des

articulations : aux coudes, aux genoux, entre les doigts, uniquement parce que ces points de la surface du corps sont les
moins exposés aux frottements accidentels qui font ouvrir les
boutons et périr les sarcoptes. Ceux qui habitent les pays où
la gale est endémique parmi les classes les plus nombreuses
de la population, doivent, pour ne pas la contracter, se soumettre aux précautions hygiéniques les plus minutieuses dont
les plus utiles sont les bains froids, en été, chauds, en hiver,
et en toutes saisons le soin de se laver les mains plusieurs
fois par jour dans de l'eau très-froide, avec un peu de savon
parfumé.

L'extrême et déplorable facilité avec laquelle la gale peut
être contractée tient à l'énergie de vitalité des sarcoptes et
de leurs œufs, qui, sans être visibles, en raison de leur petitesse, s'attachent à tout, à la monnaie, aux poignées des
portes, à toutes ces choses qu'il faut nécessairement toucher,
de sorte qu'en dépit de toutes les précautions, dans un pays
où beaucoup de gens ont la gale et ne se mettent guère en
peine de la soigner, l'étranger la contracte à peu près inévitablement Les sarcoptes et leurs œufs peuvent de même
conserver, pour ainsi dire indéfiniment, leur vitalité dans le
linge et les vêtements dont se sont servis des gens atteints de
la gale. Le seul procédé de destruction qui offre, à cet égard,
une entière sécurité, consiste à exposer le linge et les vêtements
suspects de recéler des sarcoptes ou leurs œufs à la vapeur
acide du soufre en combustion. Ces fumigations ne sont d'un
effet certain que quand elles ont été renouvelées à deux ou
trois reprises, en les prolongeant assez à chaque fois pour
que toutes les parties de chaque objet soient pénétrées aussi
complétement que possible par les vapeurs sulfureuses.

Dès qu'on a lieu de craindre d'être atteint de la gale et
qu'on éprouve les vives démangeaisons qui en sont le premier symptôme, quand même on ne découvrirait sur la peau
aucune trace de boutons, on doit se procurer immédiatement
les soins d'un médecin et se soumettre à un traitement régulier. Si l'on se trouve dans une localité où il ne soit pas possible d'être traité par un médecin, on peut se traiter soi-

même en buvant, pendant quelques jours, une tisane légère
de racine de patience ou de bardane, et en faisant usage extérieurement, partout où les démangeaisons se font sentir,
de lotions sulfureuses préparées avec le sulfure de potasse et
de frictions faites devant un feu clair, soit avec la pommade
soufrée, soit avec l'onguent citrin, préparation qu'on trouve
toute faite chez tous les pharmaciens, et qui peut être délivrée sans ordonnance d'un médecin. Si l'on joint à l'emploi
de ces moyens quelques bains de Barèges, on peut sans trop
de difficulté empêcher la gale de se développer, ou même la
faire disparaître lorsqu'elle est tout à fait déclarée et que les
boutons sont nombreux. Dès que les boutons ont complètement cessé et qu'on ne ressent plus aucune démangeaison, il
est prudent de prendre, non pas une purgation, mais quarante-cinq grammes de sirop de rhubarbe dans un verre d'eau
fraîche le matin à jeun. Ce laxatif léger, exempt de tous les
inconvénients d'une purgation violente, laquelle à la suite de
la gale ferait plus de mal que de bien, redonne de l'activité
à l'estomac, fait renaître l'appétit, et il ne reste pas de traces
de la maladie. Mais ce traitement ne réussit parfaitement
que chez les individus bien constitués, exempts d'autres maladies dont la coïncidence avec la gale peut donner lieu à de
graves complications ; on ne peut alors attendre la guérison
que des soins d'un bon médecin.

Dartres. — Les affections dartreuses sont les plus communes, et, malheureusement, les plus graves des maladies de
la peau : leur apparition à l'extérieur n'en est qu'un symptôme ; le mal réel est dans une altération particulière du
sang, altération quelquefois acquise, assez souvent héréditaire, toujours très-persistante et difficile à guérir, même par
l'application du traitement le plus rationnel. Les dartres se
montrent sous plusieurs formes, dont les deux principales
sont les dartres farineuses qui font apparaître une sorte de
blancheur pulvérulente de la peau, et les dartres vives qui
se présentent sous forme de taches d'un rouge plus ou moins
vif. Les unes et les autres ont un caractère identique au
point de vue médical ; leur appliquer un traitement local

extérieur, et les faire passagèrement disparaître par l'emploi
des remèdes familiers dont chaque portière, chaque herbo-
riste, chaque garde-malade a sa provision, ce n'est rien gagner. Le mal reparaît, soit immédiatement, soit après un
court intervalle, tant que sa cause intérieure n'a pas été combattue et domptée, ce qui demande toujours un temps plus
ou moins long.

La partie externe du traitement offre avec le traitement de
la gale une grande analogie ; les bains sulfureux, les lotions
sulfureuses, la pommade soufrée en sont la base, concurremment avec un traitement interne prescrit par le médecin. Ici
la médecine familière ne doit intervenir que pour l'exécution
scrupuleuse des ordonnances de la faculté, et l'observation
rigoureuse du régime sans lequel la guérison ne peut être
espérée. Tant que dure le traitement, le malade, s'il a des
dartres aux mains, ce qui a lieu le plus souvent, doit s'astreindre à porter des gants ; les dartres ne sont pas forcément
contagieuses ; mais il suffit qu'elles puissent l'être pour que
celui qui en est atteint, prenne les mesures exigées par la
prudence afin d'éviter de les communiquer à autrui.

On doit faire observer que c'est un devoir de se faire traiter et guérir, s'il y a moyen, d'une affection dartreuse,
même légère en apparence ; il est dans la nature de ce genre
de maladie de la peau de sommeiller longtemps, puis de faire
tout à coup irruption sur de grandes surfaces, sous l'empire
de circonstances accidentelles impossibles à préciser comme
à prévoir. Celui dont le sang est altéré par un vice dartreux,
même quand il en est à peine incommodé, doit savoir que,
s'il se marie, ce vice sera transmis à ses enfants; ce danger
disparaît à la suite d'un traitement régulier qui a réussi.

Il arrive assez souvent que le vice dartreux, sans s'être
manifesté à l'extérieur, fait intérieurement des progrès tels
qu'un beau jour le visage et la tête sont tout à coup envahis
par des dartres vives ou farineuses, dont rien ne pouvait
faire prévoir l'invasion. Si, quand un pareil accident survient,
le malade habite la campagne, hors de portée des secours
immédiats d'un bon médecin, il doit prendre sans tarder une

tisane amère; celle de racine de gentiane est la meilleure. Puis, pour arrêter les progrès des dartres qui s'étendent rapidement à la surface de la peau et qui causent des démangeaisons insupportables, on peut, en attendant qu'on commence à se faire traiter par un médecin digne de confiance, appliquer sur les dartres la pommade suivante :

R. — Miel rosat. . . . . 120 grammes.
Huile d'olives. 60
Suie de cheminée. 30
Céruse. 15
Cire jaune. 10

On fait fondre sur un feu très-doux la cire dans l'huile d'olive, et l'on incorpore successivement au mélange, d'abord la céruse, ensuite la suie, et en dernier lieu le miel rosat, en remuant continuellement. On laisse alors éteindre le feu, en continuant à remuer la pommade jusqu'à ce qu'elle soit tout à fait froide. L'application de cette pommade calme la démangeaison des dartres et les empêche de s'étendre, sans risquer de les faire rentrer; elle n'offre aucun des dangers des onguents qui ont la prétention de guérir les dartres, et qui ne les font temporairement disparaître que pour donner lieu ultérieurement aux complications les plus graves.

Les eaux thermales sulfureuses, spécialement celles de Barèges, sont très-recommandées par les médecins pour compléter la guérison des dartres rebelles. On fait observer aux gens du monde atteints d'une affection dartreuse, qu'ils doivent rechercher de préférence les eaux thermales sulfureuses les moins fréquentées, la société et les réunions ne pouvant que leur être désagréables et nuisibles, jusqu'à ce qu'ils soient entièrement guéris.

Teigne. — Rien de plus repoussant que cette maladie, sorte de lèpre qui affecte exclusivement la peau de la tête. La teigne n'est pas plus que les dartres une affection locale; c'est une altération du sang encore plus profonde que celle qui constitue le vice dartreux. La teigne retarde le commencement de l'âge adulte et ne permet le développement complet de l'individu que longtemps après l'époque habituelle, selon les races et les climats. En France, les malades des deux sexes en proie à la teigne ne sont pas complétement formés avant l'âge de vingt ans ; ils arrivent à un degré de maigreur réellement effrayant ; leur taille reste beaucoup au-dessous de la moyenne, et l'état de souffrance incessante sous l'influence duquel ils vivent quelquefois pendant plusieurs années, en dépit de toutes les médications essayées pour les guérir, affaiblit leurs facultés intellectuelles au point de les conduire, sans aliénation mentale proprement dite, sur les extrêmes limites de l'idiotisme.

Dans les classes les moins éclairées de la société, la teigne est toujours rendue plus grave et devient trop souvent incurable, précisément parce qu'à son début on lui oppose mille recettes familières qui ne sauraient en amener la guérison. Les remèdes de bonnes femmes appliqués à la teigne offrent toujours un danger sérieux, par cela seul qu'ils laissent le mal s'invétérer et qu'ils empêchent les malades de recourir aux soins du médecin.

Sans être forcément contagieuse, la teigne se communique assez facilement pour que ceux qui en sont atteints doivent regarder comme un devoir de prendre toutes les mesures nécessaires, afin que d'autres ne puissent la contracter par leur faute. Après guérison, tous les linges, serre-tête, casquettes ou coiffures quelconques qui ont servi pendant la maladie, doivent être non pas nettoyés, mais brûlés immédiatement. On rappelle ici le conseil déjà donné (chap. Ier), aux mères qui se trouvent dans l'impossibilité de nourrir elles-mêmes, de confier à un médecin expérimenté le soin d'examiner la nourrice qu'elles ont en vue, afin de s'assurer qu'elle est exempte des atteintes de cette affreuse maladie. Une nourrice qui a eu la teigne, et qui est ou qui croit être parfaitement guérie, ne donne pas inévitablement cette maladie à son nourrisson, mais elle peut la lui donner ; il y en a eu de nombreux exemples.

En dehors des maladies graves de la peau qui viennent d'être mentionnées, la peau peut être le siège de plusieurs éruptions sans gravité, qui sont pour la plupart entièrement du ressort de la médecine domestique ; la plus fréquente de ces affections passagères est bien connue sous le nom d'érésipèle.

Érésipèle. — Entre toutes les maladies qui peuvent affecter la peau, l'érésipèle est une des moins sérieuses. C'est une simple enflure locale suivie de boutons très-petits et très-rapprochés, qui, le plus souvent, n'exige même pas l'intervention du médecin, quand elle se produit seule, sans complication, et qu'elle n'est pas un symptôme d'une autre maladie. On traite avec succès l'érysipèle simple, qui a le plus souvent pour siége la figure, ou l'un des membres inférieurs, par des fumigations de vapeurs d'infusion de fleurs de sureau, aussi chaudes qu'il est possible de les supporter, suivies de lotions avec la même infusion modérément chaude. L'érésipèle simple à la figure occasionne quelquefois de violents maux de tête, et même un ou deux accès de fièvre. L'enflure et les boutons sont alors si douloureux qu'ils ne laissent au malade aucun repos. On lui procure un prompt soulagement, en appliquant sur l'érésipèle des compresses trempées dans une infusion de laitue, ou dans une forte décoction de têtes de pavot. Dans tous les cas, l'érésipèle simple chez un individu d'ailleurs bien constitué, est une indisposition passagère qui, même sans l'application d'aucun traitement, se guérit d'elle-même pourvu qu'on prenne la précaution de se tenir en repos, et si la saison est froide et humide, de ne point exposer au froid la partie affectée de l'érésipèle.

Quand l'érésipèle, au lieu d'être simple, se manifeste comme l'un des symptômes d'une maladie inflammatoire, il peut être beaucoup plus grave, plus persistant et plus difficile à guérir. On en est averti par l'intensité de la fièvre et par la rougeur brûlante de l'éruption. L'érésipèle cesse alors de pouvoir être traité par les remèdes familiers qui réussissent contre l'érésipèle simple; c'est au médecin à en étudier les caractères et à combattre efficacement la maladie principale, sans accorder à l'érésipèle plus d'importance qu'il n'en mérite en pareil cas, le traitement devant être surtout dirigé contre le mal interne qui a donné lieu à l'érésipèle.

Éruptions. — Vers la fin d'une maladie grave, il survient assez souvent une éruption, soit générale sur tout le corps, soit partielle sur la poitrine et l'abdomen. Ce n'est point une maladie spéciale; ce n'est pas non plus une complication fâcheuse; c'est l'irritation qui se déplace pour se porter du centre à la circonférence; c'est l'annonce infaillible d'une terminaison heureuse, quelle que soit la nature de la maladie. La seule chose à faire en présence d'une éruption survenant dans de telles circonstances, c'est d'éviter tout ce qui peut la contrarier. C'est une erreur de croire qu'un excès de chaleur procuré au malade, soit en allumant un grand feu dans sa chambre, soit en le surchargeant de couvertures, favorise la sortie de l'éruption qui précède immédiatement la convalescence; il suffit de le maintenir dans une atmosphère douce et tiède, dont la température soit aussi égale que possible. Il importe au plus haut degré que, pendant une éruption de ce genre, le malade soit visité souvent par le médecin; car, à la suite de cette crise qui change immédiatement le caractère de la maladie, le malade peut éprouver une rechute dangereuse, s'il est soigné avec négligence, ou bien entrer aussitôt en convalescence, s'il est convenablement traité.

Boutons. — On désigne en médecine, sous le nom de boutons simples, ceux qui se montrent quelquefois en assez grand nombre sur le visage et sur différentes parties du corps d'un individu d'ailleurs bien portant. Ces boutons, qui ne présentent ni les caractères d'une éruption proprement dite, ni ceux d'aucune des maladies de la peau, épargnent souvent une maladie sérieuse à celui sur lequel ils se montrent; c'est surtout ce qui a lieu quand le corps se couvre de boutons simples à la suite d'un brusque changement de climat, par exemple, quand on quitte un pays au climat froid ou tempéré pour aller habiter un pays très-chaud. On ne doit employer aucune médication pour faire passer les boutons simples qui se dissipent d'eux-mêmes, comme ils sont venus, sans laisser de trace sur la peau. Si au moment où ils se montrent on éprouve de l'échauffement accompagné de constipation, quelques verres de limonade, quelques tasses de bouillon de veau, et deux ou trois lavements rafraichissants à l'eau de son ou à la guimauve ont bientôt rendu le ventre libre, ce qui facilite d'autant la guérison naturelle des boutons simples. Tant qu'ils ne sont pas effacés, il est imprudent de prendre des bains froids ou tièdes, selon la saison ; il est utile, au contraire, d'en prendre un ou deux, aussitôt qu'il ne subsiste plus de trace de boutons.

Les conseils qui précèdent concernent surtout les dames, que l'invasion inattendue des boutons simples ne manque pas de contrarier beaucoup. Si elles suivent, en cas d'échauffement, la marche que nous indiquons, surtout si elles ont le bon esprit d'endurer un désagrément passager qui n'a rien de dangereux, et de ne pas chercher à forcer les boutons simples à disparaître, en employant des lotions avec le lait virginal ou d'autres cosmétiques du même genre, les boutons s'en iront comme ils sont venus. Alors seulement la peau, lavée soigneusement matin et soir à la place où s'étaient montrés les boutons, avec de l'eau de roses à laquelle on ajoute quelques gouttes d'eau de Cologne et autant de teinture de benjoin, reprend en un jour ou deux sa souplesse et sa fraîcheur ; mais, on le répète, aucun cosmétique ne peut, sans danger pour la santé, être employé tant qu'il subsiste des boutons simples.

CHAPITRE XXI.

Accidents. — Poisons minéraux.

Accidents. — Empoisonnement par les poisons minéraux. — Arsenic. — Moyens d'en provoquer l'expulsion. — Danger de l'emploi des vomitifs. — Eau de chaux. — Émétique. — Contre-poisons qui peuvent lui être opposés. — Vert-de-gris. — Phases distinctes de l'empoisonnement par le vert-de-gris. — Lavements sucrés. — Sublimé corrosif. — Décoction de noix de galle. — Céruse. — Dangers de la fabrication du blanc de céruse. — Eau chargée de blanc d'œuf. — Solution de sulfates de soude et de magnésie. — Litharge. — Vins frelatés avec la litharge. — Minium. — Dangers de sa fabrication dans les cristalleries. — Acides minéraux. — Cause principale des empoisonnements par ces acides. — Alcalis minéraux. — Chlore. — Eau de Javelle.

La vie et la santé, pendant l'âge adulte, ne sont pas seulement compromises par les diverses maladies qui peuvent assaillir l'homme dans toutes les positions sociales; elles le sont aussi fréquemment par le chapitre des accidents, chapitre qui tient toujours une large place dans l'histoire de chaque individu en particulier. Il est des classes nombreuses de travailleurs qui, comme les mineurs et les mécaniciens, par exemple, passent leur vie sous la menace incessante des accidents les plus funestes, genre de péril dont ils prennent en général leur parti, parce que, comme ils le disent philosophiquement eux-mêmes, c'est leur métier. Les divers genres d'accidents auxquels l'homme peut être exposé auraient moins de conséquences fâcheuses, si l'on était constamment sur ses gardes, en mesure, en cas de malheur, de procurer un soulagement instantané, en attendant les secours de l'homme de l'art.

Pour procéder avec ordre aux explications et indications nécessaires à ce sujet, sans s'écarter du cadre de cet ouvrage, on doit considérer isolément les accidents les plus fréquents et les plus graves : ce sont l'empoisonnement, l'asphyxie, et

les blessures comprenant les luxations, les fractures et les
brûlures.

Empoisonnement. — Les premiers soins à donner en
cas d'empoisonnement d'une personne adulte diffèrent essentiellement selon la nature des poisons dont il faut combattre
les effets délétères. Les poisons dont on peut avoir le plus
souvent à redouter l'action sont, dans le règne minéral, l'arsenic, l'émétique, le vert-de-gris, le sublimé corrosif, la céruse et les autres oxydes de plomb, les acides minéraux, les
alcalis minéraux et le chlore; dans le règne végétal, les
champignons, l'opium, la belladone et les autres narcotiques; et dans le règne animal, les cantharides, et, en seconde
ligne, les moules, le poisson et la viande, quand ces aliments
sont corrompus.

Arsenic. — Les empoisonnements par l'arsenic sont assez
fréquemment causés par imprudence; quelquefois aussi,
malheureusement, ils sont le résultat d'un crime. Pour le
dire en passant, on a peine à comprendre comment il est
possible, en présence de toutes les mesures de précaution
prescrites par la loi pour la délivrance des substances véné-
neuses, qu'il y ait encore des empoisonnements par l'arsenic.
Les symptômes de ce genre d'empoisonnement sont assez dis-
tincts pour qu'il soit, pour ainsi dire, impossible de ne pas
les reconnaître. La victime ne conserve quelques chances de
salut que quand elle est secourue sans aucun retard; si les
secours se font attendre, elle est perdue sans ressource. La
forme sous laquelle l'arsenic est pris le plus souvent est celle
d'acide arsénieux ou arsenic blanc, en poudre grossière;
cette poudre se dissout assez lentement dans les voies digestives; elle n'agit, bien entendu, qu'en proportion de la quantité dissoute; de là, l'impérieuse nécessité de faire expulser
par vomissements tout ce qui peut rester d'arsenic non
encore dissous, au moment où l'on s'aperçoit de l'empoisonnement. On doit chercher à provoquer les vomissements sans
recourir aux vomitifs; si près qu'on puisse être d'une pharmacie, il y aurait plus ou moins de temps à perdre à faire
préparer une dose de poudre d'ipécacuanha ou d'émétique;

en outre, l'irritation produite par la présence de ces poisons dans l'estomac (car tout vomitif est un poison), s'ajoutant à celle qui provient de l'arsenic, augmenterait le mal au lieu de le diminuer. De fréquentes gorgées d'eau tiède sucrée de deux en deux minutes, et les barbes d'une plume graissée d'huile passées dans le gosier, suffisent pour faire vomir et éviter la perte d'un temps précieux, en attendant le médecin. Si celui-ci tarde à venir, il faut faire préparer par le pharmacien deux à trois litres d'eau de chaux, à la dose de sept grammes de chaux par litre, mêler cette eau par parties égales à une forte décoction de racine de guimauve, ou bien à une légère eau gommée, plus prompte à préparer, et en donner une demi-tasse de cinq en cinq minutes dès que les vomissements s'apaisent, et tous les quarts d'heure seulement si le malade commence à se calmer et que la gravité des symptômes alarmants diminue. Il faut être dans une localité bien isolée, bien éloignée de tout secours médical, en cas d'empoisonnement par l'arsenic, pour que le médecin n'intervienne pas au milieu de ces secours préliminaires donnés à la victime ; c'est à lui de commencer alors un traitement rationnel qui, si les premiers secours ont été donnés à temps, peuvent lui sauver la vie. On recommande avec instance à tous ceux qui peuvent avoir occasion de donner des soins à une personne empoisonnée par l'arsenic dans une localité isolée, de faire porter la victime chez le médecin ou dans le lieu habité par celui-ci, afin d'abréger de moitié le temps pendant lequel le poison peut agir sans être énergiquement combattu ; sauf à reporter le malade chez lui dès que le médecin juge qu'il est transportable et que le danger le plus grave a été écarté. C'est surtout dans le cas d'empoisonnement par l'arsenic que perdre du temps c'est tout perdre.

Émétique. — L'ancienne célébrité de l'émétique comme vomitif énergique, d'une efficacité irrésistible contre plusieurs maladies, s'est évanouie de nos jours ; l'emploi de ce médicament plus ou moins perfide est devenu rare et limité à un petit nombre d'affections contre lesquelles, en effet, il est très-bien indiqué. Les cas d'empoisonnement accidentel

par l'émétique, assez communs autrefois, lorsqu'une erreur
du pharmacien faisait donner à un malade une dose qu'il ne
pouvait supporter, sont rares aujourd'hui. Une forte décoction soit de quinquina, soit de noix de galle, est le meilleur
remède à employer pour secourir quelqu'un qui, ayant pris
trop d'émétique, est en proie à des vomissements qu'il est très-
difficile d'arrêter, et qui finiraient par dégénérer en spasmes
mortels. S'il arrive qu'on puisse avoir à sa disposition une
eau minérale à la fois gazeuse et sulfureuse, soit naturelle,
soit artificielle, comme les eaux de Barèges et de Balaruc, il
faut en faire prendre un demi-verre de cinq en cinq minutes,
tant que les vomissements ne se sont pas arrêtés.

On fait remarquer à cette occasion qu'une dose modérée ou
même faible d'émétique produit, sur certaines organisations
à la fois nerveuses et délicates, tous les effets d'un empoisonnement. Ces accidents ne peuvent être évités qu'en admi-
nistrant l'émétique, lorsqu'il a été prescrit par le médecin,
en dissolution dans de l'eau tiède, par très-petites portions à
la fois, et en s'arrêtant au moment où le vomitif commence
à agir. Ordinairement le médecin ne manque pas de recommander expressément cette manière d'administrer l'émétique
comme vomitif; mais il n'y pense pas toujours; ceux qui soignent le malade se croient obligés de faire prendre la totalité
du vomitif contrairement à l'intention du médecin; dès lors,
il y a empoisonnement par l'émétique. S'il est combattu à
temps, cet empoisonnement est celui de tous dont il est le
plus facile de prévenir les suites funestes; il n'est réellement
dangereux que quand les secours efficaces se font trop attendre.

Vert-de-gris. — L'empoisonnement par le vert-de-gris
ou oxyde de cuivre, est aussi fréquent que l'empoisonnement
par l'émétique est rare. On sait que la moindre négligence
dans l'entretien des ustensiles de cuisine en cuivre, surtout
des vases formés de cet alliage de cuivre et de zinc, connu
sous le nom de cuivre jaune ou laiton, donne lieu à ce genre
d'empoisonnement. Ce qui en augmente les dangers, c'est
que les syncopes, les nausées, les coliques et les sueurs

froides qui en sont les symptômes les plus saillants, ne se manifestent pas au moment même de l'accident. Le poison étant pris en mélange avec divers aliments ne se trouve pas immédiatement en contact avec l'appareil digestif; quand les premiers signes d'empoisonnement se montrent, les parcelles du vert-de-gris sont déjà collées à la paroi de l'estomac, d'où il est fort difficile de les déloger.

Il y a, dans tout empoisonnement par le vert-de-gris, deux phases distinctes: pendant la première, le poison est dans l'estomac; pendant la seconde, il est dans les intestins. Quand les signes d'empoisonnement se montrent durant la première période, il faut sans délai provoquer les vomissements par les moyens indiqués en cas d'empoisonnement par l'arsenic. Mais si le vert-de-gris a traversé l'estomac sans causer autre chose qu'un sentiment de malaise, le poison se trouvant comme enveloppé dans une grande quantité d'aliments non digérés, on ne s'aperçoit qu'on est empoisonné qu'en éprouvant de violentes coliques, parce que le vert-de-gris est passé dans les intestins. Il serait alors non-seulement inutile, mais très-nuisible de faire vomir. Les premiers secours doivent, en attendant l'arrivée du médecin, consister en lavements émollients auxquels on ajoute une forte dose de sucre; plus ces lavements sont sucrés, plus ils procurent de soulagement immédiat, soulagement qui permet d'attendre les secours de l'art médical.

On fait observer que de tous les empoisonnements accidentels, celui par le vert-de-gris est le plus facile à éviter chez soi, mais non pas chez les autres, surtout dans les auberges, en voyage. Les mets qui donnent lieu, le plus souvent, à ces accidents sont ceux dans la préparation desquels il entre du vin et du vinaigre, tels que les matelotes et les écrevisses, quand ces aliments ont séjourné trop longtemps dans les vases de cuivre où ils ont été préparés.

Sublimé corrosif. — Le sublimé corrosif (deuto chlorure de mercure) ne peut pour ainsi dire jamais donner lieu à des empoisonnements accidentels; quant aux empoisonnements volontaires, ceux qui se proposent de commettre un

crime se servent rarement du sublimé corrosif, poison qu'il
est bien plus difficile de se procurer que l'arsenic. En cas
d'empoisonnement par le sublimé corrosif, on doit faire
prendre du blanc d'œuf délayé dans de l'eau, par quart de
verre, de deux en deux minutes. Ce moyen de soulagement
est très-efficace et on peut partout l'avoir instantanément à sa
disposition. En l'absence du médecin, quand on ne peut obtenir son secours immédiatement, l'effet du poison est sensiblement retardé par l'emploi, concurremment avec le blanc
d'œuf délayé, d'une forte décoction de noix de galle concas-
sée, à la dose de quatre-vingt-dix grammes pour un litre.
Secouru à temps, l'empoisonnement par le sublimé corrosif
est rarement mortel.

Céruse. — Les usages des divers oxydes de plomb dans la
peinture en bâtiment et dans la peinture artistique, ainsi que
dans les fabriques de glaces et de cristaux, sont très-multi-
pliés ; les ouvriers placés en contact continuel avec ces substances pour l'exercice de leur profession subissent, pour
ainsi dire, un empoisonnement perpétuel auquel ils succombent en grand nombre. A Paris, une fabrique de blanc
de céruse est désignée par les ouvriers sous un nom sinistre
et significatif, ils la nomment l'abattoir ; elle justifie ce nom
par le nombre effrayant d'existences humaines annuellement
moissonnées par cette industrie meurtrière ; néanmoins, il s'y
présente toujours plus d'ouvriers qu'on ne peut en occuper.
Les ouvriers privés de travail aiment mieux s'exposer à périr
que de recourir à des moyens d'existence contraires à la morale, et attendre en travaillant à l'abattoir, comme ils
nomment la fabrique de blanc de céruse, qu'ils puissent se
procurer une occupation moins dangereuse.

On oppose à l'empoisonnement par la céruse l'eau chargée
de blanc d'œuf, utile dans tous les cas d'empoisonnement par
un poison métallique, en la faisant alterner avec de la limonade fraîche et une solution légère de sulfate de soude ou de
sulfate de magnésie ; le même genre de secours convient
également aux cas d'empoisonnement par d'autres oxydes de
plomb, tels que la litharge et le minium.

Etharge. — La litharge n'empoisonnne presque jamais que
par l'entremise de MM. les marchandss de vins, qui utilisent,
au étriment de la santé publique, la propriété que possède
ce pison de changer en une saveur ddouceâtre, qui n'a rien
le désagréable, l'âpreté des vins communs dans les années
où e raisin mûrit imparfaitement. Lee genre d'empoisonne-
met lent et continu qui résulte de l'usage habituel des vins
aini frelatés, est d'autant plus difficilde à traiter que, le plus
souent, le médecin ne découvre pass la véritable cause du
ma, et ne peut, par conséquent, y apppliquer le remède. On
recmmande à tous ceux qui habitentt les villes et sont for-
césde recourir au marchand de vins, à moins qu'ils ne pré-
fèrnt boire de l'eau, de prendre ce ddernier parti plutôt que
defaire usage de vin frelaté, et de s'approvisionner chez le
machand de vins le plus honnête homme qu'il se pourra.

Iinium. — L'oxyde rouge de plommb, connu sous le nom
de ninium, est employé en quantités titrès-considérables pour
la abrication des glaces et cristaux; cbhaque fabrique impor-
tane de ce genre fait préparer, dans unne de ses dépendances,
le ninium dont elle a besoin. En dépiit de toutes les précau-
tios prises pour les en garantir, les ouvriers employés à ces
maipulations dangereuses éprouvent souvent des symptômes
d'empoisonnement par le plomb; maiss ils y succombent ra-
reient parce que le cas étant prévu, les secours, semblables
à eux qu'on administre contre l'empooisonnement par la cé-
rue, ne se font jamais attendre. On ddoit conseiller aux ou-
vrirs attachés aux cristalleries et chaargés de la préparation
duninium, de ne pas continuer trop ldongtemps à remplir ces
foctions périlleuses; ils finiraient ppar y perdre, sinon la
vic au moins leur santé, que nul traititement médical ne sau-
rai leur restituer.

Acides minéraux. — Dans les fabriques où l'on fait
usge de divers acides minéraux, donnt les plus usités sont
l'aide sulfurique (huile de vitriol) et l'acide nitrique ou
aztique (eau-forte), on ne saurait prrendre trop de précau-
ties pour mettre ces terribles poisonss hors de la portée des
imprudents. Il n'est arrivé que trop soouvent que, faute d'une

étiquette lisible, des flacons d'acide ont été pris pour d
bouteilles de liqueur : de là d'affreux empoisonnemenl
L'effet de ces poisons est tellement rapide que tout secou:
est le plus souvent inutile ; néanmoins, quand la victine
reconnu sa méprise assez tôt pour n'absorber qu'une faib
dose d'acide, seule circonstance qui puisse lui laisser quelque
chances de salut, il faut se hâter de lui faire prendre, à on
dose, de la magnésie calcinée délayée dans de l'eau frude
et si l'on n'a pas ce médicament sous la main, vu l'extén.
urgence des secours, lui donner par petites gorgées de 'ea
de savon légère, préparée avec du savon blanc, en attendar
qu'on ait pu se procurer de la magnésie et les soins d'u-
médecin.

Alcalis minéraux. — On ne mentionne ici ces poion·
que parce que, faute d'autres moyens de commettre le)lu
lâche des crimes, des scélérats ont quelquefois recoursà]
soude caustique et à la potasse caustique (pierre à cautre)
dont une très-petite quantité suffit pour donner_ la mort E:
pareil cas, la nature du poison étant connue, on ne .eu
donner, en attendant les secours du médecin, que de eau
vinaigrée, qui calme les douleurs atroces causées par la ré-
sence des alcalis minéraux dans les voies digestives. lai:
c'est un moyen de soulagement, non de guérison ; qunc
même les douleurs sont apaisées, le médecin n'en doitpas
moins être appelé au plus vite.

Chlore. — L'empoisonnement par le chlore liquidi ne
peut être, comme l'empoisonnement par les acides minérux,
que le résultat d'une méprise. L'odeur pénétrante et dsa-
gréable qui s'exhale d'une bouteille de chlore liquidc ou
d'eau de Javelle (hypochlorite de potasse) devrait suffire pui
prévenir ces sortes d'erreurs ; et, cependant, il y a des ·us
pour lesquels tout ce qu'ils supposent être une liqueur pi-
ritueuse présente un attrait tellement irrésistible, qudes
exemples d'empoisonnement par le chlore confondu avecne
de ces liqueurs ne sont malheureusement pas très-rares.
Quoique très-caustique, le chlore liquide, surtout sou la
forme d'eau de Javelle, ne décompose pas les tissus avecne

rapidité comparable à celle de l'action destructive des acides minéraux ; quand la victime d'une erreur de ce genre est secourue à temps, elle en revient presque toujours.

On ne peut opposer à l'empoisonnement par le chlore qu'un seul moyen, en attendant l'arrivée du médecin ; il consiste à faire prendre de l'eau fraîche mêlée de blanc d'œuf, par demi-tasses, à quelques minutes d'intervalle. Le blanc d'œuf arrête sur-le-champ l'action délétère du chlore ; il donne au médecin le temps d'arriver et d'appliquer un traitement curatif.

CHAPITRE XXII.

Empoisonnement par les poisons végétaux et animaux. — Asphyxie.

Poisons végétaux. — Champignons vénéneux. — Emploi de l'éther comme contre-poison. — Opium. — Café noir, contre-poison de tous les narcotiques. — Jusquiame. — Stramoine. — Belladone. — Morphine. — Nicotine. — Cantharides. — Camphre employé comme contre-poison. — Moules. — Crabes contenus dans les moules. — Poisson gâté. — Viandes corrompues. — Asphyxie par le tonnerre. — Secours aux personnes foudroyées. — Asphyxie par la chaleur. — Aération. — Saignée. — Sangsues. — Axphyxie par le froid. — Danger du réchauffement sans transition. — Asphyxie par strangulation. — Moyens de secourir les pendus.

Les poisons végétaux sont les plus perfides de tous, parce qu'ils n'agissent sur les voies digestives qu'en se décomposant. Il en résulte que dans les procès pour crime d'empoisonnement par ces redoutables poisons, le corps du délit manque ; le chimiste le plus habile ne peut le faire reparaître ; tandis que le poison minéral, arsenic ou vert-de-gris, se trouve toujours dans le corps de l'homme empoisonné. Toutes ces circonstances expliquent pourquoi, chaque fois qu'il leur est possible de s'en procurer, les empoisonneurs préfèrent à tous les autres les poisons végétaux. Heureusement, ces poisons sont les plus difficiles de tous à préparer, et les pharmaciens qui sont tenus d'en avoir pour l'usage médical, ne négligent aucune des mesures de précaution nécessaires pour empêcher que ces substances délétères ne puissent servir à l'accomplissement d'un crime.

Champignons vénéneux. — Le nombre des empoisonnements accidentels par les mauvais champignons est faible dans les grandes villes, où tous les champignons exposés en vente sont préalablement soumis par des hommes compétents

à une inspection sévère. A Paris spécialement, le champignon
de couche (agaric comestible) est seul admis sur les mar-
chés; parmi les champignons cultivés, il est pour ainsi dire
matériellement impossible qu'il se rencontre de mauvais
champignons. Les empoisonnements par les champignons vénéneux, lorsque ces accidents funestes ont lieu dans les grandes villes, doivent donc être attribués uniquement à l'imprudence de ceux qui en sont victimes; ce sont toujours des
gens qui, persuadés de l'infaillibilité de leur savoir en matière
de champignons sauvages, s'empoisonnent eux et leur famille
avec de mauvais champignons ramassés par eux pendant une
excursion à la campagne. Dans les petites villes et dans les
villages où le vrai champignon de couche, le champignon comestible par excellence, est à peu près inconnu, les erreurs
dans la récolte des champignons sauvages occasionnent fréquemment des empoisonnements mortels quand les secours
ne peuvent être administrés en temps opportun. Un seul
champignon, très-recherché en raison même de sa rareté,
la morille, à cause de la bizarrerie de sa forme qui ne ressemble à celle d'aucune espèce de champignon dangereux,
peut toujours être récolté et livré à la consommation sans
qu'on ait à redouter les erreurs fatales auxquelles donnent
lieu les autres champignons.

De même que le vert-de-gris, les champignons vénéneux
absorbés en mélange avec d'autres aliments n'exercent pas
sur-le-champ leur action funeste; plusieurs heures s'écou-
lent quelquefois avant la manifestation des premiers symptômes d'empoisonnement; ce délai, qui ne peut être évité, est
la cause principale de l'inutilité des efforts du médecin pour
sauver les gens empoisonnés par de mauvais champignons.
Après avoir, en attendant les secours de l'art médical, provoqué les vomissements par les moyens précédemment indiqués, on s'assure par l'inspection des matières rejetées, qu'il
ne reste plus d'aliments dans l'estomac; alors seulement, on
donne de l'eau fraîche fortement vinaigrée, puis de l'éther à
forte dose, qu'on a dû faire chercher en toute hâte dès les
premiers indices d'empoisonnement. Le vrai contre-poison,

dans ce genre d'empoisonnement, c'est l'éther. La dose la plus convenable est de quatre grammes d'éther dans soixante grammes d'eau de fleurs d'oranger, ou simplement d'eau pure, donnée aussi froide que possible. Grâce à ces secours, qui suspendent les effets du poison, le médecin arrive quelquefois à temps pour sauver les gens empoisonnés par les champignons vénéneux.

Opium. — L'extrait de pavot oriental, connu et très-employé dans la médecine européenne sous le nom d'opium, bien qu'il soit inoffensif quand le médecin en proportionne la dose à la force du malade et à l'intensité du mal qu'il veut combattre, n'en est pas moins un des poisons les plus dangereux parmi ceux que fournit le règne végétal; deux à quatre décigrammes d'opium peuvent donner la mort à une personne adulte. On ne saurait donc trop blâmer l'imprudence de ceux qui, pour faire cesser l'insomnie, se prescrivent à eux-mêmes ou prescrivent aux autres le sirop Diacode, les gouttes de Rousseau, le laudanum et les autres préparations opiacées que beaucoup de pharmaciens délivrent avec une déplorable facilité, sans ordonnance de médecin, à ceux qu'ils savent être incapables d'en abuser. Mais, s'il est vrai qu'en effet cette partie de leur clientèle ne puisse avoir la pensée de se servir des préparations dont l'opium est la base pour commettre un meurtre ou un suicide, il n'en est pas moins vrai que ces poisons, pouvant donner lieu à des accidents très-graves, ne doivent jamais sortir de l'officine du pharmacien, si ce n'est en vertu d'une prescription de l'homme de l'art.

Une seule substance est d'une efficacité réelle pour retarder, en l'absence des secours de la médecine, l'effet narcotique de l'opium; c'est le café noir, aussi fort que possible, donné par quart de tasse de deux en deux minutes; mais souvent, quand on s'aperçoit de ce genre d'empoisonnement, la victime est déjà plongée dans une somnolence qui rend très-difficile l'emploi de n'importe quel remède. Le café est aussi le seul contre-poison à l'aide duquel on puisse tenter de soulager les victimes d'un empoisonnement par les autres poisons narcotiques, tels que la jusquiame, le stramoine et la belladone. Un fait dont la physiologie ne peut rendre compte, c'est la manifestation assez fréquente des symptômes d'empoisonnement chez des individus des deux sexes qui ont pris ces poisons sous forme de globules homœopathiques, c'est-à-dire à des doses tellement minimes qu'on ne saurait les exprimer, même en fractions de milligrammes. L'empoisonnement n'en est pas moins réel ; il doit être combattu, dès qu'on s'en aperçoit, à l'aide d'une forte dose de café noir.

La chimie sait extraire de l'opium, ainsi que des divers végétaux doués de propriétés narcotiques, leurs principes actifs sous les noms de morphine, nicotine et autres alcalis végétaux qui, à des doses excessivement faibles, donnent instantanément la mort, et qui n'en figurent pas moins au rang des médicaments les plus précieux dont dispose l'art de guérir. On ne peut donner aucune indication quant aux premiers secours à donner aux victimes d'un empoisonnement par l'une de ces substances ; la rapidité de leur action délétère rend inutile toute tentative pour la retarder ; le médecin le plus expérimenté échoue le plus souvent lorsqu'il est appelé à lutter contre de tels poisons.

Cantharides. — Comme la plupart des autres poisons, ceux qui appartiennent au règne animal, particulièrement les cantharides, le seul de cette classe dont il y ait lieu de s'occuper ici, sont en certaines circonstances des médicaments d'une grande efficacité. L'empoisonnement par les cantharides est le plus souvent le résultat d'une imprudence volontaire ou d'un crime ; l'effet de ce poison, à moins de secours prompts et énergiques, est mortel. On calme les douleurs atroces qu'éprouvent les victimes de cet odieux poison, avec le lait froid ou tiède à forte dose, et le camphre divisé à l'aide de quelques gouttes d'eau-de-vie, puis délayé dans une petite quantité d'eau sucrée, dont on fait prendre de minute en minute une forte cuillerée. Le camphre est le seul contre-poison réellement efficace à opposer à l'empoisonnement par les cantharides. Malheureusement, il appartient au médecin seul d'en déterminer la dose et d'en régler l'emploi ; si les secours du médecin se font attendre, l'empoisonnement par les cantharides a presque toujours une terminaison fatale.

Moules. — On doit mentionner ici les accidents causés par les moules, et souvent aussi par le poisson et la viande plus ou moins corrompus ; car ces accidents méritent le nom d'empoisonnement ; ils en offrent les symptômes et peuvent en avoir les funestes conséquences, lorsqu'on néglige les mesures qui peuvent en combattre les effets.

La moule renferme assez souvent un parasite très-malfaisant, un tout petit crabe que la cuisson fait paraître d'un rouge clair, et qui est pour l'homme un poison très-actif. C'est à la présence de ce parasite que sont dus les cas assez fréquents d'empoisonnement par les moules ; car elles sont en elles-mêmes inoffensives, à moins qu'on les mange à un état trop avancé de décomposition, ce qu'il est toujours facile d'éviter. Il ne faut qu'un peu d'attention, lorsqu'on mange des moules, pour remarquer et rejeter celles qui peuvent contenir des crabes. On doit aussi engager les maîtresses de maison à ne jamais servir les moules sur la table, quel que soit leur mode d'assaisonnement, sans avoir préalablement enlevé l'une des deux valves de leur coquille ; grâce à cette simple précaution, la présence du petit crabe rouge à côté de la moule peut difficilement n'être pas remarquée.

Les symptômes de l'empoisonnement par les moules qui renferment des crabes sont d'abord des vomissements et des douleurs d'estomac, promptement suivies d'une enflure générale et de taches rouges à la peau. Ces symptômes sont plus pénibles qu'alarmants. Quelques tasses d'une forte infusion chaude de camomille romaine pour faciliter les vomissements, puis quelques gouttes d'éther sur un morceau de sucre, qu'on fait suivre d'un ou deux verres de limonade fraîche, suffisent ordinairement pour faire disparaître tous les symptômes fâcheux. Lorsqu'il en est autrement et que le mal persiste, le médecin doit être appelé ; il fait prendre le plus souvent diverses préparations camphrées qui complètent la guérison, mais qui ne sauraient sans inconvénient être administrées en dehors de ses prescriptions, et qui n'appartiennent pas au domaine de la médecine domestique.

Poisson gâté, viande corrompue. — Le mal souvent très-grave, quelquefois mortel, qui résulte de la consommation du poisson gâté et de la viande corrompue, doit être classé parmi les empoisonnements. En dépit de la surveillance exercée par l'autorité, les accidents de cette nature ne sont pas très-rares, même dans les grandes villes; ils sont fréquents dans les localités où cette surveillance est moins active. Au moment où se manifestent les premiers symptômes, la limonade et l'éther, donnés comme dans les cas d'empoisonnement par les moules, procurent un soulagement momentané; mais comme ce genre d'empoisonnement dégénère toujours en une maladie inflammatoire de l'appareil digestif, la guérison ne peut en être espérée que par un traitement régulier, sous la direction d'un habile médecin. L'inflammation est d'autant plus grave que le sujet est plus robuste, parce que son estomac ayant longtemps résisté à l'usage prolongé de ces aliments malsains, est profondément altéré.

Celui qui, n'étant pas très-favorisé des dons de la fortune, est forcé de voyager pendant les fortes chaleurs, et de prendre ses repas dans les auberges de second et de troisième ordre, doit se faire une loi de se contenter d'un morceau de pain et d'un verre de vin, plutôt que de risquer de s'empoisonner en mangeant de la viande qui ne serait pas de la première fraîcheur. C'est une triste perspective que celle de tomber malade en voyage, loin de chez soi, dans quelque mauvaise auberge où l'on est le plus souvent privé des secours d'un médecin expérimenté, or, c'est un malheur qui ne peut manquer d'arriver à ceux qui n'apportent pas assez d'attention à s'abstenir de poisson gâté et de viande corrompue, qu'ils sont exposés à trouver sur les tables d'auberge, lorsqu'ils voyagent en été.

Asphyxie. — Les causes qui peuvent produire l'asphyxie sont tellement nombreuses et il est souvent si difficile de leur échapper, qu'on peut regarder l'asphyxie comme l'un des accidents auxquels l'homme adulte est le plus fréquemment exposé; on doit ajouter que, malheureusement', l'asphyxie n'est pas toujours accidentelle; il n'en est pas moins nécessaire d'être parfaitement au fait des secours qui peuvent rappeler à la vie les malheureux qui tentent de se suicider par asphyxie. L'asphyxie est toujours purement accidentelle quand elle a lieu par le tonnerre, par l'excès du froid ou de la chaleur, et par l'introduction dans les poumons d'un air mélangé de gaz impropres à l'acte de la respiration.

Asphyxie par le tonnerre. — Rien de plus connu que les précautions à prendre, en temps d'orage, pour éloigner, autant que possible, les chances d'être frappé de la foudre ; rien de plus négligé, dans la pratique, que ces précautions. Ainsi, personne ne peut plus ignorer que, sonner les cloches quand il tonne, c'est attirer la foudre sur le sonneur d'abord, sur les fidèles réunis dans l'église, sur l'église elle-même, qu'on expose par là à la destruction par incendie; tout le monde connaît également à quel danger imminent s'expose celui qui, pendant un orage, cherche un abri contre la pluie sous le feuillage d'un grand arbre. Néanmoins, un été ne se passe jamais sans que les feuilles publiques aient à enregistrer des sonneurs tués, des églises incendiées, des voyageurs foudroyés, malheurs d'autant plus déplorables qu'ils pouvaient facilement être évités.

Trop souvent, chez les individus foudroyés, la mort est instantanée; mais souvent aussi la mort n'est qu'apparente, l'asphyxie n'est pas complète; de prompts secours peuvent rappeler la vie suspendue, mais non détruite. Il faut sans délai ôter à la personne foudroyée tous ses vêtements, la placer dans un lieu le plus aéré possible, dans une chambre spacieuse, sous un hangar, ou mieux à l'air libre, si l'orage s'est éloigné. Cela fait, on frictionne avec persévérance le bas des jambes et les pieds, en se servant d'un morceau d'étoffe de laine ou d'une brosse douce; en même temps on répand doucement et à plusieurs reprises de l'eau très-froide sur le visage et sur les diverses parties du corps, et l'on presse avec précaution le ventre et la poitrine, de manière à imiter le mouvement naturel de la respiration. Si l'on est éloigné des secours de la médecine, les soins qu'on indique ici peuvent suffire pour rappeler à la vie une personne foudroyée qui semblait morte ; on recommande seulement de ne pas se lasser ; les fonctions vitales peuvent ne reprendre leur cours régulier qu'au bout de plusieurs heures ; en pareil cas, le défaut de persévérance équivaudrait à un meurtre.

Asphyxie par la chaleur. — Les gens du monde, particulièrement les dames d'un tempérament nerveux, éprouvent souvent un commencement d'asphyxie dans les salons ou les salles de concert encombrées par la foule, et où règne une température très-élevée. Dès qu'on éprouve un sentiment de gêne dans la respiration, accompagné de mal de tête, on doit se hâter de sortir de ces étouffoirs et d'aller respirer au grand air ; le mal cesse ordinairement avec sa cause. Les ouvriers de certaines professions, particulièrement les fondeurs en cuivre, les verriers, et aussi les cultivateurs pendant la moisson, se trouvent quelquefois exposés à une température telle qu'ils sont asphyxiés par la chaleur. Il n'y a pour ce genre d'asphyxie qu'un remède d'une efficacité certaine, pourvu qu'il soit employé sans perte de temps : c'est une large émission sanguine. Il faut courir chez le chirurgien le moins éloigné pour faire pratiquer immédiatement une large saignée ; à défaut de chirurgien, beaucoup d'ecclésiastiques et presque toutes les sœurs de charité savent saigner. Si la saignée ne peut être pratiquée sur-le-champ, chaque minute de retard mettant en question la vie du malade, on doit lui appliquer une vingtaine de sangsues à l'anus et les laisser abondamment saigner. Quelques affusions d'eau froide sur la tête et sur le visage, et des bains de pieds dans de l'eau salée très-chaude achèvent de dissiper les traces de l'asphyxie par la chaleur.

Asphyxie par le froid. — Ce genre d'asphyxie est fréquent dans les pays du Nord ; il l'est aussi, même sous les latitudes méridionales, parmi les habitants des hautes montagnes. Bien que le froid soit la cause unique du mal, c'est rendre certaine la perte du malade que de l'exposer sans transition à une température trop chaude. On doit même conseiller au voyageur qui, surpris par une tourmente de neige, commence à être saisi par le froid, et qui a le bonheur d'atteindre un lieu habité avant d'en être asphyxié, de ne pas s'approcher immédiatement du feu, quelque tentation qu'il en éprouve, et de ne goûter le plaisir de se bien réchauffer que quand il se sentira à moitié dégourdi, par quelques minutes de séjour dans une chambre modérément chauffée.

La première chose à faire pour secourir une personne asphyxiée par le froid et qui a perdu connaissance, c'est de la transporter dans une chambre sans feu, et là, de lui frictionner tout le corps, soit avec de la neige, soit avec des pièces d'étoffe trempées dans de l'eau très-froide; c'est au reste ce que savent très-bien les habitants des pays où les cas d'asphyxie par le froid ne sont pas rares. Partout ailleurs, on agit par ignorance, de manière à ôter au malade toute chance de salut, soit en lui plongeant tout le corps, à l'exception de la tête, dans du fumier en pleine fermentation, soit en le plaçant le plus près possible d'un grand feu. Quand les frictions à la neige et les affusions d'eau froide font revenir le malade à lui, il est temps de le mettre au lit, dans une chambre où ne règne pas une trop haute température. On essaye alors de lui faire avaler une ou deux tasses de thé, plutôt tiède que trop chaud, dans chacune desquelles on verse quelques gouttes d'eau de mélisse ou d'eau de Cologne. Ce système de secours, convenablement appliqué, manque rarement son effet.

Asphyxie par strangulation. — Ce genre d'asphyxie est toujours le résultat d'un suicide ou d'un crime. La vie, malgré les apparences de la mort, se maintient plus longtemps qu'on ne le croit généralement chez les pendus. Lorsqu'on ignore à quelle époque remonte la strangulation, le pendu pouvant toujours avoir des chances de salut, c'est un devoir de le secourir sans retard. En présence d'un événement de ce genre, qui produit toujours une grande rumeur populaire, c'est un devoir pour toute personne éclairée de combattre le préjugé qui fait croire à beaucoup de gens du peuple qu'ils se compromettraient en portant la main sur un pendu avant l'arrivée de l'autorité locale. Ce préjugé cause la mort d'un grand nombre de malheureux qui, secourus à temps, pouvaient être sauvés. Après avoir coupé la corde, en soutenant le corps afin d'éviter tout choc violent, on commence par le dépouiller de toute espèce de vêtements, puis on l'étend sur un matelas, ou simplement sur le sol, en plaçant sous la tête un objet quelconque pour la soulever. Les affusions d'eau froide et les frictions sèches aux membres inférieurs rappellent à la vie un pendu dont la strangulation ne remonte pas à plus d'un quart d'heure; mais ce dont il a le plus urgent besoin, c'est d'être saigné. S'il ne peut l'être immédiatement et qu'on puisse se procurer des sangsues, on peut en appliquer quelques-unes derrière chaque oreille, en attendant la saignée, seul moyen assuré de salut, quand la strangulation remonte à plus d'un quart d'heure.

CHAPITRE XXIII.

Asphyxie. — Blessures

Asphyxie par submersion. — Secours aux noyés. — Expulsion de l'eau absorbée. — Rappel des fonctions respiratoires. — Vomitifs. — Asphyxie par les gaz non respirables. — Professions périlleuses à cet égard. — Aération. — Eau acidulée. — Lavements à l'eau de savon. — Boîtes de secours pour les noyés et les asphyxiés. — Ce que doivent contenir ces boîtes. — Blessures. — Leurs divers caractères. — Contusions. — Moyens d'empêcher qu'elles n'occasionnent des abcès. — Plaies avec épanchement de sang. — Moyens d'arrêter les hémorragies causées par une blessure. — Blessés en état d'ivresse. — Nécessité de les dégriser. — Blessés évanouis. — Moyens de leur faire reprendre connaissance. — Danger de l'excès de la chaleur. — Du froid. — Des remèdes de bonnes femmes.

Asphyxie par submersion. — Partout où il y a de l'eau, il ne devrait être permis à personne d'ignorer les secours et les soins qu'on doit donner aux noyés pour chercher à les rappeler à la vie. On peut se noyer accidentellement dans très-peu d'eau; il y a de fréquents exemples de gens qui, au moment où ils se baissaient pour puiser de l'eau dans un bassin très-peu profond, ont été pris d'un étourdissement, sont tombés la tête la première dans une eau profonde seulement de deux ou trois décimètres, et s'y sont noyés; secourus avec intelligence au moment où on les a retirés de l'eau, presque tous auraient pu être sauvés. On insiste sur cette vérité que, même après un séjour d'une demi-heure, ou plus encore dans l'eau, même lorsqu'il y a un commencement de roideur cadavérique et toutes les apparences de la mort, la vie peut n'être pas éteinte; le noyé doit toujours être secouru. Dans les campagnes, les gens peu éclairés pensent en général que le premier service a rendre à un noyé au moment où il est retiré de l'eau, c'est de lui faire rendre l'eau qu'il a pu avaler en très-grande quantité; dans ce but, on suspend le corps

la tête en bas, moyen certain, dans le cas où le noyé n'est
pas mort, de le tuer, eu déterminant une congestion cérébrale.
L'expulsion de l'eau n'est pas ce qui presse le plus ; le malade
doit être posé sur un brancard, en inclinant son corps sur le
côté droit, et en maintenant la tête suffisamment élevée, pour
être transporté vers le lieu le plus prochain où il est possible de le déshabiller complétement et de le mettre au lit ;
alors seulement, on le soutient dans la position d'une personne couchée qui éprouve le besoin de vomir, et l'eau qui
remplit les voies digestives s'écoule d'elle-même ; dans tous
les cas, le délai apporté à l'expulsion de cette eau ne compromet pas les jours du noyé. Si l'eau ne s'écoule pas naturellement, on eu provoque la sortie en introduisant dans le
gosier les barbes d'une plume imbibée d'huile. Alors, on
commence à opérer, comme dans le cas d'asphyxie par le
tonnerre, de légères compressions régulières sur le ventre et
sur la poitrine, dans le but de faire exécuter à ces parties du
corps le même mouvement que leur fait faire la respiration
normale d'un individu bien portant. Pendant ce temps, une
autre personne promène sous les narines du noyé un flacon
rempli de vinaigre distillé (acide acétique), d'alcali volatil
(ammoniaque liquide), ou de tout autre liquide à odeur pénétrante, dans le but d'exciter le retour des fonctions vitales dans
les organes respiratoires.

Le soin le plus urgent est, assurément, celui de rappeler la
respiration ; ce premier point obtenu, le noyé peut être regardé comme sauvé, pourvu que ceux qui travaillent à le faire
revivre ne se lassent point. Il importe beaucoup de prévenir le
refroidissement des extrémités en plaçant sous la plante des
pieds, soit une bouteille remplie d'eau bouillante, soit des
briques ou des fers à repasser fortement chauffés, enveloppés
de linges épais. Par intervalles, on pratiquera sur toute la
surface du corps des frictions sèches avec une brosse douce,
et l'on promènera un fer à repasser modérément chauffé, alternativement sur la poitrine, sur le ventre et sur les reins.
L'eau-de-vie camphrée employée en frictions avec une pièce
d'étoffe de laine remplace avec avantage les frictions sèches

par lesquelles il faut toujours débuter, en attendant qu'on ait pu se procurer de l'eau-de-vie camphrée ; car, dans toute espèce d'asphyxie, le point capital c'est de ne pas perdre de temps.

Quand, par l'emploi non interrompu de tous ces moyens mis en usage avec intelligence, le noyé reprend ses sens, il éprouve le plus souvent des nausées qu'il faut favoriser au moyen d'un ou deux décigrammes d'émétique dissous dans un ou deux verres d'eau ; cette solution, sauf à ne pas s'en servir s'il ne vient pas de nausées, doit être tenue prête d'avance et donnée par petites gorgées, en cas de besoin, pour dégager complétement les premières voies. Le reste du traitement regarde le médecin, qui survient toujours sur ces entrefaites et qui trouve la besogne très-avancée, lorsqu'au moment où il apporte le secours de ses lumières le noyé a repris connaissance et qu'il commence à vomir.

Asphyxie par les gaz non respirables. — La connaissance des secours à donner aux gens asphyxiés par l'introduction dans leur poumon de gaz non respirables, est aussi nécessaire que celle des soins réclamés par les noyés. Dans les villes, ce genre d'asphyxie est très-fréquent ; on sait combien de malheureux ont recours à un boisseau de charbon pour mettre fin à leur existence ; si coupable que soit la pensée du suicide, celui qui a succombé à cette horrible tentation n'en doit pas moins être secouru. Les vidangeurs, dans l'exercice de leur profession aussi périlleuse qu'utile, et les maçons, lorsqu'ils descendent dans un puits profond, ou qu'ils pénètrent dans un souterrain où le gaz acide carbonique s'est accumulé, sont aussi fréquemment exposés à l'asphyxie, à laquelle s'exposent également ceux qui tentent d'aller à leur secours, quand, par une incurie coupable, le danger n'a pas été prévu, et que les moyens de sauvetage n'ont pas été d'avance organisés, ainsi qu'ils doivent l'être avant le début des travaux, en pareille circonstance. Dans les fabriques de produits chimiques, les ouvriers employés à la préparation de l'acide sulfhydrique (hydrogène sulfuré) et de l'acide cyanhydrique (acide prussique) sont souvent asphyxiés par

les vapeurs délétères de ces deux acides, mais ils succombent
rarement à ce genre d'accident, étant placés dans les meilleures conditions pour être promptement et efficacement secourus. A la campagne, les accidents de cette nature, toujours
très-graves et souvent mortels, parce que les moyens de secours font défaut, atteignent principalement ceux qui, par
imprudence, pénètrent sans précautions dans une cave ou un
cellier fermés depuis longtemps, ou dans un pressoir soit à
vin, soit à cidre, renfermant des cuves de ces liquides en
pleine fermentation.

Dans tous les cas d'asphyxie par des gaz non respirables,
quelle que soit la nature du gaz, cause de l'accident, la première chose à faire c'est de porter le malade au grand air.
S'il s'agit d'un suicide par le charbon, il faut, pour ne pas
être asphyxié soi-même, ouvrir la porte toute grande, et
pour peu que la fenêtre soit difficile à ouvrir, ne pas hésiter
à casser un carreau de vitre pour établir un courant d'air.
Quand l'asphyxie n'est pas trop avancée, et que le mal en est
encore à son début, l'exposition à l'air libre rappelle le malade à la vie, et l'accident n'a pas d'autre suite ; c'est malheureusement ce qui n'arrive pas toujours. Les premiers soins
sont ceux qui ont été décrits pour les cas d'asphyxie par le
tonnerre. Il faut, de plus, dès que le malade revenu à lui est
en état d'avaler, lui faire prendre par demi-verres de l'eau
froide acidulée avec du vinaigre, et lui donner un ou deux
lavements avec une eau de savon très-légère ; le reste concerne le médecin.

Boîtes de secours. — A Paris, et dans toutes les villes
de quelque importance, les secours pour les noyés et les asphyxiés sont organisés par les soins de l'autorité, de telle
sorte que le médecin ou, en son absence, les personnes dévouées et intelligentes ont sous la main, dans des boîtes dé-
posées chez les commissaires de police, tout ce qu'il faut pour
combattre efficacement l'asphyxie, tant qu'elle n'est pas complète et qu'il reste au malade un souffle d'existence ; il n'y a
pas de raison pour qu'il n'en soit pas ainsi partout. On donne
ici la liste des objets que doit contenir une boîte de secours,

parce que tout chef de fabrique devrait se faire une loi d'en avoir une toujours prête en cas d'accidents ; c'est aussi le cadeau le plus utile que puisse faire à ses administrés le maire d'une commune rurale, quand sa situation de fortune lui permet d'en faire la dépense.

La boîte de secours doit contenir six flacons bouchés à l'émeri, de dimensions diverses, renfermant de l'ammoniaque liquide, de l'éther, de l'alcool camphré, du vinaigre distillé, de l'eau de mélisse et du chlorure de chaux. On doit y trouver aussi quelques paquets d'émétique d'un décigramme chacun, une petite quantité de tabac à fumer, une seringue, un petit appareil fumigatoire, une lancette, une paire de ciseaux de chirurgien, du linge à pansement et de la charpie. Dans les boîtes de secours qu'on peut se procurer toutes prêtes à Paris, on trouve, de plus, une instruction détaillée sur la manière de se servir de tous ces objets en l'absence du médecin.

Blessures. — L'homme, dans toutes les conditions sociales, est exposé à recevoir un grand nombre de blessures, dans des circonstances telles qu'il peut à tout moment avoir besoin d'être secouru, et se trouver dans l'impossibilité de recevoir les soins d'un chirurgien. L'art de panser les blessures a fait partie, pendant tout le moyen âge, de l'éducation de toutes les jeunes filles nobles ; ce genre de connaissances leur était d'autant plus nécessaire que la guerre était alors la seule occupation des classes supérieures chez toutes les nations chrétiennes, non pas la grande guerre, comme elle se fait de notre temps, mais la guerre de village à village, de sorte qu'à tout moment, une femme pouvait s'attendre à voir rapporter son mari, son père ou son frère, plus ou moins endommagés ; le soin de panser leurs blessures la concernait exclusivement. Aujourd'hui les armées ont leurs officiers de santé militaires ; les villes ont leurs hôpitaux, desservis par d'habiles chirurgiens et par des sœurs de charité ; les nécessités du moyen âge n'existent plus. On pense, néanmoins, que, sans chercher à faire d'une jeune femme un intrépide chirurgien, il serait très-possible et très-utile d'habituer la

plus belle moitié du genre humain à savoir au besoin panser
une blessure au lieu de se trouver mal à la vue d'une plaie,
incapable qu'elle est de se secourir elle-même ou d'aider à
secourir les autres.

Les blessures auxquelles toute personne étrangère à l'art
de guérir peut être appelée à donner les premiers soins comprennent les contusions, les plaies ou blessures proprement
dites, les luxations, les fractures et les brûlures.

Contusions. — On attache en général peu d'importance
à une blessure quand elle se borne à une simple meurtris-
sure, sans déchirure de la peau, sans effusion de sang ; ce
n'est pas un motif pour ne pas du tout s'en occuper. On peut,
sans doute, lorsqu'il s'agit d'une de ces contusions qui produisent une ecchymose rouge d'abord, puis brune, puis verdâtre, passant enfin au jaune pour disparaître sans laisser
de traces, s'en remettre à la nature du soin de rétablir les
choses dans leur état normal, et c'est ce qu'on fait le plus
souvent. Mais quand une partie charnue de l'un des membres
a reçu un choc violent, bien qu'il n'en soit résulté qu'une
contusion, il y a sous la peau une telle quantité de sang
extravasé que la résorption ne peut plus avoir lieu ; il se
formerait alors, si la contusion n'était pas pansée, une tumeur
qui deviendrait un abcès, dont la résolution ne pourrait être
obtenue qu'à la longue, après suppuration : c'est ce qu'on
doit chercher à éviter. On y parvient facilement en appliquant
sur la partie blessée des compresses imbibées d'eau-de-vie,
dans laquelle on a fait dissoudre une petite quantité de savon
de toilette ; l'eau-de-vie camphrée et l'eau blanche préparée
avec l'eau de fontaine et l'acétate de plomb liquide (extrait de
Saturne) sont également propres au même usage. De tous les
remèdes familiers, exempts d'inconvénients, d'une efficacité
éprouvée pour résoudre les contusions graves et empêcher
qu'elles ne donnent lieu à des abcès, le meilleur est la teinture de benjoin composée, ou baume du commandeur ; on en
prépare une eau résolutive et rafraîchissante dont on a donné
la recette (chap. IV). Au lieu de découvrir la contusion pour
renouveler les compresses imbibées de cette eau, il vaut

mieux laisser en place le premier pansement, ne pas attendre que la première compresse soit tout à fait sèche et la mouiller de temps en temps, sans la déranger : moins une contusion grave est exposée au contact de l'air, plus tôt on en obtient la résolution.

Blessures. — Bien qu'une contusion soit réellement une blessure et qu'elle rende nécessaire un pansement approprié à la gravité du mal qui en résulte, on ne donne dans le langage habituel le nom de blessures qu'aux plaies dans lesquelles il y a division de la peau, déchirure ou coupure des tissus, par conséquent épanchement de sang au dehors. Pour les soins à donner à toutes les coupures de peu d'importance, on se borne à renvoyer aux indications précédemment données. (Chap. IV.) Les blessures sérieuses qu'on peut avoir occasion de panser provisoirement, en l'absence du chirurgien, proviennent de diverses causes, dont les plus fréquentes sont les coups d'armes blanches reçus en duel, et les coupures ou déchirures reçues accidentellement par les ouvriers qui travaillent dans des ateliers ou des fabriques où l'on se sert d'outils tranchants, plus ou moins dangereux. Ce genre de blessures, presque toujours très-graves, saignent assez d'elles-mêmes, sans qu'il soit nécessaire de provoquer l'écoulement du sang ; il y a lieu plutôt d'arrêter le sang en cas d'hémorragie, quand quelques gros vaisseaux sont intéressés dans la coupure ou la déchirure. Le linge brûlé, pour les coupures de peu d'importance, et l'agaric ou amadou préparé pour les blessures de plus d'étendue, sont les meilleurs moyens d'arrêter le sang ; ces moyens sont de beaucoup préférables à la charpie et aux compresses de linge blanc. Quand le sang est arrêté, on réunit les bords de la plaie avec des bandes de sparadrap ramollies en les passant au-dessus de quelques charbons allumés. Cela fait, si l'individu blessé est d'un bon tempérament, la cicatrisation s'opère sans peine en humectant de temps en temps le pansement avec l'eau rafraîchissante contenant de l'acétade de plomb et du baume du commandeur.

Il arrive quelquefois, surtout dans les grandes villes, que le blessé, au moment de l'accident, est en état d'ivresse ; il importe de le dégriser le plus vite possible, ne fût-ce que pour faire cesser la résistance de ceux qui, ayant l'ivresse furieuse, exaspérés par la vue de leur sang, refusent de se laisser panser. Il ne faut pas, comme le conseillent beaucoup de livres de médecine domestique, employer pour faire cesser leur ivresse l'ammoniaque liquide (alcali volatil) à la dose de quinze à vingt gouttes dans un verre d'eau ; ce moyen violent produit bien l'effet désiré ; mais il en peut résulter des accidents consécutifs d'un caractère fâcheux. On ne doit se servir pour dégriser un blessé que de quinze à vingt gouttes d'eau de Luce (acétate d'ammoniaque) dans un verre d'eau sucrée, médicament inoffensif qui remplit la même indication un peu plus lentement que l'alcali volatil, mais sans qu'il puisse en résulter aucun mal ultérieur pour les organes digestifs.

Si par suite de la violence du coup qu'il a reçu et de la quantité de sang qu'il a perdue, le blessé est sans connaissance, il faut, tandis que quelqu'un s'occupe de poser sur la blessure un premier appareil d'après les indications qui précèdent, qu'une autre personne cherche à lui rendre la connaissance en lui bassinant les tempes avec du vinaigre et en débouchant sous ses narines un flacon rempli d'acide acétique, d'éther ou d'ammoniaque liquide. Quand l'évanouissement se prolonge en dépit de ces soins, c'est toujours un symptôme fâcheux contre lequel les secours de la médecine domestique ne peuvent rien ; ceux du médecin sont indispensables. Mais en général, les blessures même fort grandes, quand elles sont simples et que celui qui les a reçues n'est affecté d'aucune de ces altérations du sang qui font dégénérer la moindre blessure en plaie dangereuse, se cicatrisent très-bien et très-vite par le seul emploi des remèdes prescrits ci-dessus, et sans l'intervention du chirurgien. Il importe, si la blessure est grave, de mettre le blessé à la diète jusqu'à cicatrisation, de le préserver en été d'un excès de chaleur qui pourrait engendrer la suppuration, puis la gangrène, en hiver des atteintes du froid qui peuvent aboutir au tétanos, et en toute saison des remèdes de bonnes femmes, capables d'envenimer, à force d'onguents et de graisses rances, les blessures les plus insignifiantes.

CHAPITRE XXIV.

Luxations. — Fractures. — Brûlures. — Morsures. — Piqûres.

Luxations incomplètes. — Complètes. — Leurs caractères. — Danger de recourir aux rebouteurs. — Fractures. — Causes les plus fréquentes qui les déterminent. — Soins à prendre avant l'arrivée du chirurgien. — Brûlures. — Moyens d'éteindre les vêtements enflammés. — Exemples de guérison de brûlures générales. — Morsures. — Droit légal de tuer un chien quelconque qui cherche à mordre. — Précaution contre l'hydrophobie. — Inefficacité des remèdes contre la rage. — Cautérisation par l'alcali volatil. — Par le fer chauffé au rouge blanc. — Pèlerinage à Saint-Hubert en Ardennes. — Secours aux hydrophobes. — Soulagement produit par le chloroforme. — Morsure de la vipère. — Piqûres de divers insectes.

Luxations. — Autant les luxations sont rares dans l'enfance et dans l'adolescence, en raison de l'heureuse flexibilité des muscles à cette époque de la vie, autant elles sont fréquentes chez les adultes, alors que cette élasticité a disparu. L'âge adulte est celui où l'homme, par les voyages, la guerre et les travaux des diverses professions, est le plus exposé aux accidents qui peuvent donner lieu à des luxations. Une luxation peut être complète ou incomplète; c'est ce qu'il est facile de vérifier, sans posséder aucune connaissance en chirurgie. Dans une luxation complète, l'articulation du pied, du genou, du poignet, du coude de l'épaule ou de la clavicule, est entièrement démise; les os qui, dans l'état normal, s'emboîtent l'un dans l'autre, sont totalement disloqués; leur séparation sous la peau fortement tendue, se reconnaît au toucher. Quand la luxation est incomplète, il existe encore des points d'adhérence entre les extrémités des deux os à demi dérangés. Dans tous les cas, et bien qu'il y ait des exemples de luxations remises au moyen d'une forte secousse par des gens étrangers à l'art de guérir, il ne faut pas tenter de remettre une luxation sans le secours d'un habile chirurgien : agir autrement, c'est risquer d'estropier pour toute sa vie celui que l'on tente de secourir.

On renouvelle ici le conseil déjà donné (chap. IV), au sujet des foulures fréquentes pendant l'enfance et l'adolescence, de ne jamais, pour remettre une luxation, s'adresser aux gens qui, dans les campagnes, exercent le métier de rebouteurs. Il n'est pas possible, il est vrai, de prendre, chez l'homme et la femme adultes, une foulure pour une luxation, et réciproquement ; la saillie des apophyses, ou extrémités arrondies des os, est trop visible pour qu'il ne soit pas toujours facile de distinguer quand il y a ou quand il n'y a pas luxation. Mais cette facilité de reconnaître à la vue et au toucher l'existence de la luxation, ne donne pas au rebouteur un talent et des connaissances dont il est dépourvu ; il est absurde, pour vouloir aller au bon marché par un esprit de sordide économie, de se faire estropier par un ignorant, alors qu'un chirurgien exercé aurait, en un tour de main, remis la luxation en conservant au blessé le plein et entier usage du membre luxé.

Fractures. — En ce qui concerne les fractures, la première chose à faire c'est de les éviter. Parmi les gens du monde, la moitié au moins des chutes qui occasionnent la fracture d'un bras ou d'une jambe doit être mise sur le compte de l'imprudence. Les uns, pour faire parade d'un talent supérieur dans l'art de l'équitation, ne montent que des chevaux fougueux et indociles. oubliant le sage proverbe qui dit : « Si tu es avec un cheval, tu es avec ton maître. » D'autres se permettent maint autre genre de bravades, de nature à se faire casser quelque chose. C'est ainsi, notamment, qu'en hiver, en temps de verglas, alors que les plus adroits ont peine à conserver leur équilibre, on voit des imprudents, pour faire parade de hardiesse, sortir avec des bottes ou des souliers à talons élevés, alors que, si la nécessité les oblige réellement à sortir tandis que le pavé des rues ressemble à la surface d'un miroir, ils ne devraient porter que des chaussons de lisière. Cette chaussure est, dit-on, ridicule : ce qui est ridicule, c'est de braver un péril sans but, c'est de se fracturer pour ainsi dire volontairement un bras ou une jambe.

En présence d'une fracture, quel que soit l'os fracturé, le rôle de la médecine domestique est très-limité. Il faut premièrement veiller au transport le moins douloureux possible du blessé du lieu de l'accident jusque sur le lit, où il doit être placé, en attendant l'arrivée du chirurgien, dans une position telle que les deux extrémités de l'os rompu soient aussi exactement que possible vis-à-vis l'une de l'autre. Quand la fracture a été réduite par le chirurgien, on doit surveiller très-attentivement l'exécution de ses prescriptions, et maintenir jusqu'à parfaite consolidation la partie fracturée dans une complète immobilité.

Brûlures. — On renvoie, pour les soins à donner aux brûlures de peu d'importance, aux indications données à ce sujet dans le chapitre IV. Pendant toute la durée de l'âge adulte, une foule de causes que la prudence humaine ne peut pas toujours éviter, exposent les personnes des deux sexes à des brûlures plus graves. Les plus fréquentes de ces causes sont les incendies, les explosions du gaz d'éclairage et des machines à vapeur, et pour les dames particulièrement, dont les vêtements sont plus facilement combustibles que ceux des hommes, l'inflammation accidentelle du costume, cause fréquente d'affreux malheurs, contre lesquels on ne prend jamais assez de précautions. C'est ainsi notamment que chez des pharmaciens ou dans des fabriques de produits chimiques, des dames ont été brûlées vives, parce qu'on avait commis l'impardonnable imprudence de poser momentanément sur l'appui d'une cheminée un flacon rempli d'éther, d'alcool rectifié ou de tout autre liquide très-inflammable. Un choc accidentel ayant déterminé la chute ou la fracture du vase, une femme assise près de la cheminée s'est trouvée en un moment enveloppée dans une atmosphère de flammes à laquelle il n'a pas été possible de l'arracher. Ce qu'il faut, en présence d'un pareil accident, ce n'est pas de l'eau qui, presque toujours, est apportée trop tard ou en quantité insuffisante, c'est du sang-froid. Dès qu'on voit les vêtements d'une femme prendre feu, il faut rapidement lui jeter sur le corps un vêtement d'homme, un tapis de table, un rideau, une courte-pointe, tout ce qui se trouve sous la main, l'en envelopper, la renverser soit à terre, soit sur un canapé, ou sur un lit, et la rouler sur elle-même, pour qu'en quelques secondes la flamme soit étouffée : hors de là, pas de salut. La plupart des malheureuses femmes qui périssent de cette mort affreuse pourraient être sauvées, si elles ne perdaient complétement leur présence d'esprit. Trop souvent elles se précipitent pour fuir dans les appartements, les escaliers, la cour, la rue, activant, excitant par leur course sans but le feu qui les détruit, rendant inutiles les efforts qu'on peut tenter pour les sauver.

Ces efforts, bien dirigés, peuvent toujours être couronnés de succès ; toute brûlure pansée à temps est guérissable, même quand elle s'étend sur la plus grande partie de la surface du corps. L'auteur de cet ouvrage en a vu dans sa carrière médicale de mémorables exemples ; on en rapporte ici deux qui prouvent qu'il ne faut jamais désespérer du salut d'un individu affreusement brûlé. En 1833, à l'hôpital militaire de Saint-Laurent, à Liége (Belgique), un infirmier, marchant imprudemment sur le bord d'un des fourneaux de la cuisine, tomba dans une marmite pleine de bouillon en ébullition ; il en fut retiré vivant, mais dans quel état ! Par les soins d'un chirurgien militaire d'un grand talent, le docteur Vandermer, ce malheureux fut en peu de temps parfaitement guéri ; il en conserva, parmi ses camarades, le surnom mérité de *Dur-à-cuire*. En 1851, la femme d'un braconnier de la Campine anversoise, ayant acheté pour son mari un kilog. de poudre de contrebande endommagée par l'humidité, eut l'ingénieuse idée de la faire sécher devant le feu de la cheminée, comme si c'eût été de la farine mouillée. Une affreuse explosion eut lieu ; la femme eut la figure, les mains et les jambes cruellement brûlées ; néanmoins, contre toute attente, et bien qu'il eût fallu aller chercher fort loin le médecin, ce qui avait fait perdre un temps précieux pour le traitement, en douze jours sa guérison fut complète. On rappelle encore à ce sujet l'observation faite par le célèbre Desgenettes d'un officier français d'artillerie (le chef de brigade Rey), pris par les Espagnols, garrotté et recouvert d'un monceau de poudre, auquel ils mirent le feu. Secouru à temps par les Français, cet officier fut guéri, et put reprendre son service. Il avait conservé de cet incident de sa vie militaire peu de sympathie pour les Espagnols.

Ainsi, quelque grave que soit une brûlure, ne désespérez jamais des jours de la victime. En l'absence du chirurgien, des affusions continuelles d'eau la plus fraîche possible sur les parties brûlées, puis, dès qu'il a été possible de s'en procurer en quantité suffisante, des compresses d'eau rafraîchissante préparée avec le baume du commandeur (chap. IV), en ayant soin de mouiller sans cesse ces compresses sans les déplacer : c'est le secours le plus efficace en pareil cas. Grâce au soulagement que le malade en éprouve, on peut toujours espérer que le chirurgien n'arrivera pas trop tard.

Morsures. — Les chiens, les chats et les serpents, parmi lesquels le seul réellement dangereux en Europe est la vipère, sont les animaux dont la morsure peut le plus souvent donner lieu à des accidents déplorables. La morsure d'un chien, même de grande taille, peut être considérée comme une plaie simple, sans gravité, guérissable par les moyens précédemment indiqués pour le pansement des coupures et des brûlures, quand l'animal qui les a faites n'est point enragé. Mais la rage, ou hydrophobie, se communique d'un chien à un autre, et même du chien à l'homme avec une si déplorable facilité, qu'il y a toujours lieu, lorsqu'on est mordu d'un chien, de prendre les mêmes précautions que si l'animal était notoirement enragé, à moins qu'on ne soit parfaitement assuré du contraire.

Précautions contre la rage. — L'hydrophobie est, sans contredit, la plus épouvantable de toutes les maladies qui puissent accidentellement affliger l'humanité ; les livres de médecine mentionnent des cas de rage spontanée qui semblent incontestables, soit chez l'homme, soit chez les animaux ; mais ce sont des exceptions tellement rares que la rage est réellement une affection transmise exclusivement par la morsure, le seul moyen de transmission contre lequel il y ait lieu de se prémunir. Le premier soin à prendre contre cette redoutable inoculation, c'est de ne jamais se laisser approcher par un chien, quel qu'il soit, qui cherche à mordre, ce chien fût-il tenu en laisse; la loi est formelle à cet égard. Dans un temps et dans un pays où la rencontre d'un chien enragé peut être à craindre, il est prudent de ne pas sortir sans un bon bâton, et si n'importe quel chien cherche à vous mordre, on peut l'assommer sur place; son maître n'a aucune indemnité à réclamer. On fait remarquer, pour que l'importance de cette recommandation soit bien comprise, que la rage peut être communiquée par un chien hydrophobe, même quand la morsure n'a point entamé la peau, et que le sang n'a pas coulé; il suffit que la peau ait été légèrement excoriée et imprégnée de la bave du chien enragé pour que la rage se communique; chacun est donc parfaitement en droit de veiller à sa propre sûreté, et de prévenir les morsures, même légères, d'un chien inconnu, même dans le cas où l'animal est conduit en laisse, et la loi qui autorise à le tuer est parfaitement équitable. La seconde recommandation, non moins importante que la première, c'est celle de ne jamais céder à la tentation de donner l'hospitalité aux chiens errants sans maîtres qu'on peut rencontrer et dont l'extérieur prévient en leur faveur, sans avoir pris la précaution préalable de s'assurer qu'ils mangent de bon appétit et qu'ils boivent largement, sans répugnance. On doit rapporter ici l'exemple fatal d'une famille de cinq personnes habitant à Paris la rue Jacob, et qui périrent misérablement *toutes les cinq*, dans d'affreux accès d'hydrophobie, en 1857. Ce mal, jusqu'à présent incurable (espérons qu'il ne le sera pas éternellement!), leur avait été inoculé par les morsures d'un très-joli petit chien épagneul qui les avait suivies depuis le bois de Boulogne. Le chien ne paraissait nullement atteint de la rage; il se laissait caresser, mais cherchait à mordre, ou plutôt à *mordiller* sans cesse, ce qui n'avait rien d'extraordinaire, parce qu'il était très-joueur, comme tous les petits chiens très-jeunes. Les soupçons ne furent éveillés que lorsqu'on remarqua le lendemain qu'il ne mangeait pas et qu'il refusait obstinément de boire. Le surlendemain, il eut un accès de rage et fut abattu. Les cinq personnes mordues, malgré les soins empressés de plusieurs de nos célébrités médicales, furent successivement prises d'accès d'hydrophobie et moururent : ce fut une famille entièrement éteinte. L'exemple semble assez frappant pour devoir inspirer en pareille circonstance une prudente réserve.

Remèdes contre la rage. — On l'a dit et on le répète, une fois l'hydrophobie déclarée, elle est sans remède, dans l'état actuel de l'art médical. Les diverses plantes proposées comme moyens curatifs en Russie, en Abyssinie et dans d'autres pays, ayant été soumises à l'expérience, se sont trouvées dépourvues de toute efficacité. La cause de l'erreur à ce sujet a été facilement vérifiée. Dans les contrées éloignées où, fort heureusement, l'hydrophobie véritable est inconnue, les médecins très-peu éclairés, mais, de bonne foi, ont pris pour la rage, d'après la description qu'en donnaient des voyageurs européens, des affections nerveuses guérissables au moyen de plantes douées de propriétés antispasmodiques très-prononcées. En donnant ces plantes comme spécifiques contre la rage, ils croyaient à leur efficacité ; ceux qui les ont rapportées en Europe et proposées pour guérir l'hydrophobie y croyaient également ; l'expérience les a bientôt détrompés.

Cautérisation. — Si l'on insiste sur cette vérité, qu'il y a absence complète de médicaments actifs contre la rage, c'est que la croyance à l'existence de ces remèdes peut causer la perte des gens crédules, en les détournant de pratiquer, au moment même de la morsure, le seul procédé salutaire, la cautérisation. A la ville, si l'on est mordu, même superficiellement, par un chien suspect, il faut courir à la plus prochaine pharmacie, faire laver la plaie avec de l'alcali volatil pour donner le temps de faire chauffer un morceau de fer *jusqu'au blanc*, ce point est essentiel, et brûler la morsure profondément, plutôt plus que moins. L'opération pratiquée par un chirurgien, ou à son défaut, par le pharmacien auquel

on a eu recours, ne laisse aucune place à des craintes ulté-
rieures : on en est quitte pour une simple brûlure. A la campagne où les mêmes ressources manquent, il faut allumer un
grand feu, à moins qu'on ne se trouve, par bonheur, peu éloigné de la forge du maréchal, faire chauffer jusqu'au rouge
blanc une clef, ou tout autre morceau de fer, et brûler har-
diment la morsure, sans hésitation, dans le plus court délai
possible. On ne peut pas préciser l'intervalle pendant lequel,
à partir du moment où l'on est mordu, la cautérisation peut
être efficace ; la plus vulgaire prudence ordonne donc de ne
pas perdre volontairement une seconde. Néanmoins, que ceux
qui, par une cause accidentelle, ne peuvent être immédiatement cautérisés, ne se livrent pas au désespoir. Un très-
grand nombre de malheureux mordus par des chiens hydrophobes se rendent quelquefois de très-loin à l'abbaye célèbre
de Saint-Hubert, dans l'Ardennes belge. Les bons pères de
cette abbaye n'ont jamais employé contre la rage d'autre
procédé que la cautérisation par le fer rouge, et ils ont
obtenu de nombreuses et incontestables guérisons sur des
sujets mordus évidemment depuis un temps déjà fort long,
pourvu que ceux-ci n'eussent pas encore éprouvé leur premier accès après lequel, à Saint-Hubert comme partout ailleurs, il est trop tard : la mort est inévitable.

Secours aux hydrophobes. — Quand une personne
atteinte d'hydrophobie a eu son premier accès et qu'elle se
sait perdue sans ressource, ceux qui l'entourent ne sont pas
dispensés de la secourir : on peut, en lui faisant respirer du
chloroforme à forte dose, au premier signe d'un accès,
abréger les crises, les éloigner, rendre la mort moins douloureuse ; c'est peu, sans doute ; mais ce peu, il faut le faire,
puisque rien de plus n'est possible. Le chloroforme, sans
guérir la rage, procure entre les crises un calme et une lu-
cidité dont le malheureux condamné peut profiter pour mettre
ordre à ses affaires et à sa conscience, ce qui lui est impossible s'il n'est pas secouru ; il y a donc un service de premier ordre à lui rendre, et c'est un crime de le lui refuser par
lâcheté. On croit superflu de rappeler ici le préjugé barbare,

heureusement aboli par le progrès des lumières, qui faisait,
dans les campagnes, regarder comme une action permise d'é-
touffer entre deux matelas les gens atteints d'hydrophobie;
en France du moins, cette cruauté monstrueuse n'est plus
possible nulle part.

Morsure de la vipère. — La vipère mord absolument
comme le redoutable crotale ou serpent à sonnettes du nouveau
monde, avec des crochets creux, qui introduisent dans la
plaie un venin très-dangereux, contenu dans une glande à la
base du crochet. Cette morsure n'est pas, comme beaucoup
de gens le croient encore, inévitablement mortelle; il faut la
traiter comme la morsure d'un chien hydrophobe, la cauté-
riser par l'alcali volatil ou par la pierre infernale (azotate
d'argent), si l'on peut avoir immédiatement le secours d'un
chirurgien; sinon, il faut brûler, sans perte de temps. S'il
s'est écoulé un peu d'intervalle entre la morsure et le secours,
la personne mordue doit prendre un verre d'eau sucrée avec
douze à quinze gouttes d'acétate d'ammoniaque (eau de
Luce) et continuer, dans tous les cas, l'emploi de ce remède
inoffensif pendant quelques jours après l'accident.

On recommande aux personnes qui ont occasion de passer
dans des bois peuplés de vipères sur lesquelles elles peuvent
marcher par inadvertance, de porter de fortes chaussures,
pour les hommes des bottes, pour les dames des bottines de
cuir, capables de résister à la dent de la vipère. On rappelle
à ce sujet que, parmi les animaux sauvages de nos forêts, le hérisson est le seul que la morsure de la vipère, même aux lèvres
et au museau, n'offense pas sensiblement, et qui recherche activement la vipère pour s'en nourrir; il y a donc lieu, non-
seulement d'épargner le hérisson, mais encore de favoriser
sa multiplication, partout où se rencontrent des vipères, dont
cet animal seul est en état de purger nos bois.

Piqûres d'insectes. — L'eau fraîche mêlée de quelques
gouttes d'alcali volatil est le seul remède d'un effet certain
pour arrêter la douleur et l'enflure, et prévenir les suites des
piqûres de guêpes, d'abeilles ou d'autres insectes. Ce remède
n'est insuffisant que quand l'insecte dont on est piqué s'est

posé immédiatement auparavant sur le corps d'un animal en
putréfaction. Il peut y avoir dans ce cas inoculation de
typhus charbonneux; mais alors il se manifeste des symptômes tellement graves que l'urgente nécessité d'appeler le
médecin est évidente dès les premiers moments. Les secours
de l'art médical doivent être invoqués dès qu'on voit le mal
s'aggraver au lieu de diminuer, après l'emploi de l'eau mêlée
d'alcali volatil.

CHAPITRE XXV.

Du choix d'un médecin.

Choix d'un médecin. — Allopathie ou médecine ordinaire. — Homœopathie.
— Motifs qui peuvent déterminer le choix entre ces deux systèmes. — Médecine spirite. — Médecine hydropathique ou hydrosudopathique. — Exposé
du traitement suivi dans les établissements hydrothérapiques allemands. —
Circonstances dans lesquelles l'hydrothérapie peut être utile. — Son efficacité contre l'obésité. — Huile de foie de morue. — Ce que valent les remèdes à la mode. — Médecine opératoire. — Admission dans les hôpitaux.
— Danger de se faire opérer par des mains peu exercées.

Toutes les fois qu'un malade n'est pas dans un état assez
grave pour qu'on puisse le supposer privé du libre exercice
de son jugement, c'est à lui, non à d'autres, à décider du
choix du médecin auquel il lui convient de confier le soin de
rétablir sa santé. Mais c'est là un droit que le malade n'est
pas toujours en état d'exercer. De vives souffrances peuvent
l'en rendre incapable, et rejeter sur ceux qui l'entourent le
devoir de lui choisir un médecin, avec la responsabilité toujours très-grave qui en est la conséquence. C'est par ce motif
et parce que cette responsabilité retombe fréquemment sur
les chefs de famille, dans le cours ordinaire de la vie, qu'on
croit devoir entrer à ce sujet dans quelques considérations
suffisamment détaillées.

Allopathie. Homœopathie. — Il y a des modes en médecine comme il y en a pour la coupe des vêtements, et,
pour le dire en passant, la statistique médicale ne démontre
pas qu'il y ait une différence bien sensible dans le nombre des
décès sous le règne de telle mode médicale plutôt que sous
celui de telle autre. L'auteur de ce livre a vu régner, tour à
tour, les système de l'écossais Brown avec l'école de Pinel, le
système du célèbre Broussais, aussi chef d'école, le règne
éphémère de l'acupuncture, et quelques autres vogues pas-

sagères de systèmes justement tombés dans l'oubli. De nos jours, deux systèmes sont en présence : la médecine allopathique, ou, dans le langage des gens du monde, la médecine ordinaire, et la médecine homœopathique. Sans entrer dans l'examen de ces deux systèmes, examen qui serait ici hors de sa place, on doit chercher à éclairer ceux qui, soit pour eux-mêmes, soit pour les autres, peuvent se trouver placés dans la nécessité de choisir entre eux. Sous la direction du médecin le plus habile et le plus expérimenté, l'issue du traitement d'une maladie est toujours incertaine ; il faut donc mûrement réfléchir avant de prendre une détermination.

La médecine ordinaire a fait de nos jours de grands et incontestables progrès ; en France et dans tous les pays de l'Europe civilisée, la moyenne de la durée de la vie humaine a gagné cinq ans depuis la fin du dernier siècle ; si ce résultat doit être en partie attribué à ce que l'homme est moins mal logé, nourri, vêtu, qu'il ne l'était antérieurement, il tient aussi incontestablement pour une part considérable aux progrès de l'art de guérir. Tout le monde peut comprendre, sans avoir étudié la médecine, que depuis l'impulsion donnée à l'anatomie pathologique par Dupuytren et à la physiologie par Broussais, l'état des organes en santé comme en maladie étant mieux étudié, le siége du mal dans chaque affection grave étant par cela même mieux connu, ainsi que le moyen d'y appliquer le remède, la médecine est devenue de plus en plus rationnelle, de moins en moins empirique ; d'où il semble résulter évidemment que le médecin sérieux, qui pratique la médecine en conscience, d'après les lumières certaines que l'expérience, l'observation et l'état avancé de l'art médical peuvent lui fournir, est celui qui justifie le mieux la confiance des malades.

L'homœopathie rejette tout ce bagage de science, elle répudie de même toutes les données et toutes les ressources de la thérapeutique, c'est-à-dire les médicaments à l'usage de la médecine ordinaire ou allopathique. Elle administre sous forme de globules des doses de diverses substances, doses tellement minimes qu'il est impossible de les exprimer, même

en fractions de milligrammes. On a dit, en parlant des divers
cas d'empoisonnement, que, bien qu'il ne soit pas au pouvoir
de la science physiologique d'en rendre raison, quelques-unes
des préparations homœopathiques, les globules de belladone,
entre autres, peuvent faire apparaître les symptômes de l'empoisonnement; il y a donc des circonstances où des doses
infinitésimales d'un poison peuvent agir. Mais, en dernière
analyse, les lumières du savoir humain ne sauraient expliquer
comment agit la médecine homœopathique; dans la plupart
des maladies, pour en éprouver du soulagement, il faut avoir
foi en ses prescriptions. Dans la pratique ordinaire de la médecine, vous souffrez d'une fièvre intermittente; votre médecin vous fait prendre du sulfate de quinine; croyez ou ne
croyez pas à l'efficacité de ce médicament, votre fièvre n'en
est pas moins coupée; si votre état réclame un purgatif,
prenez quarante-cinq à cinquante grammes de sulfate de
magnésie dans un verre d'eau; croyez ou ne croyez pas à ses
propriétés purgatives, comme il vous plaira; vous n'en serez
pas moins purgé : cela est clair.

On le répète, l'homme possédant sa pleine liberté d'esprit
et le complet exercice de son jugement peut, en cas de maladie, croire à l'homœopathie, et s'adresser à un médecin
homœopathe : c'est son affaire. Mais le chef de famille, chargé
de choisir pour l'un des siens un médecin capable de traiter
une affection dangereuse, n'est pas dans la même situation.
Il a, pour se déterminer en faveur du médecin allopathe, la
base solide de la médecine physiologique, c'est-à-dire rationnelle, la garantie offerte par le nombre d'hommes éminents
qui pratiquent de cette manière l'art de guérir, les longs et
nombreux services qu'elle a rendus et ceux qu'elle ne cesse
de rendre à l'humanité; il a en faveur de l'homœopathie la
confiance, la foi qu'elle inspire à ses adeptes, la vogue, la
mode qui la fait adopter dans une partie du public; c'est à lui
de se décider, en mettant dans la balance le poids de la responsabilité qu'il aura encourue, si le malade traité par l'homœopathie vient à succomber; car, à part toute prévention
en faveur d'un système médical quelconque, des doutes peu-

vent toujours subsister dans tout esprit judicieux quant à
l'efficacité des médicaments administrés par le médecin homœopathe, médicaments dont la science humaine est incapable d'expliquer le mode d'action.

Médecine spirite. — On croit devoir mentionner ici la
médecine spirite, c'est-à-dire celle que pratiquent un certain
nombre de défunts, docteurs ou autres, consultés par l'intermédiaire des médiums, ou somnambules de profession ; car
le somnambulisme, dans notre siècle de positivisme et d'in-
crédulité, est devenu une profession, et même une profession
fort lucrative. Aux yeux de tout homme qui n'a pas abdiqué
le sens commun, le somnambulisme, par conséquent la médecine des esprits, est au nombre de ces choses qui ne se
discutent pas ; on y croit, ou on n'y croit pas : c'est affaire
de foi. Au point de vue de la responsabilité du chef de famille, soit à l'égard des jugements du monde, soit quant à
celui de sa propre conscience, il n'est excusable de recourir
à la médecine spirite que dans les cas désespérés, où la médecine ordinaire et la médecine homœopathique, en supposant qu'il y ait eu recours, ont reconnu leur insuffisance et
déclaré le mal sans remède ; quand on en est là, on peut tout
essayer.

Médecine hydrothérapique ou hydrosudopathique.
— Ce système médical, fort en faveur de nos jours en Allemagne, et même en France, dans une partie du public, ne
laisse pas mourir les gens, comme le fait l'homœopathie ; il
les tue directement, en les faisant beaucoup souffrir. On regarde par ce motif comme un devoir d'humanité d'en donner
un exposé fidèle, ce système et la manière dont on l'applique
étant généralement trop peu connus des gens qui se laissent
entraîner dans les établissements hydrothérapiques ou hydrosudopathiques, et qui, une fois engagés dans ce genre de
traitement meurtrier, n'ont plus de moyen de s'en dédire, et
n'ont que très-peu de chances pour en sortir vivants. On va là
comme on va aux eaux ; mais il est bon qu'on soit prévenu
que ce n'est pas du tout la même chose. Aux eaux, n'importe
lesquelles, il s'agit de quelques verres d'eau minérale qu'on

boit ou qu'on ne boit pas, de bains qu'on est libre de prendre ou de ne pas prendre ; le séjour dans une ville où l'on prend les eaux implique des heures agréables passées au salon de conversation, d'excellente musique écoutée dans une société choisie, des excursions champêtres à travers des sites pittoresques. Aux établissements hydrosudopathiques, le malade, car il n'y va que de vrais malades, ne jouit pas de la même liberté. Du moment qu'il s'est mis entre les mains d'un grave docteur allemand, lequel se prend lui et son système tout à fait au sérieux, il ne s'appartient plus, et n'a plus la libre disposition de son temps et de ses actions.

Pour commencer, le malade est réveillé désagréablement à quatre heures du matin ; on le roule dans une ou plusieurs couvertures de laine afin de le faire transpirer pendant quatre longues heures sans interruption. A huit heures, on le débarrasse des couvertures pour le plonger pendant cinq à six minutes dans un bain d'eau très-froide, au sortir duquel il lui est imposé une promenade de quinze à vingt minutes toujours courant. Si les jambes du malade se refusent à courir, il est tenu de marcher aussi vite que ses forces peuvent le lui permettre. En rentrant de cette course précipitée, on doit boire deux verres d'eau froide au moins et quatre verres au plus, selon que le médecin vous juge plus ou moins capable de résister à ce genre de question. Alors il vous est permis de faire un déjeuner d'une frugalité telle que c'est à peine si l'estomac s'aperçoit qu'il n'est plus à jeun. A peine ce simulacre de repas est-il achevé qu'on vous administre des douches, soit sur tout le corps, si vous êtes exempt de douleurs rhumatismales, soit sur les parties souffrantes, si vous êtes atteint de rhumatismes ; ces douches sont prolongées pendant un temps déterminé selon la prescription du docteur. Après avoir reçu les douches, le malade, à moins que ses forces ne soient totalement épuisées et qu'il ne puisse plus se tenir sur ses jambes, ce qui lui arrive assez souvent, est tenu de marcher jusqu'au dîner ; cette fois, il peut se dispenser de courir ; aussi bien, quand même on le lui prescrirait, il en est incapable. A une heure après midi, le dîner, du même style que le déjeuner, c'est-à-dire qu'on vous permet de manger tout juste assez pour ne pas mourir d'inanition, rien de plus. Deux heures de repos sont accordées au malade, on pourrait dire au patient, à la suite du repas ; les deux heures écoulées, il doit se dépouiller de toute espèce de vêtements et s'envelopper de nouveau dans ses couvertures, pour subir encore trois heures de transpiration, ce qui fait un total de sept heures de transpiration par jour. Nouveau bain froid de cinq à six minutes en sortant des couvertures ; promenade de plusieurs heures jusqu'au souper, puis, souper aussi peu substantiel que l'ont été le déjeuner et le dîner. Est-ce tout, enfin ? Le malade excédé de lassitude est-il au bout de son supplice ? Qu'il n'y compte pas ! S'il lui reste encore la force de marcher, il marchera encore une heure après le souper et prendra au retour de la promenade un bain de siége froid, d'une durée de cinq à six minutes, comme les bains complets. Alors seulement il pourra s'aller coucher et dormir jusqu'à quatre heures du matin, heure à laquelle recommence son supplice du lendemain, continué les jours suivants tant qu'il plaît au docteur. Quant au malade, il ne lui plaît guère ; il lui arrive même quelquefois de mourir à la peine avant le terme fixé par l'impitoyable médecin, quand celui-ci a mal calculé la force de résistance du patient. Il y a en Allemagne des gens qui résistent plusieurs jours, plusieurs semaines même à ce genre de supplice. Quand on admet un Français dans un établissement hydrosudopathique allemand, on a pour lui une certaine indulgence ; le traitement est modifié en sa faveur, mais si peu que c'est un hasard s'il le supporte. Il est bon que ceux qui veulent en courir la chance, soit parce que d'autres essais de traitement ne leur ont pas réussi, soit tout simplement parce qu'ils ont entendu vanter l'hydrosudopathie, et que c'est la mode, sachent ce que c'est et à quoi ils s'exposent ; on a transcrit, sans y rien changer, le programme d'un établissement hydrothérapique allemand : tel est le régime qu'on doit subir lorsqu'on a recours à l'hydrosudopathie.

Après avoir donné cet avertissement charitable à ceux qui

se livrent en proie aux médecins hydrosudopathes sans savoir ce qu'ils font et ce qui les attend, on ne refuse pas de reconnaître qu'il y a dans ce système de médication des parties applicables à un assez grand nombre d'affections, et qui, si le médecin qui s'en sert en use avec les ménagements convenables, peuvent contribuer à rétablir la santé. Les affusions d'eau froide et les transpirations abondantes peuvent rendre d'utiles services pour consolider les tissus et combattre les dispositions à un excès d'obésité, spécialement chez les dames.

Huile de foie de morue. — En dehors de la vogue souvent irréfléchie dont jouissent passagèrement divers systèmes de médication, dont les médecins éclairés se gardent bien de faire à leurs malades une application exclusive. il y a à toutes les époques quelques médicaments honorés. soit par les médecins, soit par le public, d'une faveur universelle. Inutile de rappeler ceux qui ont ainsi régné depuis le commencement de ce siècle; on en a signalé quelques-uns des plus dangereux en traitant de l'abus des purgatifs (chap. XIII). Au moment où ce livre est écrit, la place principale est. occupée par l'huile de foie de morue, liquide repoussant, d'une odeur et d'une saveur également révoltantes, utile contre quelques affections, fort heureusement inoffensif quand il n'exerce aucune action, le plus souvent employé par les gens bien portants qui ont la manie de se croire malades; on ne peut que leur redire, sauf à eux à ne pas le croire, que, comme tous les remèdes à la mode quand ils ne sont pas nuisibles, l'huile de foie de morue est utile, très-utile même, à ceux qui en vendent.

Médecine opératoire. — Il reste à donner un dernier conseil à ceux qui, pour des accidents ou des maladies d'une nature exceptionnelle, sont dans la nécessité de subir une de ces opérations chirurgicales qui mettent les jours en danger. La médecine opératoire n'est et ne peut être pratiquée que dans les grands. centres de population; là seulement le chirurgien rencontre assez d'occasions d'exercer, soit dans les hôpitaux, soit dans sa clientèle. pour acquérir un degré d'habileté pratique impossible à rencontrer ailleurs; c'est surtout pour la médecine opératoire que rien ne peut remplacer la pratique. Aussi, de tous les points de la France, les malades transportables, lorsque leur position de fortune le leur permet, se rendent à Paris pour se faire opérer par les princes de la science, et ils ont grandement raison. Ceux qui ne peuvent pas prendre ce parti, mais qui néanmoins ne sont pas dans l'indigence, n'ont qu'un parti à prendre, et on leur en donne ici le conseil dans leur intérêt : c'est de mettre de côté une répugnance qui est un préjugé sans aucune base rationnelle, et de se faire admettre dans un hôpital. Il ne s'agit pas pour eux de faire du tort aux indigents et d'usurper un lit d'hôpital auquel les malheureux ont des droits exclusifs; les règlements des hôpitaux, dans toutes les grandes villes, permettent d'admettre les malades qui peuvent payer une modique rétribution par jour; un certain nombre de lits leur est réservé; ils sont opérés avec autant d'habileté, et reçoivent jusqu'à parfaite guérison des soins aussi judicieux et aussi attentifs que ceux qui sont assez riches pour se faire opérer chez eux par les mêmes chirurgiens. Ceux-ci, quand ils opèrent les malades à leur domicile, se font payer excessivement cher, en raison même de la supériorité de leur talent; le seul moyen de s'assurer leur concours, lorsqu'on n'est pas assez riche pour le payer, c'est donc d'entrer bravement à l'hôpital.

A Paris, il existe un vaste établissement récemment reconstruit et augmenté pour le mettre au niveau des besoins de la population sans cesse croissante de la capitale; on y est admis en payant une rétribution plus élevée que celle qu'on exige dans les hôpitaux; mais chaque malade y peut avoir une chambre isolée; il n'est pas, comme dans une salle d'hôpital, côte à côte avec des mourants, forcé d'assister à l'agonie de ceux de ses voisins qui succombent; affreuse nécessité qui, tout préjugé à part, explique et justifie, jusqu'à un certain point, la répugnance qu'inspire le séjour dans un hôpital, même à ceux qui y entrent en payant, et avec la certitude qu'ils y seront dans les meilleures conditions sous tous les rapports. Il serait à souhaiter qu'il existât danns toutes les grandes villes de France des institutions analoguees à la Maison municipale de santé du faubourg Saint-Deniss à Paris, maison plus connue du public sous le nom du célèborc Dubois, son premier fondateur.

En résumé, quand on doit recourir à la médecine opéraatoire, la vie du malade dépend si évidemment du plus oou moins d'adresse du chirurgien, qu'il ne faut se laisser opérrer que par ceux qui offrent le plus de garantie; les indigennts les ont à leur service sans rétribution dans les hôpitauxx; les malades de la classse moyenne ne peuvent se faire opérrer par eux qu'en se faisant admettre comme malades payannts dans les hôpitaux; les riches seuls peuvent être opérés chùez eux, en allouant à nos premières célébrités chirurgicaldes une rémunération digne de leur talent. Mais, dans quelqque situation de fortune où le sort l'ait placé, le malade, en prooie à une maladie exigeant une opération chirurgicale, ne peeut commettre de faute plus dangereuse pour lui que de se connfier à quelqu'une de ces médiocrités présomptueuses qui nne doutent de rien, et entreprennent, sans talent réel, les plilus délicates opérations, sauf à voir le patient expirer entre lcuurs mains.

CHAPITRE XXVI.

Usage des eaux minérales.

Divers genres d'eaux minérales. — Eaux sulfureuses. — Acidules. — Salines.
— Ferrugineuses. — Principales eaux sulfureuses de France et de l'étranger. — Eaux de Barèges. — De Bagnères-de-Luchon. — D'Ax. — De Cauterets. — D'Enghien. — De Saint-Sauveur. — D'Uriage. — Eaux-Bonnes..
— Eaux-Chaudes. — Eaux d'Aix-la-Chapelle. — De Borcette ou Borscheidt.
— D'Aix en Savoie. — De Baden en Autriche. — Principales eaux acidules.
— Eaux de Vichy. — De Contrexeville. — Du mont Dore. — De Bourbonne.
— Principales eaux salines. — Eaux de Bagnères-de-Bigorre. — De Balaruc.
— De Plombières. — De Saint-Amand. — Boues de Saint-Amand. — Eaux
de Bade. — De Bath. — D'Ems. — De Hombourg. — De Wiesbaden. —
Principales eaux ferrugineuses. — Eaux de Cransac. — De Forges. — De
Passy. — De Spa. — De Pyrmont. — Eaux minérales artificielles.

Quelques renseignements précis sur les eaux minérales
d'une efficacité reconnue semblent ici indispensables. A une
époque peu éloignée de la nôtre, l'usage des eaux minérales
dont la médecine a constaté les propriétés curatives contre
un grand nombre de maladies qui affligent l'âge adulte, ne
pouvait être conseillé qu'aux malades les plus favorisés de la
fortune. Ceux-là même qui auraient pu, en s'imposant des
sacrifices, recourir à ce moyen de recouvrer la santé, en
étaient détournés par la longueur des voyages à entreprendre,
et par la difficulté des déplacements. Aujourd'hui, grâce aux
chemins de fer, on voyage vite et à peu de frais; les eaux
minérales sont à la portée d'un bien plus grand nombre de
malades. La nécessité de les éclairer à cet égard est d'autant
plus urgente que, précisément en raison de cette facilité des
déplacements, on va aux eaux, le plus souvent sans prendre
l'avis du médecin. Il suffit que quelques personnes qu'on
fréquente habituellement aient trouvé la guérison à une source
d'eaux minérales, pour qu'on éprouve la fantaisie d'en essayer,

sans avoir égard à la différence des tempéraments et à celle des maladies dont on peut être atteint, choses que le médecin seul est en état d'apprécier. Il en résulte qu'au lieu de la santé, c'est la maladie que l'on va chercher aux eaux; car celles qui ont pu sauver la vie d'un malade dans une affection bien déterminée peuvent tuer celui qui n'en a pas besoin.

Toute personne qui, sur la prescription de son médecin, se rend aux eaux, doit en arrivant, et avant de se permettre de boire un seul verre d'eau minérale, confier la direction de sa santé pendant toute la durée de son séjour près de la source salutaire au médecin des eaux. Ce praticien, par une longue expérience constamment renouvelée, est réellement le seul qui puisse régler en parfaite connaissance de cause la manière dont chaque malade, selon son tempérament et la nature de la maladie dont il espère la guérison, doit faire usage des eaux minérales.

Trop souvent, les malades et leurs familles sont alarmés à trop juste titre lorsqu'à la suite d'une affection chronique dont le traitement n'a pas réussi, le médecin prescrit l'usage des eaux minérales, comme une ressource extrême dont on voit aisément que lui-même n'espère pas le succès; néanmoins, il y a de fréquents exemples de maladies considérées comme incurables radicalement guéries par les eaux minérales; ces exemples, bien constatés par les annales de la médecine, doivent relever le moral du malade qui, s'il se livre au désespoir, perd d'avance volontairement toutes les chances de salut qui peuvent lui rester. Il y a aussi tous les ans, vers les sources minérales les plus fréquentées, une émigration nombreuse de familles aisées ou riches, qui ne sont, fort heureusement pour elles, atteintes d'aucune espèce de maladie. On ne peut que les engager, si elles vont aux eaux uniquement pour y chercher des distractions et jouir de la société d'élite qui s'y donne rendez-vous, à s'abstenir de faire usage des eaux minérales, dont les plus utiles aux gens réellement malades peuvent rendre fort malades ceux qui en usent imprudemment étant en parfaite santé.

DIVERS GENRES D'EAUX MINÉRALES. — On admet géné-

ralement pour la classification des eaux minérales quatre sections : 1° Eaux sulfureuses ; 2° Eaux acidules ; 3° Eaux salines ;
4° Eaux ferrugineuses. On adopte ici cette division en prévenant
qu'elle n'a rien de rigoureusement exact, si ce n'est quant à
la première section bien caractérisée par le soufre, toujours
contenu en plus ou moins grande quantité dans les eaux
minérales de cette section ; les autres contiennent toutes en
diverses proportions diverses substances salines, du fer, et
du gaz acide carbonique. Un grand nombre d'eaux minérales
sont en outre *thermales,* c'est-à-dire que leur température est
plus élevée que celle des autres sources; cette propriété les
rend particulièrement utiles sous forme de bains et de douches.

EAUX SULFUREUSES. — Les eaux minérales sulfureuses
sont celles de toutes dont les propriétés médicales sont le plus
prononcées; ce sont, par conséquent, celles dont il faut le plus
se méfier lorsqu'on va passer la belle saison aux eaux sans
être malade. On les emploie principalement à l'intérieur contre
les maladies de l'estomac et de la poitrine, et à l'extérieur,
contre les affections rhumatismales et les maladies de la peau.
Les plus renommées entre les sources d'eaux minérales sulfureuses sont en France celles de Barèges, de Bagnères, d'Ax,
de Cauterets, d'Enghien, de Saint-Sauveur, d'Uriage, les Eaux-
Bonnes et les Eaux-Chaudes. A l'étranger, les plus fréquentées
des eaux sulfureuses sont celles d'Aix-la-Chapelle, dans la
Prusse rhénane, d'Aix en Savoie, et de Baden en Autriche.

Eaux de Barèges. — Ces eaux passent avec raison pour
les plus actives des eaux thermales sulfureuses ; pour l'usage
externe, leur température naturelle de trente et un à quarante-
cinq degrés centigrades contribue à leur efficacité. A l'intérieur il ne faut en user qu'avec beaucoup de circonspec-
tion; elles agissent très-énergiquement contre les affections
de l'estomac. La saison des eaux de Barèges commence tard
et finit de bonne heure, parce que l'espèce de vallon au fond
duquel sont situées les huit sources sulfureuses fréquentées
des baigneurs, est à plus de deux mille mètres au-dessus du
niveau de la mer.

Eaux de Bagnères. — Les propriétés des eaux de

Bagnères sont les mêmes que celles des eaux de Barèges;
elles sont très-abondantes; les sources qui les fournissent
sont au nombre de quarante-neuf. La saison des eaux commence à Baguères de bonne heure et ne finit qu'en octobre, le
plateau sur lequel est assise cette petite ville étant beaucoup
moins élevé que celui de Barèges. On ne doit pas confondre
les eaux sulfureuses de Bagnères-de-Luchon avec les eaux
salines et ferrugineuses de Bagnères-de-Bigorre, dont les
propriétés ne sont par les mêmes. La température des eaux
sulfureuses de Bagnères-de-Luchon est de trente-cinq à cin-
quante-cinq degrés centigrades.

Eaux d'Ax. — Bien que les eaux d'Ax contiennent un
peu moins de soufre que les eaux de Barèges et de Bagnères,
leur température de quarante-cinq à soixante-quinze degrés
centigrades leur donne une grande valeur pour l'usage externe;
on les emploie sous forme de bains et de douches contre les
rhumatismes; beaucoup de malades vont aussi leur demander
la guérison, beaucoup moins certaine, des maladies scrofuleuses invétérées.

Eaux de Cauterets. — Les propriétés des eaux de
Cauterets sont celles des eaux de Barèges; leur température
est de trente à cinquante degrés. Beaucoup de baigneurs leur
donnent la préférence parce que leur situation, quoique fort
élevée, est moins âpre, d'un accès moins difficile et entourée
de promenades plus pittoresques. La saison des eaux de Cauterets ne commence qu'en juin et finit dès la fin du mois
d'août.

Eaux d'Enghien. — Ces eaux, qui ne sont pas chaudes
et qui contiennent beaucoup moins de soufre que les précédentes, sont cependant fréquentées d'un grand nombre de
baigneurs, en raison de leur situation aux portes de la capitale. On les emploie principalement à l'extérieur surtout sous
forme de douches et de vapeurs, d'une efficacité éprouvée
contre les affections de poitrine et les maladies scrofuleuses.

Eaux de Saint-Sauveur. — Elles sont moins sulfureuses
encore que celles d'Enghien; mais leur température est de
trente degrés centigrades; elles ont une grande réputation

d'efficacité contre la pierre, les affections de poitrine à leur début, et la plupart des maladies nerveuses. Pour en obtenir tout leur effet utile, il faut en faire usage en même temps en bains, en douches et en boisson.

Eaux d'Uriage. — Ce sont les moins chaudes des eaux sulfureuses, à l'exception de celles d'Enghien qui sont tout à fait froides ; la température des eaux d'Uriage ne dépasse pas vingt-sept degrés ; elles sont surtout usitées contre les affections rebelles de la peau ; leur proximité de Grenoble, dans un des sites les plus pittoresques des Alpes du Dauphiné, en rend le séjour très-agréable ; elles sont néanmoins peu fréquentées, en raison même du genre de maladie qu'elles guérissent et qui en éloigne les baigneurs bien portants ; on ne rencontre guère aux eaux d'Uriage que de vrais malades.

Eaux-Bonnes. — Ces eaux minérales justifient leur titre honorable par leur efficacité contre les affections de poitrine ; on en fait principalement usage comme boissons. Employées extérieurement, elles contribuent efficacement à la guérison des anciennes blessures qui se rouvrent et que les procédés ordinaires font difficilement cicatriser. La température des Eaux-Bonnes est de trente-deux degrés centigrades.

Eaux-Chaudes. — Le surnom de ces eaux minérales tient uniquement à leur voisinage des Eaux-Bonnes qui n'en sont éloignées que de quelques kilomètres, de sorte que les deux établissements n'en forment pour ainsi dire qu'un ; les Eaux-Chaudes, dont la température ne dépasse pas trente-six degrés centigrades, sont seulement un peu plus chaudes que les Eaux-Bonnes ; elles sont moins chaudes que la plupart des eaux minérales sulfureuses. On doit être prévenu que les Eaux-Chaudes, très-favorables ainsi que les Eaux-Bonnes à la guérison de la plupart des affections nerveuses, sont nuisibles à ceux qui souffrent d'une maladie même légère, soit du cœur, soit du cerveau.

Eaux d'Aix-la-Chapelle. — On confond ordinairement avec les eaux d'Aix-la-Chapelle les eaux de Borcette ou plutôt Borscheidt, bourg qui en est éloigné de quelques kilomètres ; leurs propriétés sont les mêmes ; elles diffèrent surtout par leur température; celle des sources d'Aix-la-Chapelle, situées dans l'intérieur de la ville, est de trente-sept degrés centigrades; celle des sources de Borscheidt est de cinquante à soixante-quinze degrés. Le plus grand nombre des baigneurs qui fréquentent les eaux d'Aix-la-Chapelle et celles de Borscheidt y sont attirés, moins par le désir d'être guéris de maladies qu'ils n'ont pas, que pour jouer un jeu d'enfer. Les vrais malades riches doivent beaucoup se méfier des aigrefins qui se donnent rendez-vous aux eaux d'Aix-la-Chapelle, en raison de la maison de jeu que le gouvernement prussien y tolère, et dans laquelle ont lieu tous les ans de nombreux suicides.

Eaux de Baden (Autriche). — La bonne compagnie de Vienne, capitale de l'Autriche, se donne rendez-vous pendant la belle saison aux eaux de Bade ou Baden, situées au milieu d'une belle forêt, à seize kilomètres de cette grande ville. Elles ont toutes les propriétés des eaux sulfureuses et sont spécialement renommées comme salutaires contre la paralysie. Leur température est de trente à trente-cinq degrés.

EAUX MINÉRALES ACIDULES. — Les eaux minérales acidules contiennent du gaz acide carbonique qui leur donne la propriété de mousser comme la bière et le vin de Champagne, et une très-minime proportion d'acide sulfurique qui leur donne une saveur particulière. Les plus renommées sont, en France, celles de Vichy, de Contrexeville, du mont Dore et de Bourbonne, celles du même genre qu'on trouve à l'étranger n'approchent pas de l'efficacité des nôtres, fréquentées par des malades ou des oisifs de toutes les nations de l'Europe.

Eaux de Vichy. — Les eaux de Vichy, fort efficaces contre les maladies du foie, l'excès d'obésité, la plupart des maladies de l'estomac, la pierre et la gravelle, ont en outre le mérite de ne pas nuire quand elles ne servent pas; il n'y a d'exception que pour les maladies du cœur, auxquelles les eaux de Vichy sont décidément contraires. Les milliers de malades et de gens bien portants qui se réunissent à Vichy, de mai à la fin de septembre, y boivent tous de l'eau minérale en plus ou moins grande quantité, et conviennent una-

nimement que si elles ne leur ont pas fait de bien, ils n'en ont
éprouvé aucun mal; il en est beaucoup, et des plus fréquentées, dont on ne peût pas faire le même éloge.

Eaux de Contrexeville. — Les propriétés médicales des
eaux de Contrexeville sont les mêmes que celles de Vichy; elles
sont néanmoins très-peu fréquentées, à cause de leur situation
dans une gorge des Vosges, au sein d'une contrée sauvage,
peu pittoresque, dépourvue de toutes ressources, où le printemps vient tard, et où la belle saison finit de très-bonne
heure. Les deux sources minérales de Contrexeville, dont une
sert pour les bains et les douches, et l'autre pour boisson,
n'ont l'une et l'autre qu'une température de dix degrés centigrades. Il ne manque à ces eaux pour attirer la foule qu'une
meilleure situation.

Eaux du mont Dore. — De même que les eaux de Contrexeville, celles du mont Dore douées de propriétés semblables, très-salutaires surtout pour les personnes asthmatiques,
ne sont pas aussi fréquentées qu'elles devraient l'être, ce qui
tient à l'âpreté du climat local. L'été vient si tard au mont
Dore, que la saison des eaux ne commence que dans la première semaine de juillet et se termine dès la fin d'août. Les
eaux du mont Dore sont fournies par sept sources, dont une
seule est froide; la température des six autres varie de
trente-deux à trente-quatre degrés centigrades.

Eaux de Bourbonne. — On accorde généralement aux
eaux de Bourbonne la propriété spéciale de hâter la cicatrisation des plaies d'armes à feu, et de faire disparaître les
traces des attaques de paralysie; on les emploie avec le
même succès contre le rhumatisme articulaire; ces qualités
bien constatées ont fait établir près des sources qui fournissent les eaux de Bourbonne un hôpital militaire. La saison
des eaux de Bourbonne, plus fréquentées que celles du
mont Dore, commence en juin et finit en septembre.

EAUX MINÉRALES SALINES. — Les eaux minérales salines
sont particulièrement utiles contre les affections des organes
digestifs; prises sous forme de bains et de douches, elles
font disparaître les rhumatismes anciens et les suites des at-

taques de paralysie. Les plus renommées des eaux minérales salines sont en France les eaux de Bagnères-de-Bigorre, de Balaruc, de Plombières et de Saint-Amand, et à l'étranger celles de Bade, de Bath, d'Ems, de Hombourg et de Wiesbaden.

Eaux de Bagnères-de-Bigorre. — Ces eaux minérales sont à la fois salines et légèrement ferrugineuses; comme toutes celles de cette section, elles ne contiennent pas de trace de soufre. Elles conviennent spécialement aux personnes qui, sans maladie aiguë ou chronique caractérisée, sont en proie au marasme et tombent dans un état général de dépérissement, par suite de mélancolie. La température des eaux minérales de Bagnères-de-Bigorre est de vingt-quatre à quarante-deux degrés centigrades; la saison de ces eaux commence en mai et ne finit qu'en octobre, parce que le niveau de la situation des sources n'est pas très-élevé.

Eaux de Balaruc. — Les affections du foie et les maladies du système lymphatique sont celles contre lesquelles les eaux de Balaruc sont employées avec le plus de succès. Leur température est de quarante-sept degrés; la saison de ces eaux minérales commence et finit à la même époque que celle des eaux de Bagnères-de-Bigorre.

Eaux de Plombières. — Les propriétés de ces eaux minérales sont les mêmes que celles des eaux de Bagnères-de-Bigorre; leur température varie de vingt-cinq à soixante degrés. La saison des eaux, à Plombières, commence en juin et finit en octobre. De grandes améliorations ont été apportées aux établissements des eaux de Plombières et aux promenades des environs, depuis que l'empereur Napoléon III a pris l'habitude de faire usage de ces eaux tous les ans, pendant une partie de la belle saison.

Eaux de Saint-Amand. — Malgré leur efficacité reconnue contre les affections rhumatismales rebelles à tous les autres moyens curatifs, les eaux minérales de Saint-Amand sont peu fréquentées; à vrai dire, elles ne le sont que par de vrais malades qui vont y chercher la guérison, et non pas des distractions dont cette localité est totalement dépourvue, bien qu'on y ait reconstruit, depuis peu, un établissement thermal digne de rivaliser avec ce que la France possède de mieux en ce genre. Outre les bains d'eaux minérales dont la température est de dix-huit degrés, on prend à Saint-Amand des *bains de boue*, très-renommés et d'une efficacité bien constatée, dont la température n'est que de seize degrés. La saison des eaux et des boues de Saint-Amand commence en juin et finit en octobre.

Eaux de Bade. — Les eaux de Bade, dans le grand duché de ce nom, à deux pas de la frontière de France, sont les plus fréquentées, et à peu près les moins efficaces de toutes celles d'Allemagne. Il s'y rend très-peu de malades, beaucoup d'oisifs, et surtout beaucoup de joueurs; leur insignifiance même au point de vue médical permet à ceux qui ne sont nullement malades d'en boire pour avoir l'air d'être venus à Bade prendre les eaux sans risquer de se rendre réellement malades. La température naturelle de ces eaux n'est pas de moins de soixante-sept degrés au moment où elles sortent de la source; elles se refroidissent en parcourant dans des tuyaux souterrains un assez long trajet avant de déboucher dans le bassin où on les puise pour les distribuer aux buveurs.

Eaux de Bath. — Les eaux minérales de Bath sont les plus renommées et les plus fréquentées de toutes celles de la Grande-Bretagne; mais la grande majorité de ceux qui s'y rendent consiste en gens très-bien portants; les vrais malades qui vont y chercher la santé en reviennent rarement guéris; les eaux de Bath ne doivent leurs vertus médicales, très-peu prononcées, qu'à une faible quantité de fer qu'elles tiennent en dissolution. Bath est comme Bade un lieu de rendez-vous d'oisifs et de joueurs; les eaux de ses sources, dont la température est de quarante à quarante-cinq degrés, ont comme celles de Bade le mérite d'être parfaitement inoffensives, lorsqu'on en fait usage sans être atteint d'aucune maladie.

Eaux de Hombourg. — Comme celles de Bade et de Bath, les eaux minérales de Hombourg sont un rendez-vous d'oisifs riches, lesquels y attirent une nuée de joueurs et d'aigrefins

de toutes les nations. Les visiteurs bien portants ne doivent
en user qu'avec modération ; les eaux minérales de Hombourg possèdent des propriétés laxatives assez prononcées
pour que l'effet prolongé puisse en être nuisible à ceux qui
n'éprouvent aucun besoin d'être relâchés.

Eaux d'Ems. — Les eaux minérales d'Ems attirent quelques malades et beaucoup d'oisifs ; leur efficacité réelle ne
dépasse pas celle des eaux de Bagnères-de-Bigorre. Leur température est de vingt-sept à cinquante-deux degrés. Les visiteurs en bonne santé peuvent faire usage des eaux d'Ems,
soit en bains, soit en boisson, sans risquer de s'incommoder.

Eaux de Wiesbaden. — Les eaux minérales de Wiesbaden méritent en partie la grande réputation dont elles jouissent en Allemagne, comme remède efficace contre la goutte
et pour la guérison des vieilles plaies d'armes à feu. Néanmoins, le plus grand nombre, parmi les trente mille visiteurs
qui s'y rendent tous les ans, n'est ni goutteux, ni blessé, ni
malade ; tout le monde prend les eaux de Wiesbaden, par
mode, soit en boisson, soit en bains et en douches, et personne n'en est incommodé. Leur température naturelle est de
soixante-sept degrés.

EAUX MINÉRALES FERRUGINEUSES. — Les eaux minérales
ferrugineuses diffèrent essentiellement de celles des trois sections précédentes en ce qu'elles ne sont jamais thermales et
que leur température ne dépasse jamais celle des eaux de
sources non minérales. Elles ne doivent jamais non plus être
considérées comme inoffensives ; elles sont décidément nuisibles à tous ceux qui ne sont pas atteints d'une des maladies que ces eaux sont destinées à combattre. Les sources
ferrugineuses les plus efficaces sont, en France, celles de
Cransac, de Forges et de Passy, non plus près Paris, mais
dans Paris même, d'après les nouvelles limites de la capitale ;
à l'étranger, ce sont les eaux de Spa et celles de Pyrmont qui
tiennent le premier rang.

Eaux de Cransac. — On emploie en boisson les eaux
minérales de Cransac comme un excellent fébrifuge, et contre
la plupart des maladies du foie et de l'estomac. Mais ce qui

les rend surtout précieuses, c'est l'action de la chaleur provenant des feux souterrains de la montagne de Cransac. Ces feux exhalent des vapeurs sulfureuses qui, mêlées aux vapeurs des eaux minérales, lesquelles sont par elles-mêmes froides, comme toutes les eaux ferrugineuses, possèdent des propriétés curatives très-énergiques contre les rhumatismes invétérés.

Eaux de Forges. — Ces eaux, très-ferrugineuses, sont surtout recommandées en boisson aux dames atteintes de chlorose (pâles couleurs), et en général à tous ceux dont le tempérament est affaibli par la fatigue, les excès, ou une longue maladie. Le séjour aux eaux de Forges, au sein d'une belle forêt, procure aux malades et aux convalescents le calme qui convient le mieux à leur situation. Ces eaux sont néanmoins peu fréquentées.

Eaux de Passy. — On conserve aux eaux de Passy leur nom précédent, bien que le nom de Passy doive disparaître pour faire place à celui d'un quartier d'un des arrondissements de la capitale. Les propriétés de ces eaux sont celles des eaux de Forges, à un degré moins prononcé ; on ne peut en faire usage qu'en boisson. Malgré l'avantage de leur situation, l'usage des eaux de Passy n'est pas aussi étendu qu'il devrait l'être.

Eaux de Spa. — Il est en Europe peu d'eaux minérales aussi célèbres que celles de Spa ; elles sont au nombre des plus fréquentées, surtout depuis que, par les chemins de fer, on peut s'y rendre en peu d'heures de tous les points de l'Europe. Ce sont les plus gazeuses des eaux minérales ferrugineuses, ce qui les rend dangereuses et quelquefois mortelles pour les gens qui se croient bien portants et qui sont, sans le savoir, atteints d'une maladie du cœur que l'usage des eaux minérales développe tout à coup au point d'occasionner la mort subite. On ne peut donc recommander avec trop d'instances aux oisifs bien portants qui vont à Spa seulement pour se distraire, de ne pas se permettre de prendre les eaux sans avoir consulté un médecin pour savoir s'ils peuvent en boire sans danger.

Eaux de Pyrmont. — Les eaux de Pyrmont, plus gazeuses que ferrugineuses, passent à tort pour inoffensives,
car elles peuvent nuire sensiblement aux gens atteints d'affections du cœur ; il est vrai que les trois quarts de ceux qui
vont aux eaux de Pyrmont n'en boivent pas et font fort bien.
La beauté du pays environnant attire à Pyrmont les étrangers
riches, lesquels attirent les intrigants et les joueurs de toutes
les nations.

EAUX MINÉRALES ARTIFICIELLES.—Le plus grand nombre
des eaux minérales, malgré le soin qu'on prend de les expé-
dier bien bouchées et dans les meilleures conditions de conservation, perdent toujours en voyageant une partie de leurs
propriétés médicales. Il vaut mieux pour ceux à qui le médecin les prescrit et qui sont hors d'état de se déplacer pour
aller les prendre à la source, recourir aux eaux minérales
artificielles, à Paris surtout, où elles sont préparées par d'habiles chimistes avec assez de soin pour que leurs propriétés
ressemblent autant que possible à celles des eaux minérales
naturelles dont elles sont une imitation.

CHAPITRE XXVII.

Usage des bains de mer et des bains médicinaux.

Usage des bains de mer. — Tempéraments auxquels ces bains conviennent. — Durée des bains de mer. — Heure favorable pour prendre les bains de mer. — Régime à suivre pendant qu'on prend les bains de mer. — Villes où l'on peut prendre les bains de mer. — Cette. — Biarritz. — Côte des Fous. — Port-Vieux. — Dieppe. — Établissement des bains. — Bains médicamenteux. — Bains d'étuve sèche. — Bains d'étuve humide, ou bains de vapeurs. — Danger de ces bains pour les tempéraments sanguins. — Bains aromatiques. — Bains de solutions salines. — Bains médicamenteux partiels. — Bains de pieds. — Bains de siége à la morelle. — Au cerfeuil. — Leur utilité.

L'eau de la mer doit être rangée parmi les eaux minérales; ses propriétés médicales sont dues, en effet, au sel marin et à quelques autres substances minérales qu'elle tient en dissolution; ce ne sont pas les eaux qui en sont le plus chargées qui agissent le plus efficacement sur l'organisme humain; les eaux de la Manche, qui ne contiennent pas plus de trois et six dixièmes pour cent de sel, ont des propriétés médicales plus prononcées que les eaux de la mer Méditerranée dans lesquelles la proportion de sel est de quatre et un dixième pour cent. Cette anomalie tient surtout à ce que les flots de la Méditerranée n'ont pas de flux et de reflux, cette mer n'ayant pas assez de surface pour donner lieu au phénomène des marées. Les chocs multipliés que les eaux de l'Océan exercent sur la peau sont pour beaucoup dans les vertus curatives des bains de mer.

Ces bains, utiles contre plusieurs maladies, selon les conditions particulières de chaque tempérament individuel, peuvent être beaucoup plus souvent nuisibles qu'on ne le croit communément, ils rendent plus graves les souffrances des malades atteints de la goutte, des maladies de poitrine bien décla-

récs, des rhumatismes aigus ou chroniques ; les asthmatiques
doivent surtout s'en abstenir. On ne peut que renouveler ici
avec instance le conseil précédemment donné au sujet des
eaux minérales, de ne jamais s'en prescrire l'usage à soi-
même, et de n'y recourir que sur l'avis du médecin. Que les
gens du monde favorisés d'une bonne santé, exempts de toute
espèce de maladie, accompagnent aux bords de la mer les
personnes de leur société auxquelles les bains de mer peuvent avoir été prescrits par le médecin, l'air de la mer
et les distractions qu'on trouve partout où se réunissent les
baigneurs ne peuvent que leur être utiles ; mais qu'ils se
gardent bien de prendre des bains dont ils n'ont aucun besoin,
à moins qu'ils ne soient doués d'une de ces constitutions
athlétiques qui résistent à toutes les épreuves ; les bains de
mer pourraient les rendre sérieusement malades.

**Tempéraments auxquels conviennent les bains de
mer.** — Le nombre des maladies contre lesquelles les bains
de mer exercent une action salutaire est assez considérable ;
ils sont particulièrement utiles dans toutes les affections du
système lymphatique et les maladies scrofuleuses, quand
celles-ci sont encore à leur début. On les prescrit également
aux personnes des deux sexes, d'un tempérament nerveux,
affaiblies par les excès ou par les suites d'une convalescence
pénible, après une longue maladie. Sur les bords de la Méditerranée, la saison des bains de mer commence dès le mois
d'avril ; elle ne commence qu'en mai sur les parties méridionales des côtes françaises de l'Océan ; elle ne s'ouvre pas
avant le mois de juin sur les côtes de la Manche, vers notre
frontière du Nord.

Une saison de bains de mer comprend vingt à vingt-cinq
bains, pris tous les jours, sans interruption, excepté les jours où
la température s'y oppose ; le nombre de vingt-cinq bains, même
pour les baigneurs d'une constitution robuste, ne doit pas
être dépassé. Les malades trop faibles ou trop craintifs pour
s'aventurer dans la mer, malgré toutes les mesures de précaution
prises pour leur inspirer une entière sécurité, peuvent prendre
des bains d'eau de mer dans une baignoire, et élever de quel-

ques degrés la température de l'eau salée, lorsqu'elle leur
paraît trop froide. Le bénéfice qu'ils en retirent n'est jamais
égal à celui des bains pris dans la mer elle-même; néanmoins, beaucoup de malades, en prenant au début de la saison
quelques bains d'eau de mer dans une baignoire, se fortifient
assez pour prendre leurs derniers bains en pleine eau, et s'en
retourner chez eux complétement guéris.

Durée des bains de mer. — Un malade ne doit pas rester
dans la mer plus de cinq à dix minutes; cette dernière durée
du bain ne convient qu'à ceux qui savent nager et qui prennent tout en se baignant un exercice salutaire. Le dames qui
rarement savent bien nager, et les malades de l'autre sexe
auxquels l'art de la natation n'est pas familier, ne doivent pas
rester immobiles dans l'eau salée. Le mouvement à la fois le
plus facile et le mieux approprié à leur état, consiste à s'ac-
croupir de manière à avoir la tête seule hors de l'eau, et à se
relever lentement pour se plonger de nouveau dans l'eau, à
de courts intervalles. L'exercice de la natation en pleine mer, en
se faisant accompagner d'un maître nageur dans un canot,
quand le temps est calme, ne convient qu'aux hommes très-
robustes; cet exercice, au point de vue de la dépense de forces
physiques, est moins fatigant que la natation dans l'eau
douce; la plus grande densité de l'eau salée soutient le corps;
elle permet de se laisser flotter sans faire, pour ainsi dire,
aucun mouvement. Mais la réaction de l'eau salée sur la peau,
quand la natation en mer a duré seulement une heure, est
telle qu'elle a le plus souvent pour résultat une violente
courbature suivie d'un ou deux accès de fièvre, à moins que,
comme les marins et la jeunesse des villes maritimes, on n'y
soit habitué depuis l'enfance.

Heure favorable pour prendre les bains de mer.
— Lorsqu'on se baigne dans l'Océan, dans la Manche ou dans
la mer du Nord, où les marées se font également sentir, on
peut se baigner à marée montante, à marée descendante, et
quand la mer est *étale*, c'est-à-dire, quand elle a cessé de
monter et qu'elle ne commence pas encore à descendre, ce
que les marins nomment *le plein de l'eau*, dont l'heure, va-

riable d'un endroit à un autre, est bien connue partout où l'on prend des bains de mer; l'heure du plein de l'eau est la plus favorable pour ceux qui sont en même temps baigneurs et nageurs.

Régime à suivre lorsqu'on prend les bains de mer. — Les malades qui vont chercher la santé aux bains de mer ne peuvent en retirer tout le bénéfice pour la guérison de leurs maladies qu'en se soumettant à un régime rationnel, sous la direction d'un médecin éclairé. Le premier soin à prendre, c'est donc, en arrivant à un établissement de bains maritimes, de s'informer d'un bon médecin, et de s'assurer ses soins assidus, pendant toute la durée de la saison des bains. Beaucoup de gens croient pouvoir s'en dispenser et agir, comme on dit, à leur tête, sans consulter personne; ils ont ensuite grand tort de se plaindre de n'avoir éprouvé pour leur santé aucun avantage après avoir pris les bains de mer. Quelques jours de repos et d'un régime rafraîchissant, avec de fréquentes promenades sur la plage, afin d'habituer les poumons à respirer l'air de la mer, sont indispensables avant de commencer à prendre les premiers bains. Plusieurs heures doivent toujours s'écouler entre les repas et les bains, afin que la digestion soit complétement terminée au moment où l'on entre dans l'eau. C'est au malade à régler en conséquence l'heure de ses repas; il a toute latitude aux bains de mer des bords de la Méditerranée, où le flux et le reflux n'existent pas, ce qui permet de se baigner à volonté, à toute heure du jour; sur les bords de l'Océan et de la Manche, on se conforme à cet égard aux heures de la marée. En se baignant ainsi qu'on l'a conseillé ci-dessus, quand la mer est étale, on évite l'eau souvent boueuse de la marée descendante et l'écume abondante de la marée montante. Cette écume, très-caustique, très-chargée des parties salines, réagit sur la peau au point de provoquer assez souvent une éruption qui, sans être dangereuse, est désagréable et doit être évitée, en ne se baignant dans la mer que quand elle est à la fois calme et limpide.

Une autre précaution à prendre, c'est de ne pas se mettre

dans la nécessité de marcher trop longtemps en costume de baigneur au sortir de la mer, ce qui peut faire perdre tout le bénéfice du bain. En se baignant quand l'eau est pleine, on ne peut être qu'à une faible distance de sa cabane où l'on doit se hâter de s'essuyer et de reprendre ses vêtements; lorsqu'au contraire on prend le bain à marée basse, on peut avoir un assez long trajet à parcourir pour regagner sa cabane; c'est alors, si le temps est frais, qu'on peut être atteint d'un refroidissement dangereux.

Les personnes riches, quand l'hôtel où elles sont logées est un peu loin de la plage, s'y font transporter en voiture; si le trajet n'est pas trop long, il vaut mieux le faire à pied, et s'il en est résulté une légère transpiration, attendre qu'elle soit un peu ressuyée avant de commencer à se baigner. Lorsqu'on arrive en voiture sur la plage, il est utile de revêtir aussitôt le costume de baigneur et de se promener quelques minutes dans ce costume avant de se mettre en contact avec l'eau de la mer. Après le bain, à moins d'impossibilité absolue, il faut retourner à pied à son hôtel, et si la faim se fait sentir, laisser passer une demi-heure au moins et une heure au plus avant de prendre des aliments. Ces précautions rendent plus complète et plus salutaire la réaction provoquée par le bain de mer, et de laquelle dépend tout son effet utile.

Villes où l'on peut prendre les bains de mer. — Cette. — Sur la Méditerranée, il n'existe pas de point du littoral où les bains de mer puissent être pris avec plus d'avantage que dans la ville de Cette; la plage est en pente douce, sur fond de sable fin et ferme, sans galets qui puissent blesser la plante des pieds; l'eau est limpide et douce, et le climat est celui du midi de la France, le plus salubre de toute l'Europe. La ville est assez importante pour offrir toutes les ressources désirables pour se loger et se nourrir; mais comme sa population est toute adonnée à la navigation et au commerce et qu'elle n'attache aucune importance à attirer l'affluence des baigneurs, elle n'a fait jusqu'à ce jour aucune espèce de frais en leur faveur, il n'y a point à Cette d'établissement de bains maritimes; il y a seulement des cabanes et une très-belle plage pour se baigner. Il ne faut donc aller à Cette que par motif de santé; l'on ne doit s'attendre à y rencontrer ni réunions de gens du monde, comme aux eaux minérales les plus fréquentées, ni occasions de plaisirs et de distractions, dont le pays est totalement dépourvu. Mais si la maladie dont on est atteint peut être soulagée ou guérie par les bains de mer pris dans la Méditerranée, c'est à Cette qu'il faut aller les prendre.

Biarritz. — Qui désire voir l'océan Atlantique dans toute sa majesté, et assez souvent, dans toute sa fureur, doit aller à Biarritz, juste au fond du golfe de Gascogne, à deux pas de la frontière d'Espagne. C'est là que le baigneur intrépide peut recevoir des lames arrivant sans obstacle des îles-Açores ou même, selon la direction du vent, des côtes du continent de l'Amérique du Sud. Il y a près de Biarritz une plage évitée des baigneurs prudents, qui porte le nom de *Côte des fous*, à cause du nombre des accidents dont elle a été le théâtre; on peut cependant s'y baigner, moyennant quelques précautions, avec aussi peu de danger que partout ailleurs; la presque totalité des baigneurs préfère la plage du Port-Vieux, où il n'existe même pas l'apparence d'un danger. Tout a été fait à Biarritz depuis quelques années dans le but d'y attirer les baigneurs; ils s'y rendent en foule, de la fin de juin au 1er septembre, surtout depuis que S. M. l'impératrice Eugénie, en y faisant bâtir la villa qui porte son nom, a pris l'habitude d'y passer tous les ans la saison des bains. Aussi la vie est chère à Biarritz et ceux qui veulent être assurés de trouver à s'y loger doivent avoir soin de retenir longtemps d'avance un appartement.

Dieppe. — La jolie ville maritime de Dieppe, à quelques heures seulement de distance de Paris par le chemin de fer, est le rendez-vous des baigneurs parisiens dont les uns y vont chercher la santé, les autres les agréments d'une société d'élite dans laquelle se faufilent, comme dans toute réunion de gens riches, des intrigants et des aigrefins, contre lesquels il importe de se tenir en garde; en raison de la proximité de Paris, ils y sont plus nombreux qu'ailleurs.

L'eau de la Manche est à Dieppe très-bonne et très-pure : les baigneurs doivent se munir d'épais chaussons de lisière, pour éviter de se blesser les pieds sur le banc de galets que chaque marée déplace et qui, pendant le plein de l'eau, garnissent les places les plus favorables pour prendre les bains de mer.

Bains médicamenteux. — Ces bains ne doivent jamais être pris que sur l'ordonnance du médecin; dans les grandes villes, des établissements spéciaux offrent aux malades toutes les facilités désirables à cet égard ; mais dans les petites villes, et à plus forte raison à la campagne, il peut être très-utile de savoir suppléer autant que possible à l'absence de ces établissements, afin que le malade, en cas d'urgence, ne perde pas les avantages qu'il peut espérer, pour sa guérison, de l'emploi des bains médicamenteux.

Ces bains comprennent les bains d'étuve sèche, dans lesquels le corps peut supporter une chaleur de quatre-vingts degrés centigrades; les bains d'étuve humide dont la température ne peut pas dépasser quarante-cinq degrés ; les bains aromatiques, donnés soit par immersion, soit sous forme de vapeur, et les bains salins, administrés soit avec de l'eau de mer artificielle, soit avec une solution plus ou moins chargée de sous-carbonate de soude.

Bains d'étuve sèche. — Ce genre de bains ne peut guère être prescrit que dans les grandes villes, où les établissements de bains ont un local approprié à cette destination. Ce sont des pièces chauffées à une haute température, où le malade doit rester seulement pendant le temps prescrit par le médecin. Ceux qui accompagnent le malade doivent veiller avec le plus grand soin à ce qu'au sortir de l'étuve sèche, le froid, ou seulement un abaissement subit de température, ne puisse le saisir, ce qui lui ferait perdre tout l'avantage de ce genre de bains.

Bains d'étuve humide ou bains de vapeurs. — Ces bains peuvent être pris partout; pour beaucoup de malades, il est plus avantageux de les prendre à domicile que de se déplacer pour les prendre dans un établissement de bains, et voici pourquoi. Quand un malade prend un bain d'étuve sèche, il ne respire que de l'air, et ses organes respiratoires, qu'ils soient malades ou en bon état, ne peuvent en être affectés. Quand il prend un bain d'étuve humide, la vapeur très-chaude, qu'il ne saurait éviter de respirer, peut lui faire plus de mal que le bain de vapeur ne lui fait de bien. On échappe à cet inconvénient quand le bain de vapeurs est pris à domicile. Plusieurs appareils sont usités pour mettre toute la surface du corps en contact avec la vapeur, en laissant la tête dégagée et la respiration parfaitement libre; on peut se passer de tout appareil de ce genre par le procédé suivant. Le malade, complétement deshabillé, est placé sur une chaise, et enveloppé d'un ou de plusieurs amples peignoirs, assez épais pour ne pas donner issue à la vapeur. On place sous la chaise un réchaud peu élevé sur lequel sont posées des briques fortement chauffées; à l'aide d'un de ces petits arrosoirs à très-long bec, usités pour arroser les plantes en pots placées sur des gradins élevés dans les serres, on verse avec précaution de l'eau sur les briques chaudes, et l'on produit ainsi autour du malade une atmosphère de vapeur d'eau qu'il n'est pas exposé à respirer.

Au sortir du bain de vapeurs, le malade est enveloppé de couvertures et mis au lit pour qu'il transpire abondamment. Ces bains contribuent à diminuer l'obésité excessive et à réduire les engorgements séreux; mais, on le répète, il ne faut les prendre que sur l'ordonnance du médecin ; chez les personnes d'un tempérament sanguin, ces bains peuvent déterminer une congestion cérébrale et devenir une cause de mort subite.

Bains aromatiques. — On peut, sans inconvénient, donner des propriétés toniques aux bains tièdes ordinaires en y faisant infuser des plantes aromatiques, spécialement du thym, du serpolet, de l'origan, de la lavande et d'autres plantes qu'il est facile de se procurer, soit dans les jardins soit à l'état sauvage. La dose pour un bain entier destiné à une personne adulte est d'un kil. de plantes aromatiques sèches. Quand le malade n'en retire pas un avantage bien sensible, le bain aromatique ne peut lui faire aucun mal.

Bains de solutions salines. — Il ne faut prendre ce genre de bains que quand le médecin les ordonne, et se conformer exactement à ses prescriptions quant à la dose de sel employée aussi bien que quant à la durée du bain et à la température de l'eau. Les personnes aisées, au sortir d'un bain de solution saline, se plongent, pour s'y bien laver, dans un second bain tiède d'eau pure, où elles ne passent que le temps nécessaire pour qu'il ne reste pas de parties salines adhérentes à la peau, ce qui peut occasionner des démangeaisons très-gênantes. Cette précaution est surtout indispensable aux dames dont le tissu cutané est plus délicat que celui de la peau de l'homme.

Bains médicamenteux partiels. — On comprend sous cette dénomination les bains de pieds auxquels on ajoute du sel ou de la farine de moutarde, et les bains de siége pris avec une infusion de morelle fraîche ou de cerfeuil, très-utiles comme moyen de soulagement dans plusieurs indispositions, spécialement contre les hémorrhoïdes. Ces bains partiels sont au nombre des remèdes du domaine de la médecine domestique, dont tout le monde peut faire usage sans prescription du médecin.

CHAPITRE XXVIII.

Pharmacie domestique.

Pharmacie domestique. — Plantes médicinales usuelles. — Plantes employées intégralement. — Aigremoine. — Ses propriétés contre le mal de gorge. — Armoise. — Bourrache. — Petite centaurée. — Douce amère. — Érymum, vélar ou herbe aux chantres. — Son utilité contre les extinctions de voix. — Lavande. — Lierre terrestre. — Mélilot. — Menthe aquatique. — Origan. — Sauge. — Serpolet. — Tanaisie. — Thym. — Plantes dont on emploie les fleurs. — Arnica. — Bouillon blanc. — Bleuet. — Camomille. — Coquelicot. — Mauve. — Tussilage. — Pas d'âne ou Pied de chat. — Violette. — Plantes dont on emploie les racines. — Bardane. — Chiendent. — Consoude. — Guimauve. — Patience. — Réglisse. — Saponaire. — Valériane. — Fruits. — Têtes de pavots. — Cynorrhodons.

C'est un devoir pour tous les citoyens de respecter scrupuleusement les dispositions de la loi qui veut que les pharmaciens seuls préparent les médicaments desquels dépend la santé, souvent même l'existence des hommes, et qui les astreint sagement à ne débiter ces préparations que sur l'ordonnance d'un médecin. Mais, sans contrevenir à la loi en aucune façon, une famille qui habite une localité écartée, où, en cas d'accident ou de maladie subite, il faut faire beaucoup de chemin et perdre beaucoup de temps avant de trouver un médecin et une pharmacie, peut et doit faire provision de quelques plantes médicinales, les unes cultivées, les autres sauvages, et de quelques-uns de ces médicaments exempts de tout danger qu'il est utile d'avoir toujours sous la main, tant pour son propre usage que pour secourir ses voisins, sans s'écarter du domaine de la médecine familière : c'est ce qu'on croit devoir indiquer ici avec quelque détail, sous le titre de *Pharmacie domestique*.

Plantes médicinales usuelles. — Parmi les plantes médicinales qui peuvent faire partie de la pharmacie domestique, on utilise les unes entières, les autres seulement pour leurs fleurs, leurs racines, ou leurs fruits.

Les plantes qu'on emploie entières sont : l'aigremoine, l'armoise, la bourrache, la petite centaurée, la douce-amère, l'érysimum, la lavande, le lierre terrestre, le mélilot, la menthe aquatique, l'origan, la sauge, le serpolet, la tanaisie et le thym.

Celles dont on utilise les fleurs sont : l'arnica, le bouillon blanc, le bleuet, la camomille, le coquelicot, la mauve, le tussilage et la violette.

Celles dont les racines seules sont utiles sont : la bardane, le chiendent, la consoude, la guimauve, la patience, la réglisse, la saponaire et la valériane.

Celles dont les fruits seuls sont usités ne sont qu'au nombre de deux; ce sont: le pavot, pour les capsules nommées têtes de pavots, qui renferment ses graines, et l'églantier ou rosier sauvage, pour les cynorrhodons, ou baies rouges qui succèdent à ses fleurs.

Plantes entières. Aigremoine. — On trouve l'aigremoine à l'état sauvage dans les terres incultes et sablonneuses, et sur le revers des fossés secs; elle est aisément reconnaissable à ses tiges droites garnies de petites fleurs jaunes. On doit la récolter avant qu'elle ait passé fleur, parce qu'aussitôt après la floraison, la plante perd la plus grande partie de ses feuilles inférieures dans lesquelles résident principalement ses propriétés médicales. Il n'est pas nécessaire de faire une bien ample provision d'aigremoine ; les usages de cette plante sont assez limités. On en prépare une infusion qu'on emploie seule ou associée au sirop de mûres, contre les maux de gorge sans gravité que ce remède soulage immédiatement.

Armoise. — L'armoise à l'état sauvage abonde sur le bord des chemins et dans les terrains incultes à l'exposition du midi; il faut la cueillir quand elle commence à entrer en fleurs. Une légère infusion d'armoise est utile contre les vers des enfants. Sa principale utilité consiste dans le principe odorant répandu dans toute la plante, et qui en fait la base des bains aromatiques. Comme la préparation de ces bains en emploie beaucoup, il ne faut pas négliger d'en faire en juin et en juillet une large provision.

Bourrache. — On ne trouve pas fréquemment en France la bourrache à l'état sauvage ; il faut la cultiver dans un coin du jardin qui ne soit pas trop exposé au soleil, à demi-ombre, comme disent les jardiniers ; les semences qui adhèrent très-peu se ressèment d'elles-mêmes ; la plante se reproduit toujours dans un jardin où elle a été cultivée. La bourrache en infusion ou en décoction provoque la transpiration ; elle est utile dans tous les cas d'éruption, particulièrement dans la rougeole.

Petite centaurée. — Les gracieux bouquets de fleurs roses de la petite centaurée la font reconnaître tout l'été sur le revers des fossés humides. L'infusion de petite centaurée est utile dans tous les cas de faiblesse d'estomac et de fièvres intermittentes.

Douce-amère. — Les tiges grimpantes de la douce-amère, cultivée dans la plupart des jardins comme plante sarmenteuse d'ornement, sont employées à l'état sec en décoction dépurative, très-utile surtout contre les maladies des enfants d'une constitution délicate et d'un tempérament lymphatique.

Érysimum. — Cette plante, également connue sous les noms de vélar et d'herbe aux chantres, est une des plus utiles de toutes celles qu'emploie la médecine domestique. Il faut la récolter en pleine fleur, mais avant qu'elle soit chargée de siliques remplies de graines, ce qui en modifie sensiblement les propriétés. L'infusion d'érysimum est utile dans tous les cas de rhume persistant, de maux de gorge, surtout quand ces indispositions sont accompagnées d'extinction de voix ; c'est l'origine de son surnom d'herbe aux chantres. Il faut en récolter assez en mai et juin pour n'en pas être au dépourvu pendant l'hiver où l'on a fréquemment occasion de s'en servir.

Lavande. — La lavande ne se rencontre à l'état sauvage que sur quelques points de nos départements les plus méridionaux. On la cultive dans les jardins en bordure autour des carrés du potager. Elle sert pour les bains aromatiques ; elle est aussi très-utile, en dehors de ses propriétés médicales, pour parfumer le linge conservé dans les armoires et en éloigner les insectes.

Lierre terrestre. — Les propriétés calmantes et pectorales du lierre terrestre sont moins appréciées qu'elles ne devraient l'être ; on récolte la plante quand elle est en pleine fleurs, au pied des haies, en mars et avril ; on doit préférer celui qui croît à l'exposition du midi et qui, pour cette raison, fleurit de très-bonne heure. L'infusion de lierre terrestre apaise la toux, provoque une légère transpiration et facilite la digestion.

Mélilot. — On trouve le mélilot dans toutes les prairies sèches et sur les terrains élevés ; il faut le cueillir en mai et juin, tandis qu'il est en pleine fleur. L'infusion de mélilot employé soit seul, soit associé à la fleur de bleuet, est l'un des meilleurs remèdes familiers dont on puisse se servir pour fortifier la vue affaiblie et faire cesser la rougeur et l'inflammation des paupières ; au moment où l'on en baigne les yeux, le matin et le soir, cette infusion, pour produire tout son effet utile, doit être aussi froide que possible.

Menthe aquatique. — Tout le monde connaît les propriétés de la menthe poivrée cultivée dans la plupart des jardins ; celles de la menthe à feuilles rondes ou menthe aquatique, connue dans les campagnes sous le nom de baume à cause de son odeur agréable, ne sont pas moins prononcées. Il faut cueillir cette plante quand elle commence à fleurir ; elle abonde au bord des eaux tranquilles ; celle qui croît à peu de distance du rivage, mais non pas tout à fait dans l'eau, est la meilleure. Elle perd beaucoup de son poids par la dessiccation ; il est utile de s'en approvisionner largement. L'infusion légère de menthe aquatique prise très-chaude dissipe comme par enchantement une indigestion à son début.

Origan. — L'origan abonde dans les terrains secs et pierreux ; il est surtout utilisé pour les bains aromatiques. Bien que son odeur soit moins agréable que celle de la

menthe, l'origan peut être employé en infusion stomachique
dans les cas d'indigestion.

Sauge. — La variété de sauge, utilisée comme plante médicinale, ne croît pas en France à l'état sauvage ; elle est
cultivée dans les jardins dans les mêmes conditions que la
lavande. Bien que l'infusion de sauge officinale ne possède
pas toutes les propriétés que lui accordaient les anciens, elle
n'est pas sans efficacité contre les maux d'estomac. Les propriétés utiles de la sauge résident surtout dans les feuilles et
les jeunes pousses qu'il faut cueillir et faire sécher avant la
pleine floraison de la plante.

Serpolet. — Cette charmante petite plante, l'une des plus
parfumées de toutes celles qui croissent à l'état sauvage en
Europe, n'est pas seulement utile pour les bains aromatiques ;
associé à l'érysimum par parties égales, le serpolet sert à
préparer une infusion très-salutaire dans tous les cas de
rhume de poitrine accompagné de paresse d'estomac.

Tanaisie. — On trouve principalement dans les terrains
secs et pierreux cette grande et belle plante aux fleurs d'un
beau jaune d'or, qu'il faut récolter en juillet pendant la pleine
floraison. L'infusion de tanaisie est un excellent vermifuge,
qui n'offre aucun des inconvénients des autres médicaments
du même genre, et qui ne peut nuire quand on le donne à
des enfants ou à des adolescents qui n'ont point de vers.

Thym. — Le thym est cultivé dans les jardins en bordure
comme la lavande et la sauge. Il faut en avoir une forte provision ; c'est une des plantes les plus actives pour les bains
aromatiques.

Fleurs. — Arnica. — Les fleurs d'arnica ne peuvent être
recueillies à l'état sauvage que dans un petit nombre de localités voisines des montagnes. Il n'y a pas d'intérêt à cultiver
la plante dans les jardins ; sa fleur ne possède toutes ses propriétés que quand elle a été cueillie sur les pentes des montagnes ; elle est la plus active des plantes alpestres qui font
partie du mélange très-connu et très-usité sous le nom de
vulnéraire suisse. Il est utile d'avoir toujours à la maison une
petite quantité de fleurs d'arnica, dont on prend une pincée

en infusion dans une tasse d'eau bouillante en cas de chute, de choc violent ou de frayeur subite, dont les suites peuvent être à redouter.

Bouillon blanc. Les fleurs de bouillon blanc ne s'épanouissent pas toutes à la fois; on ne doit donc en faire la récolte que successivement pendant la belle saison, en visitant une fois au moins par semaine les lieux où le bouillon blanc croît à l'état sauvage sur la lisière des bois et sur le bord des chemins. Ces fleurs séchées à l'ombre sont utilisées en infusion dans les rhumes de poitrine, soit seules, soit associées à celles de coquelicot, de mauve et de violette, pour composer les fleurs pectorales.

Bleuet. — Les propriétés de l'infusion froide de fleurs de bleuet pour éclaircir la vue étaient si bien connues de nos ancêtres, qu'ils avaient surnommé cette plante casse-lunettes. Bien qu'en se desséchant la fleur de bleuet perde sa riche nuance bleue, elle n'en conserve pas moins ses propriétés bienfaisantes pour la vue. On peut l'employer seule, ou la mêler au mélilot par parties égales.

Camomille. — La camomille romaine est en même temps une plante médicinale et une plante d'ornement; il est bon d'en avoir quelques touffes dans le parterre où elle tient fort bien sa place, afin d'en récolter les fleurs et de les conserver sèches pour l'usage. L'infusion chaude de fleurs de camomille convient dans tous les cas où le thé et l'infusion de menthe ont manqué leur effet, et où le vomissement est inévitable; la camomille dégage l'estomac sans effort et fait disparaître les traces de l'indigestion.

Coquelicot. — Lorsqu'on récolte les fleurs de coquelicot pour les faire sécher et les employer en infusion pectorale, il faut avoir soin de ne prendre que les pétales de chaque fleur. Si l'on cueillait en même temps une partie de la tige ou la capsule renfermant les graines, ces parties étant remplies d'un suc laiteux doué de propriétés narcotiques analogues à celles de l'opium, l'infusion des fleurs deviendrait plus nuisible qu'utile, et pourrait donner lieu à des accidents assez graves.

Mauve. — Comme celles du bouillon blanc, les fleurs de

la mauve se succèdent pendant tout l'été; on doit en faire
la récolte deux fois par semaine, et les faire sécher à l'ombre.
Leurs propriétés sont les mêmes que celles des autres fleurs
pectorales.

Tussilage. — Le tussilage, aussi connu sous les noms vulgaires de pas d'âne, à cause de la forme de ses feuilles, et de
pied de chat en raison de celle de ses fleurs, croît à l'état sauvage
dans les terrains bas et humides. Il faut remarquer les places
où cette plante se rencontre, parce que ses fleurs peu apparentes précédent les feuilles dès les premiers beaux jours du
printemps, de sorte que si l'on ignore leur existence dans
une localité, on peut passer à côté d'elles sans les remarquer.

Violette. — Quoique la violette odorante croisse à l'état
sauvage dans tous les lieux ombragés du centre de la France,
elle n'y est pas assez abondante pour qu'on puisse se dispenser
de cultiver cette jolie plante dans les jardins où elle se plaît
sous les massifs d'arbres et d'arbustes d'ornement. La fleur
de violette fait partie des fleurs pectorales.

Racine. — Bardane. — Il faut récolter les racines
de bardane au printemps, dès que ses premières feuilles
sortent de terre. Après les avoir bien lavées, on les coupe
tranversalement par tronçons, pour les faire sécher à l'ombre.
On emploie ces racines en décoction, à la dose de trente
grammes par litre d'eau; c'est une tisane amère très-utile
dans les affections dartreuses et les autres maladies de la
peau.

Chiendent. — On n'a jamais besoin de se mettre à la
recherche du chiendent, il n'existe qu'en trop grande quantité dans bien des terres cultivées; c'est un des fléaux de l'agriculture. Les racines de chiendent, lavées et séchées, servent à
préparer une excellente tisane rafraîchissante, préférable,
lorsqu'on a pris médecine, au bouillon d'oseille plus généralement usité. Lorsqu'on souffre d'échauffement par suite
d'excès de fatigue corporelle, ou d'un travail de cabinet trop
assidu, la tisane de chiendent et d'orge, prise pendant quelques jours, dissipe ce genre d'indisposition.

Consoude. — La racine de consoude, soit à l'état frais,

soit séchée par tronçons, comme celle de bardane, est très-utile, soit en décoction pectorale contre la toux opiniâtre, soit comme remède inoffensif pour diminuer ou arrêter les diarrhées persistantes. On récolte au printemps cette racine dans les prairies basses et humides ; il faut en faire provision avant que la plante soit en fleur, mais après que ses feuilles sont assez développées pour qu'on ne puisse commettre d'erreurs dont les conséquences pourraient être fort dangereuses.

Guimauve. — Quand l'espace ne manque pas dans le jardin il est bon d'y consacrer une place à la culture de la guimauve, dont les tiges et les feuilles peuvent être utilisées pour préparer des lavements et des cataplasmes émollients, et dont les longues racines blanches sont d'un usage fréquent dans la médecine domestique. On arrache ces racines à l'entrée de l'hiver ; elles doivent être dépouillées de leur écorce, et conservées sèches pour l'usage.

Patience. — Quelle que soit l'origine du nom donné à cette plante, il est certain qu'il faut beaucoup de patience pour arracher sur le bord des eaux tranquilles ses racines quelquefois longues de plus d'un mètre. On les dessèche comme les racines de la bardane ; elles servent aux mêmes usages.

Réglisse. — Les racines de la réglisse ne peuvent être récoltées à l'état sauvage que sur quelques points de nos départements du sud-ouest. Ailleurs, on cultive rarement la réglisse dans les jardins, parce que ses racines traçantes envahissent trop d'espace aux dépens des autres cultures. Il faut toujours en avoir une provision à la maison, pour adoucir à peu de frais les tisanes insipides, telles que celles de chiendent ou de guimauve, lorsqu'on ne veut pas y ajouter du sucre ou du miel, pour les rendre supportables.

Saponaire. — Les longues et minces racines de la saponaire, fendues dans le sens de leur longueur et séchées à l'ombre, sont employées pour préparer une tisane dépurative, très-salutaire pour les enfants faibles, lymphatiques, qui ont de la peine à se développer. Les racines de la variété à fleurs doubles cultivée dans les jardins comme plante d'ornement,

possèdent les mêmes propriétés médicales que les racines de
la saponaire sauvage.

Valériane. — Les racines de la valériane, consistant en
fibres entrelacées dans tous les sens; retiennent facilement
de la terre et du sable ; elles doivent être très-soigneusement
lavées avant d'être séchées à l'ombre. On les emploie en décoction légère contre les affections nerveuses qu'elles soulagent immédiatement. La dose est de huit à dix grammes de
racine sèche de valériane pour une tasse de décoction.

Fruits. — **Tête de pavot.** — Les propriétés des têtes
du pavot blanc, ou pavot oriental, étant plus prononcées que
celles des têtes du pavot commun dont la graine fournit
l'huile d'œillette, il est utile de cultiver dans le jardin quelques plantes de cette variété, dont on laisse les têtes atteindre
sur pied leur maturité la plus complète possible. La décoction
de têtes de pavot ajoute aux propriétés calmantes des cataplasmes émollients; elle apaise les douleurs violentes occa-
sionnées par les panaris.

Cynorrhodons. — On ne doit récolter les cynorrhodons
ou fruits de l'églantier que quand leur maturité a été com-
plétée par quelques jours de gelée, suivis de dégel; ceux qui
n'ont pas subi l'action de la gelée sont trop âpres et donnent
une saveur peu agréable à la conserve de cynorrhodons.

CHAPITRE XXIX.

Pharmacie domestique. — Suite.

Médicaments simples. — Lichen d'Islande. — Gelée de lichen. — Manière de la préparer. — Magnésie. — Noix de galle. — Rhubarbe. — Sulfate de magnésie. — Préparations du ressort de la pharmacie domestique. — Alcools. — Eau-de-vie camphrée. — Eau vulnéraire. — Baumes. — Baume du commandeur. — Baume tranquille. — Onguents. — Pommade anti-dartreuse — Pommade de concombres. — Extrait de gentiane. — De baies de genièvre. — De baies de sureau. — Sirop de coings. — De verjus. — De mûres. — D'érysimum ou de vélar. — De violettes. — Conserve de roses. — Conserve de cynorrhodons. — Pastilles de menthe. — Pastilles de violette.

La pharmacie domestique admet un certain nombre de médicaments simples, choisis parmi ceux dont l'emploi exclut toute idée d'un danger quelconque, et quelques préparations offrant les mêmes garanties de sécurité absolue, qu'il est utile d'avoir toujours à sa disposition, lorsqu'on habite à la campagne une localité où il n'y a pas de pharmacien.

MÉDICAMENTS SIMPLES. — On indique seulement ici, parmi les médicaments simples, les plus utiles et les plus usités ; ce sont le lichen d'Islande, la magnésie, la noix de galle, la rhubarbe et le sulfate de magnésie.

Lichen d'Islande. — On emploie le lichen d'Islande avec succès contre la toux rebelle qui a résisté aux infusions pectorales ordinairement en usage. On en fait une décoction ou tisane mucilagineuse, et une gelée qu'on prend mêlée par parties égales à du lait chaud sucré. Pour préparer la gelée de lichen d'Islande, on fait bouillir dans un litre d'eau soixante grammes de ce lichen. Après quelques instants d'ébullition, on jette le lichen sur une passoire pour le faire bien égoutter, mais en ayant soin de ne pas le presser. Il est ensuite remis sur le feu avec la même quantité d'eau, la pre-

mière eau en a enlevé le principe amer. Il faut le laisser
bouillir sur un feu doux pendant deux heures, jusqu'à ce que
le liquide soit réduit à un quart de litre. On passe alors la
décoction bouillante avec forte expression par un linge assez
fort ; elle se prend en gelée par le refroidissement.

Magnésie. — On doit toujours avoir dans un flacon bien
bouché une certaine quantité de magnésie calcinée ; c'est une
des substances les plus utiles dans plusieurs cas d'empoisonnement. (Chap. XXI.) Quand les digestions sont pénibles et
qu'on éprouve des aigreurs d'estomac, on prend avec avantage,
et sans qu'il en puisse résulter d'inconvénient pour la santé,
un ou deux décigrammes de magnésie soit seule, soit associée
à la même quantité de rhubarbe en poudre.

Noix de galle. — La noix de galle est plutôt considérée
comme une substance tinctoriale que comme un médicament ;
on doit néanmoins n'en être jamais au dépourvu, à cause des
services que peut rendre la décoction de noix de galle en cas
d'empoisonnement accidentel, pour retarder les progrès du
mal, et laisser aux secours de l'homme de l'art le temps
d'arriver.

Rhubarbe. — La racine de rhubarbe en poudre, soit
seule, soit mêlée par parties égales avec la magnésie, est un
de ces laxatifs doux qu'on oppose avec succès et sans aucun
danger à la constipation prolongée. Cette poudre est prise ordinairement entre deux tranches de soupe, en commençant le
principal repas.

Sulfate de magnésie. — Ce sel, à la dose de quinze
grammes dans un verre d'eau fraîche pour les enfants, et de
trente grammes pour les personnes adultes, est un purgatif
doux et inoffensif qui, pourvu qu'on ait soin de ne point en
abuser, est exempt d'inconvénients. Il est de beaucoup préférable aux affreuses médecines noires préparées avec la
manne et l'infusion de feuilles de séné, dont l'usage pour
purger les enfants n'est pas encore abandonné partout, quoique
ce mode de purgation soit aussi fatigant dans ses effets que
répugnant à prendre.

Préparations. — Le petit nombre de préparations qu'on

peut avoir chez soi par précaution contre les accidents imprévus comprend des alcools, des baumes, des onguents, des extraits, des sirops, des conserves et des pastilles.

Alcools. — Il faut s'approvisionner de quelques alcools ou préparations alcooliques dont les plus usités sont : l'eau-de-vie camphrée, l'eau de mélisse et l'eau vulnéraire. On trouve partout à s'approvisionner des deux premières préparations, la troisième peut être faite à la maison, en faisant infuser, pendant six jours dans un vase bien bouché, les plantes aromatiques suivantes : basilic, marjolaine, menthe, mélisse, romarin, sarriette, sauge, serpolet, thym, absinthe, angélique, fenouil, lavande. Celles de ces plantes qu'on peut ne pas avoir à sa disposition peuvent être remplacées par d'autres ; ainsi, on peut employer l'armoise à défaut d'absinthe, et si l'on manque de thym, doubler la dose du serpolet. Toutes ces plantes doivent être mises, par parties égales, grossièrement coupées, dans un vase qu'on en remplit entièrement ; on verse de l'eau-de-vie par-dessus jusqu'à ce que les plantes aromatiques en soient complétement recouvertes. Après six jours de macération, la liqueur est filtrée et conservée dans des flacons exactement bouchés. Quoique moins aromatique et moins efficace que celle qu'on obtient par distillation, l'eau vulnéraire par macération, que chacun peut préparer chez soi à la campagne, sans aucun embarras, est fort utile dans tous les cas de coups et contusions suivis d'ecchymoses, qu'elle fait disparaître immédiatement.

Baumes. — Pour le pansement et la prompte cicatrisation des coupures, écorchures et brûlures, il est bon d'avoir toujours chez soi un flacon de baume du commandeur, dont on a signalé précédemment toute l'efficacité. (Chap. XXIII.) Pour le prompt soulagement des douleurs locales qui proviennent d'excès de fatigue ou d'affections rhumatismales, on doit aussi être toujours muni de baume tranquille, préparation inoffensive, d'une efficacité certaine. Lorsqu'on peut réunir toutes les plantes nécessaires, on peut faire soi-même sa provision de baume tranquille. A cet effet, on fait infuser dans un litre et demi d'huile d'olive quarante grammes de feuilles de belladone, autant de morelle, de jusquiame, de tabac, de pavot, de stramoine et de sommités d'absinthe, et dix grammes de lavande, de menthe, de millepertuis, de thym et de romarin. Toutes ces plantes doivent être employées à l'état frais, à l'exception des sommités d'absinthe qu'on emploie sèches. Après quatre à cinq jours de macération, on passe avec expression au travers d'une forte toile l'huile devenue d'un beau vert. On se sert du baume tranquille en frictions qui doivent être assez prolongées pour que le baume pénètre bien l'épiderme.

Onguents.—On fait provision d'onguent de la mère, remède le plus efficace pour la guérison des clous et des panaris. Dans les pays où les affections dartreuses sont communes, on peut faire, non pas pour les guérir, mais pour soulager l'irritation des dartres vives, sans contrarier le traitement indiqué par le médecin, un onguent adoucissant préparé de la manière suivante. Dans soixante grammes d'huile d'olive on fait fondre dix grammes de cire jaune, et l'on incorpore au mélange tandis qu'il est en fusion quinze grammes de blanc de céruse et trente grammes de suie de cheminée finement pulvérisée. Avant que l'onguent cesse d'être à demi liquide, on y ajoute cent vingt-cinq grammes de miel rosat, et l'on continue à l'agiter vivement jusqu'à ce qu'il soit complétement refroidi.

Un autre onguent qu'on peut de même préparer chez soi, c'est la pommade de concombres, très-utile contre les crevasses qui surviennent souvent aux seins des nourrices et contre les gerçures de la peau des mains en hiver. On prépare cet onguent de la manière suivante. Dans un mortier de marbre on triture longuement de manière à les mélanger très-intimement deux cent-cinquante grammes de graisse de porc et cent cinquante grammes de graisse de veau. Ces graisses doivent être crues, soigneusement lavées, débarrassées de toutes les peaux et fragments de membranes qui les accompagnent toujours. D'autre part, on fait dissoudre dans une petite quantité de forte eau-de-vie cinq décigrammes de baume de Tolu; on verse cette solution sur le mélange des deux graisses, et l'on y ajoute en continuant la trituration cinq grammes d'eau distillée de roses. On pile à part la pulpe d'un concombre blanc, soigneusement dépouillée de son écorce et des graines qui en remplissent l'intérieur, et l'on en exprime le suc en la pressant fortement à travers une toile solide. On ajoute ce suc, poids pour poids, à la préparation précédente, et l'on continue patiemment la trituration pendant une heure au moins. La pommade de concombre doit être conservée dans un lieu très-frais ; si l'on en a fait une provision assez considérable pour n'en pas manquer d'une année à l'autre, il vaut mieux la distribuer dans plusieurs pots de petites dimensions que de mettre le tout dans un seul pot. On évite par là d'exposer la totalité de la provision au contact de l'air dans un grand pot entamé. Si l'on doit en perdre une partie par l'effet de ce contact, quand la pommade de concombre est dans de petits pots dont un seul est entamé pour les besoins du moment, la perte n'est jamais très-importante.

Extraits. — Parmi les extraits dont l'usage est souvent utile et toujours inoffensif, ceux dont on peut faire provision sont les extraits de racine de gentiane, de baies de genièvre et de baies de sureau. Les deux premiers doivent être achetés chez le pharmacien ; ils sont d'un très-bon usage pour les personnes qui digèrent mal par suite de défaut d'activité dans les organes digestifs. On en prend gros comme une noisette le matin à jeun, et l'on boit immédiatement après un verre d'eau fraîche.

L'extrait de baies de sureau peut être préparé à la maison. On récolte les baies de sureau lorsqu'elles sont d'un beau noir et qu'elles commencent à tomber, indices d'une maturité complète. Ces baies sont mises avec une petite quantité d'eau dans une bassine de cuivre sur un feu doux ; dès qu'elles ont pris quelques bouillons, on passe le jus en les exprimant fortement. La décoction est ensuite remise sur le feu et remuée continuellement, jusqu'à ce que, par évaporation, elle se réduise en un extrait de bonne consistance. Pris à la dose de dix à quinze grammes, le matin à jeun, l'extrait de baies de sureau est un laxatif doux qui n'a aucun des inconvénients des purgatifs.

Sirops. — Indépendamment des sirops de jus de cerises, de groseilles, de vinaigre framboisé, que toute bonne ménagère doit savoir préparer, et qui, par leurs propriétés rafraîchissantes, sont effectivement des médicaments agréables du ressort de la médecine familière ; on peut, dans chaque ménage, faire une petite provision de sirops médicamenteux, dont les plus utiles sont les sirops de verjus, de coings, de mûres, d'érysimum et de violettes.

Sirop de verjus. — On sait qu'on nomme verjus, en dehors des départements de notre extrême frontière méridionale, les variétés de raisin à chair très-ferme, aux grains de forme allongée, qui ne mûrissent que sous le climat du midi. Le jus de ce raisin écrasé, quand il a pris tout son volume, est un assaisonnement fort usité en cuisine. Partout où manque le verjus véritable, on peut le remplacer par du raisin parvenu à peu près à la grosseur normale de son espèce, mais n'ayant encore rien perdu de sa verdeur. Ce jus, abandonné à lui-même dans des terrines très-évasées, s'éclaircit de lui-même au bout de quelques heures de repos. On en décante avec précaution la partie claire dans laquelle on fait fondre sur un feu très-doux un kilogramme de sucre par litre de sucre de verjus éclairci ; ce sirop ne doit pas bouillir, dès que le sucre est complétement fondu, la bassine est retirée du feu, le sirop est écumé s'il y a lieu, et mis en bouteilles après qu'il est refroidi.

L'usage habituel de ce sirop, à la dose d'une cuillerée, dans un verre d'eau fraîche matin et soir, prévient la constipation et écarte les dispositions à la gravelle, fréquentes chez les gens livrés à des occupations sédentaires.

Sirop de coings. — On prépare ce sirop de deux manières. La meilleure consiste à exprimer le jus des coings choisis très-mûrs, pelés, dépouillés de leurs pepins, râpés et soumis à une forte presse. Le suc de coings, d'abord trouble, s'éclaircit par deux ou trois jours de repos dans une cave fraîche ; au bout de ce temps, on le filtre dans une chausse à liqueurs pour l'obtenir parfaitement clair. D'autre part, on prépare avec de très-beau sucre blanc un sirop très-cuit auquel on ajoute, tandis qu'il est encore bouillant, le suc de coings éclairci, en quantité suffisante pour réduire le sirop à la consistance d'un bon sirop de gomme. On laisse alors refroidir le sirop de coings, puis on le met en bouteilles. Cette méthode est, sans contredit, celle qui donne le meilleur sirop de coings, mais elle exige l'emploi d'une presse et une certaine habitude pratique que tout le monde ne possède pas.

La seconde méthode consiste à peler les coings dont on enlève les pepins et qu'on coupe par quartiers pour les faire cuire dans de l'eau très-claire; il faut en mettre seulement assez pour que les quartiers de coings en soient recouverts. Quand le fruit est bien cuit par une ébullition lente sur un feu doux, on le fait égoutter dans une passoire de terre vernissée, et l'on recueille le jus auquel on ajoute par litre un kilogramme de beau sucre blanc; dès que le sucre est fondu, le sirop est terminé. Il possède les mêmes propriétés médicales que celui de la première recette, mais à un moindre degré.

Le sirop de coings, pris pur, à la dose d'une ou deux cuillerées, arrête les diarrhées persistantes et le crachement de sang.

Sirop de mûres. — Pour faire de bon sirop de mûres, on met sur un feu doux, dans une bassine, des mûres cueillies un peu avant leur maturité, mais cependant bien colorées; lorsque la chaleur commence à leur faire rendre leur jus, on y ajoute par portions autant de sucre blanc cassé en petits morceaux que le jus peut en dissoudre; les mûres et le sucre, jusqu'à ce que celui-ci soit fondu, doivent être maintenues au degré de chaleur voisin de l'ébullition, mais sans les laisser bouillir. On jette le tout sur une passoire pour faire égoutter le sirop qu'il faut conserver dans une cave très-fraîche; il fermente facilement et perd par la fermentation ses propriétés médicales. Pris à l'intérieur, le sirop de mûres calme la toux et les maux de gorge provenant d'échauffement. On l'emploie en gargarisme avec l'infusion d'aigremoine ou de feuilles de ronces, pour dissiper l'irritation de la gorge et les aphtes de la langue.

Sirop d'érysimum ou de vélar. — On ne trouve plus actuellement chez les pharmaciens, parce que les médecins ont renoncé à le prescrire, le sirop de vélar, qui a joui autrefois d'une grande faveur comme sirop pectoral, et qui, par parenthèse, la méritait au moins autant que ceux qui ont pris sa place pour la même destination. Ce sirop, dont la recette comporte deux décoctions d'une foule de substances diverses, qu'on distille pour en obtenir le liquide auquel le sucre doit être ajouté, est trop difficile à préparer pour pouvoir être fait à la maison. Mais on obtient un excellent sirop, d'un effet certain contre le rhume de poitrine, l'enrouement et l'extinction de voix, en préparant une forte infusion d'érysimum et de serpolet, par parties égales, à la dose d'une poignée de chacun pour un litre d'infusion. Tandis que cette infusion est encore très-chaude, on y fait fondre, sans la laisser bouillir, du sucre blanc, à la dose d'un kilo par litre. On doit prendre par jour six cuillerées de ce sirop, deux le matin, deux à midi et deux le soir; on peut le considérer comme le plus actif des sirops pectoraux.

Sirop de violettes. — A la ville, le sirop de violettes revient à un prix élevé, parce que les violettes se payent fort cher; à la campagne où, pourvu qu'on ait soin d'en planter assez, on peut récolter une large provision de violettes dans son jardin, ce sirop, très-bienfaisant dans toutes les affections des bronches et de la poitrine, ne coûte pas plus cher que tout autre. Pour l'obtenir aussi bon qu'il peut l'être, il faut séparer les pétales, seule partie active de la fleur, et en remplir un vase d'étain muni d'un couvercle qui ferme exactement. On remplit ce vase de fleurs de violettes épluchées sans les fouler, et l'on verse par-dessus autant d'eau bouillante que le vase en peut contenir. Après quelques heures d'infusion le liquide, devenu d'un beau violet, est décanté et passé sans expression à travers un linge très-propre. On y fait fondre, en le chauffant doucement au bain Marie, du sucre blanc cassé en petits morceaux, dans la proportion d'un kilo de sucre par litre d'infusion de violettes. Dès que le sucre est fondu, on laisse refroidir le sirop qui doit être conservé dans un lieu très-frais ; il fermente aussi facilement que le sirop de mûres.

Conserves. — Deux espèces de conserves, toutes les deux astringentes, utiles contre la diarrhée et les dérangements d'estomac, peuvent être préparées à la maison ; ce sont la conserve de roses et la conserve de cynorrhodons.

On prépare la conserve de roses de deux manières différentes. La plus facile consiste à réduire en poudre des pétales de roses rouges de Provins, dont on forme une pâte claire en y ajoutant deux fois leur poids d'eau distillée de roses. Après deux jours de macération dans un vase couvert, on ajoute à la conserve autant de sucre blanc en poudre fine qu'on a employé de pétales de roses pulvérisés. On met cette conserve dans des pots de petites dimensions qu'il faut placer à l'abri de l'humidité.

La seconde manière consiste à triturer longuement dans un mortier de marbre, avec un pilon de bois, des pétales frais de roses de Provins et de roses à cent feuilles, par parties égales. Quand les roses sont réduites en pâte bien homogène, on y incorpore trois fois leur poids de sucre en poudre. Les propriétés de la conserve de roses préparée par l'un ou l'autre de ces deux procédés sont les mêmes. On en prend le matin à jeun gros comme une noisette, et l'on boit aussitôt après un demi-verre d'eau fraîche.

Pour faire la conserve de cynorrhodons, il faut ouvrir un à un tous les fruits et en retirer avec beaucoup de soin non-seulement les graines, mais aussi les poils très-déliés qui les entourent, et dont il ne doit pas rester de traces. Cette opération terminée, on fait cuire avec très-peu d'eau, sur un feu très-doux, les cynorrhodons nettoyés, jusqu'à ce qu'ils soient réduits en pulpe molle, qu'on fait passer à travers les mailles d'un tamis de crin. On y ajoute alors seulement du sucre blanc en poudre, poids pour poids, et l'on remet un instant la conserve sur le feu pour lui faire prendre une bonne consistance. Les propriétés de la conserve de cynorrhodons sont les mêmes que celles de la conserve de roses ; on la prend à la même dose et de la même manière.

Pastilles. — Les pastilles de menthe et les pastilles de violettes, d'un excellent usage, les premières pour faciliter la digestion, les secondes pour calmer la toux, peuvent être préparées à la maison. Bien que les pastilles de menthe ne soient pas chères et qu'il soit facile de s'en procurer, comme l'essence de menthe à laquelle elles doivent leurs propriétés stomachiques s'évapore rapidement, et que les pastilles de menthe trop longtemps conservées ne peuvent plus produire aucun effet utile, il est bon d'être en mesure de les faire soi-même, afin de renouveler la provision à des intervalles assez rapprochés pour que les pastilles de menthe conservent leur saveur fraîche et leurs propriétés médicales. Le seul instrument nécessaire à cet effet est une cuiller creuse, à long manche, terminée par un goulot allongé, légèrement recourbé de haut en bas. On verse dans cette cuiller un sirop de sucre blanc très-cuit auquel on ajoute, en le remuant avec un bout de petit tube de verre, quelques gouttes d'essence de menthe, et autant de sucre en poudre demi-fine qu'il en peut absorber sans cesser d'être liquide. C'est le point qu'il faut saisir, pendant que le sirop est encore à moitié chaud, pour le faire tomber goutte à goutte sur une feuille de papier blanc, où chaque goutte en se refroidissant devient une pastille.

En remplissant la cuiller à pastille de sirop de violettes, ajoutant du sucre en poudre, et opérant du reste comme pour les pastilles de menthe, on prépare des pastilles de violettes dont on peut faire provision ; elles conservent d'une année à l'autre toutes leurs propriétés adoucissantes et pectorales.

CHAPITRE XXX.

De l'amélioration physique de la race humaine.

Persistance des caractères des races gallo-romaines. — Motifs qui doivent influer sur les unions. — Considération de santé. — De parenté. — D'âge. — A quoi s'expose une jeune fille en épousant un vieillard. — De l'âge jusqu'auquel on peut être père. — Ce que sont les enfants d'un homme qui a dépassé cinquante ans. — De l'âge auquel une jeune fille peut être établie. — Causes physiques qui doivent détourner du mariage. — Défauts de tempérament. — De conformation. — Maladies héréditaires. — Informations médicales à prendre par les familles. — Des chances de paternité dans le mariage.

Un savant physiologiste fait remarquer que notre siècle s'est beaucoup occupé, et s'occupe beaucoup encore très-sérieusement d'améliorer le cheval et toute espèce de bétail, en attendant l'amélioration de la race humaine, qui n'est pas pressée. Il n'entre pas dans le cadre de cet ouvrage d'indiquer les grandes mesures d'hygiène publique qui pourraient, et pour cela seul devraient être prises dans ce but. On fait seulement remarquer que la race française, ou plus exactement la race gallo-romaine, peu mélangée, conquise, mais ayant absorbé ses conquérants italiens d'abord, germains plus tard, est la plus élastique et la plus énergique qui soit au monde, comme le prouvent son entrain et sa facilité à supporter les fatigues de la guerre sous tous les climats. La besogne, pour améliorer complétement la race française au point de vue physique, est fort avancée, quoi qu'en disent ceux qui crient à la dégénérescence, parce qu'elle est réelle dans quelques cantons manufacturiers; mais ce sont des exceptions. Dans la plupart de nos anciennes provinces, les types, qu'on pourrait nommer nationaux, sont restés reconnaissables; tout homme qui a voyagé distingue à première vue un Breton, un Auvergnat, un Lorrain. Il y a des cantons dans le Maine, par exemple, où tout le monde se ressemble au point

que pour distinguer les uns aux autres des Manceaux du
même âge, il serait nécessaire de leur attacher une marque
au chapeau. Les noms de quelques localités rappellent que de
temps immémorial leurs habitants ont possédé une réputation
bien méritée de beauté; on cite seulement comme exemples
Belgencier dans le Var, et *Beaugency* sur la Loire, où il y a
toujours eu des *gens* d'une *beauté* remarquable.

MOTIFS QUI DOIVENT INFLUER SUR LES UNIONS. — On
veut seulement dans ce chapitre, donner quelques indications,
au point de vue médical, sur l'acte le plus important de l'âge
adulte, le mariage, et sur l'influence des unions bien assorties, pour l'amélioration physique des familles. S'il est vrai
que le poëte ait un peu exagéré, lorsqu'en parlant de ceux
qui se sont mariés, il n'a pas craint de dire : les quatre parts
aussi des humains s'en repentent; il n'est que trop vrai, et
le médecin sait cela mieux que personne, que le défaut de
santé chez les époux, la douleur poignante et permanente de
voir languir, souffrir et dépérir des enfants qu'on ne peut
élever, qui meurent à l'âge où on leur est le plus attaché,
sont les causes les plus fréquentes qui portent les gens à se
repentir de s'être mariés.

Considérations de santé. — La première considération,
avant de s'engager dans une liaison qui peut aboutir à un
mariage, c'est celle de la santé. Nous dirons donc aux jeunes
gens : ne vous attachez pas à ces jeunes filles qui sortent du
couvent ou du pensionnat, frêles, étiolées, vivant à peine, et
qui sont malgré la réclusion où elles ont vécu, ou bien à
cause de cette réclusion, ce qu'un écrivain célèbre nomme
brutalement des fruits pourris avant d'être mûrs; n'épousez
que la femme bien portante, dont vous pouvez espérer une
famille florissante de santé : hors de là, il n'y a que peine et
malheur à attendre dans le mariage : c'est le premier point.

Considérations de parenté. — Il convient aussi d'avoir
égard aux rapports de parenté. La loi, très-sage dans ses dispositions à cet égard, défend les unions entre parents à un
degré trop rapproché; les dispenses qu'elle permet d'obtenir
dans des circonstances exceptionnelles ne doivent être prises

que pour ce qu'elles sont en effet, un mal réel, destiné à prévenir un mal plus grand ; il ne faut y recourir que dans les
cas d'absolue nécessité.

Considérations d'âge. — Quant à l'âge, tout le monde
sait que dans un mariage bien assorti, le mari doit avoir quelques années de plus que la femme ; tant que la supériorité
d'âge du mari par rapport à sa femme ne dépasse pas dix ans,
il n'y a pas de disproportion. Mais le médecin, qui malheureusement n'est presque jamais consulté, est en droit de dire
à la jeune fille bien portante à qui, par des motifs d'intérêt,
sa famille veut faire épouser un vieillard : Ce n'est pas seulement votre avenir que vous jouez, c'est votre santé. Certes,
il ne peut pas entrer dans la pensée de l'auteur de ce livre
de prêcher aux jeunes filles la désobéissance envers leurs parents ; mais elles ignorent généralement que, si la compagnie
habituelle d'un homme de leur âge fortifie le bon tempérament qu'il a plu à Dieu de leur accorder, celle d'un vieillard
la détruit infailliblement, et sans remède ; elles l'ignorent, et
il est nécessaire qu'elles le sachent.

Argan, dans le *Malade imaginaire*, dit tout crûment : « C'est
pour moi que je marie ma fille, et je choisis le gendre qui me
convient ; s'il ne lui convient pas, tant pis pour elle. » Ce que
dit Argan, dans Molière, beaucoup de familles le font ; la
jeune fille qui peut se croire obligée à se sacrifier pour contenter l'ambition et la cupidité de sa famille, ou qui, comme
il n'arrive que trop souvent, partage ces deux passions
viles et basses, pourra y regarder à deux fois quand elle
saura à quoi elle s'expose. Ou bien elle ne sera pas mère, ou
bien elle n'aura que des enfants chétifs, ce qui exclut toute
espérance de bonheur en ménage ; mais ce n'est pas tout ;
fût-elle d'une excellente constitution, elle ne peut que devenir, non pas malade, mais malingre, malheureuse, soufre-
teuse, sans un seul jour de franche et pleine santé : c'est là le
sort qui l'attend, lorsqu'elle consent à épouser un vieillard.

Quand même sa position ne lui laisserait pas d'autre ressource, elle a toujours le droit de dire, non, devant l'officier
de l'état civil ; cela vaut mieux que de se condamner à une

16.

vie de souffrance, à une vieillesse anticipée ; cela vaut mieux que de consentir à attacher le mort avec le vivant.

De l'âge jusqu'auquel on peut être père. — Corvisart disait à l'empereur Napoléon Ier, qui lui avait demandé jusqu'à quel âge on peut être père : Sire, « quand on se marie à quarante ans, on a presque toujours des enfants ; quand on se marie à cinquante ans, on en a quelquefois ; à soixante ans, on en a toujours ; mais cela ne prouve rien. »

Le maréchal de Richelieu, en présentant à la reine Marie-Antoinette une jeune femme qu'il venait d'épouser, étant âgé de près de quatre-vingts ans, exprimait l'espérance d'en avoir des enfants.

« Je crois madame la maréchale trop honnête pour cela, répondit la reine. »

Il y a cependant des exemples de paternité indubitable au delà de quatre-vingts ans. L'un des plus célèbres est celui du vieux marquis de Chambre auquel, à quatre-vingts ans passés, n'ayant jamais été marié, il prit fantaisie d'épouser une jeune femme. Il fit choix d'une orpheline de famille noble à laquelle il assura toute sa fortune. Elle sortit du couvent pour se marier, et trouva le lendemain matin son mari mort à côté d'elle. Ne connaissant personne, et n'ayant pas de goût pour le monde, elle rentra au couvent dont elle ne sortit plus ; mais elle devint mère, et son fils, homme bien constitué, d'un bon tempérament, eut une certaine célébrité dans la carrière diplomatique. C'est là une des paternités tardives les mieux constatées. Mais, il n'y a rien à conclure de telles exceptions individuelles. Tout homme qui se marie au delà de cinquante ans, commet une faute grave ; car, s'il devient père, ses enfants ne sauraient être bien constitués que par une de ces exceptions sur lesquelles il ne faut pas compter. Ce sont les mariages tardifs qui peuplent le monde d'enfants destinés à devenir des hommes sans vigueur, des femmes sans tempérament : c'est par là que s'éteignent beaucoup de familles du grand monde, ce qui n'arrive que très-rarement parmi les classes laborieuses de la société, où l'on se marie de bonne heure.

De l'âge auquel une jeune fille peut être établie.
— C'est une erreur de croire que dès qu'une jeune fille est
complétement développée, on peut la marier. Pour elle-même
comme pour la famille qu'elle doit espérer en se mariant, elle
ne doit pas être établie avant l'âge de dix-sept à dix-huit ans
dans nos départements du midi, et dix-huit à vingt ans dans
ceux du nord. Quand, pour procurer à une jeune fille une al-
liance avantageuse, on la marie trop tôt, c'est sa vie qu'on
expose par les dangers qu'elle doit nécessairement courir
pour devenir mère ; c'est aussi son bonheur et la santé du
reste de sa vie ; car il n'arrive que trop souvent dans ce cas,
si elle survit à la naissance de son premier enfant, que sa
constitution en est altérée profondément, et qu'elle ne se remet jamais bien pendant tout le reste de son existence. Des
malheurs semblables n'auraient jamais lieu si, quand il s'agit
d'une chose aussi grave que le mariage, le médecin était consulté, et il devrait toujours l'être ; les familles devraient regarder comme un devoir et une nécessité de prendre son avis.

**Causes physiques qui doivent détourner du ma-
riage.** — On a dit, en traitant des soins que réclament les
malades atteints d'affections graves des organes respiratoires,
que ces terribles maladies ne sont pas forcément héréditaires,
et que celui qui en souffre a tort de se croire incurable et de
se livrer au désespoir, parce qu'il sait que son père ou sa
mère ont succombé à ces mêmes maladies. La vérité de cette
assertion n'empêche pas que les affections de poitrine ne
puissent être héréditaires, et qu'elles ne soient en effet
très-souvent transmises par hérédité. Les enfants d'un père
ou d'une mère poitrinaire, ne sont pas forcément poitrinaires,
et quand ils le deviennent, on ne doit pas désespérer de leur
guérison. Mais, s'ils ont le sentiment de ce qu'ils se doivent
à eux-mêmes et de ce qu'ils doivent aux autres, ils regarde-
ront comme un devoir de s'interdire le mariage ; c'est ce que
doit leur faire entendre leur médecin, s'ils ont la sagesse de
lui demander conseil. La même abstention volontaire devrait
être la loi de tous ceux qui naissent contrefaits, ou qui deviennent bossus en arrivant à l'âge adulte, quand même ils

seraient d'ailleurs bien portants, ce qui est très-rare. Un bossu de l'un ou de l'autre sexe peut avoir des enfants droits, on en voit de fréquents exemples ; mais le contraire est encore plus fréquent ; les chances d'hérédité des déviations de la taille sont telles que, volontairement, et par scrupule de conscience, un homme ou une femme contrefaits ne devraient pas se marier. On donne ici ce conseil avec la certitude qu'il sera rarement suivi. La plupart des bossus qui ont de la fortune ou seulement de l'aisance se marient à tout risque. Peut-être quelques-uns d'entre ceux qui liront ce livre y réfléchiront, et ne commettront pas la même faute.

Informations médicales à prendre par les familles. — Dans l'état actuel de la société, les chances ne sont pas égales des deux côtés quand un mariage est contracté, par cela seul que le futur a pu prendre d'avance, en temps utile pour se retirer s'il y a lieu, toutes les informations médicales nécessaires sur la femme qu'il désire épouser et sur sa famille. Pour la jeune fille, la même possibilité n'existe pas ; elle ne peut que s'en rapporter à sa famille, ordinairement préoccupée d'idées d'un ordre tout différent. Les informations qui, par l'intermédiaire d'un tiers, spécialement par celui d'un médecin, peuvent toujours être prises avec toute la discrétion convenable, doivent porter tout particulièrement sur les maladies le plus souvent héréditaires, telles que les maladies de poitrine, les affections scrofuleuses, l'épilepsie et surtout l'aliénation mentale. On s'expose au malheur cruel et irréparable d'avoir des enfants poitrinaires, scrofuleux, épileptiques ou fous, quand on épouse une femme même bien portante en apparence et exempte de ces maladies, si ses parents en sont ou en ont été atteints ; il y a toujours lieu de redouter qu'elle-même en soit atteinte d'un moment à l'autre, et qu'elle en transmette le germe à ses enfants. Le médecin qui donne sur un sujet si délicat un avis tout confidentiel, ne trahit personne ; il remplit tout simplement son devoir en préservant un de ses semblables des malheurs les plus difficiles à supporter, entre tous ceux dont l'existence humaine peut être traversée.

Quant à la jeune fille, si elle est petite quoique bien constituée, on peut lui donner ici un avis salutaire qu'il dépend
toujours d'elle de suivre, quelle que soit la dépendance sous
laquelle elle peut être par rapport à ses parents; c'est celui
de n'accepter pour aucune considération un mari de trop
grande taille; elle aurait alors vingt chances de périr en
donnant le jour à son premier enfant, contre une d'y survivre; il y a de quoi y songer sérieusement. Ces énormes
disproportions de taille, et aussi de forces corporelles, sont
bien plus souvent qu'on ne le croit généralement les causes
de la mort prématurée de tant de jeunes femmes, qui ne peuvent traverser la crise de leur première maternité. Il n'y a
besoin, pour échapper à un tel péril, d'autres informations
que de celles de la vue. Cela ne veut pas dire qu'une petite
femme ne doit pas épouser un homme grand, pourvu que ce
ne soit pas un géant, ou qu'une femme délicate, quoique bien
portante, ne peut se marier à un homme robuste, pourvu que
ce ne soit point un athlète.

On peut juger par ce qui précède, combien il serait facile,
soit aux familles, soit aux futurs eux-mêmes, en faisant un
usage discret et judicieux des moyens d'informations qui sont
toujours à leur disposition, d'éviter les unions mal assorties,
fondées sur des considérations d'intérêt, sources de trouble
dans les familles, de dégradation dans les races, de transmission des maladies les plus cruelles, de malheurs sans nom,
et de la plupart des désordres qui affligent et sapent dans sa
base la société.

Un dernier conseil à la jeune fille qui, parvenue à l'âge de
s'établir, a le malheur de n'avoir pas de famille, de dépendre
de tuteurs qui prennent à elle peu d'intérêt, ou même qui
cherchent à soigner leurs propres intérêts aux dépens des
siens. Qu'elle confie le soin de sa santé à un médecin âgé,
notoirement respectable; elle en a toujours le droit, et nul
n'a celui de l'en empêcher; celui-là peut et doit vouloir l'é-
clairer, au point de vue médical sur sa propre constitution et
sur celle de l'homme qu'on veut lui faire épouser; il peut seul
la préserver du malheur affreux et irréparable d'être en se

mariant condamnée à être malade elle-même, ou garde-malade, pour le reste de ses jours. C'est dans ce cas que le médecin peut beaucoup plus que le confesseur ; car le confesseur ne peut forcer la confiance, il ne sait jamais que ce qu'on lui dit ; le médecin voit et sait ce qu'on ne lui dit pas.

Des chances de paternité dans le mariage. — C'est un très-grand malheur pour bien des gens mariés d'être sans enfants ; ce sujet est trop délicat pour pouvoir être même effleuré dans un livre comme celui-ci. Quand il y a une impossibilité provenant d'une cause de son ressort, le médecin doit en avertir celui des deux futurs auquel il peut donner cet avis sans indiscrétion ; il peut, par exemple, dans tous les cas semblables, prévenir la famille de la jeune fille qui, par défaut de conformation ou pour toute autre cause physique, ne peut pas être mère ; mais cela est heureusement très-rare. On émet ici le vœu que l'étude de l'organisme humain, sans être trop approfondie, fasse partie de toute éducation sérieuse ; c'est une des applications du sage précepte des anciens : γνωτις εαυτον, connais-toi toi-même. Si ce précepte était suivi, aucun homme du monde ne se marierait sans avoir sur les chances de paternité dans le mariage des notions justes, qui lui manquent ordinairement, et qu'il n'ose pas demander après coup à son médecin. On comprend que ce n'est point au médecin de la famille qu'il appartient de combler cette lacune dans l'éducation des jeunes hommes ; mais, comme il n'est rien de ce qui doit être dit qui ne puisse l'être sous les formes les plus réservées, on se borne à une seule indication, d'une valeur telle qu'à elle seule, si elle est bien comprise, elle peut prévenir tout à la fois la privation d'enfants, cause trop fréquente de profonds chagrins, et l'accroissement de famille dépassant les facultés de chacun. Toute femme bien constituée ne peut devenir mère que dans les six à huit premiers jours qui suivent son indisposition mensuelle ; ses chances de maternité sont si faibles qu'on peut les considérer comme nulles, à partir de ce moment, jusqu'après le retour périodique de la même indisposition.

CHAPITRE XXXI.

Médecine domestique de la femme.

Médecine domestique de la femme. — Ses chances de longévité. — Hygiène de la femme. — Dangers du célibat pour la femme. — Causes de stérilité. — Moyens propres à la faire cesser. — Grossesses illusoires. — Hygiène de la femme pendant la grossesse. — Aération. — Costume. — Danger des compressions partielles. — Régime alimentaire. — Précautions contre les fausses couches. — Soins aux femmes en couches. — Fièvre de lait. — Durée des couches. — Danger des relevailles prématurées. — Conseils aux mères qui peuvent nourrir. — Dangers des liqueurs fortes. — Des accès de colère. — Des frayeurs sans motifs. — Convulsions mortelles qu'elles peuvent occasionner au nourrisson.

Ce n'est pas sans motifs que les poëtes nomment la femme la plus belle moitié du genre humain; d'une part, il est très-vrai que la beauté devrait et pourrait toujours être l'apanage, le signe distinctif de la femme; de l'autre, il est également exact que les deux moitiés du genre humain sont en nombre à peu près égal chez tous les peuples civilisés. En France, la statistique officielle constate que les naissances du sexe féminin l'emportent sur celles de l'autre sexe dans la proportion d'un seizième. Mais elle constate aussi que, pendant la première enfance, il meurt plus de garçons que de filles, de sorte que, de cinq à sept ans, l'équilibre se rétablit et se maintient à peu près sur le pied de l'égalité pendant toute la durée de l'âge adulte. Pendant la seconde moitié de la durée ordinaire de la vie humaine, la mortalité, de trente à soixante-dix ans, est moindre chez la femme que chez l'homme. A part les causes accidentelles, c'est à l'âge de quarante à cinquante ans que la mortalité est la plus faible chez la femme.

HYGIÈNE DE LA FEMME. — Les principes généraux d'hygiène exposés et développés au point de vue de la médecine familière dans les chapitres précédents, s'appliquent à la femme aussi bien qu'à l'homme ; on doit indiquer ici séparément les conseils qui s'adressent particulièrement à la femme. Le premier de ces conseils, c'est de ne pas rester dans le célibat quand elle trouve l'occasion de s'établir convenablement. La destination naturelle de la femme, c'est la maternité ; le célibat est beaucoup plus contraire à la femme qu'à l'homme. Tous les exemples de longévité chez la femme sont fournis, sans exception, par des femmes qui ont été mères. La maternité diminue aussi pour la femme les chances d'aliénation mentale ; les deux tiers des femmes qui deviennent folles et de celles qui se suicident, ayant perdu la raison, n'ont jamais été mères.

Causes de stérilité chez la femme.— La femme mariée qui suit un bon régime de vie et qui donne une attention suffisante aux indications contenues dans la seconde partie du chapitre XXX, est très-rarement stérile. Quelques-unes, parmi les femmes d'un caractère romanesque et d'un tempérament très-nerveux, peuvent être, après plusieurs années de mariage avec un homme d'une bonne santé, privées de famille par suite d'un excès de sensibilité nerveuse. Le calme physique, le repos provoqué par l'usage de l'infusion de laitue et de la thridace, et de temps en temps l'exercice, prolongé jusqu'à la fatigue, suffisent dans ce cas pour amener une réaction heureuse et faire cesser la stérilité. Chez les femmes indolentes, lymphatiques, dont la sensibilité nerveuse est faible ou presque nulle, la stérilité cesse par l'emploi des eaux sulfureuses, gazeuses et ferrugineuses, et par une nourriture substantielle, légèrement excitante. On prévient les femmes qui se soumettent à ce régime dans l'espoir d'être mères, que si elles cèdent imprudemment à l'appétit très-vif qui en est le premier résultat, en peu de temps elles prendront beaucoup d'embonpoint et perdront toutes les chances qui pourraient leur rester d'avoir de la famille.

Grossesses illusoires. — Quand une femme qui n'a jamais eu d'enfants, ou qui n'en a pas eu depuis plusieurs années, éprouve des phénomènes qui peuvent lui donner lieu de croire à une grossesse inespérée, elle doit se tenir en garde contre un excès de confiance suivi d'une cruelle déception, de nature à engendrer une maladie de foie, ou même l'aliénation mentale. C'est un devoir dans ce cas, avant de se livrer à l'espoir d'une maternité tardive, de consulter un chirurgien-accoucheur expérimenté. A cette époque de la vie de la femme, il arrive assez fréquemment qu'une tumeur intérieure, graisseuse ou fibreuse, qui se forme progressivement, donne lieu de croire à une grossesse qui n'est qu'une illusion.

Hygiène de la femme pendant la grossesse. Aération. — L'un des premiers besoins de la femme enceinte, c'est de respirer un air pur. Dans les grandes villes, bien des femmes d'un bon tempérament, parce qu'elles sont nées de parents robustes, jouissent d'une assez bonne santé, bien qu'elles occupent des logements au rez-de-chaussée, dans des rues étroites où l'air circule à peine et dont le pavé n'a jamais été séché par le contact direct des rayons du soleil. Une constitution vigoureuse et un bon régime alimentaire luttent avec avantage contre ces conditions d'insalubrité. Mais il n'en est plus de même pendant la grossesse, dont le début s'annonce fréquemment par des nausées, des troubles notables dans les fonctions digestives, quelquefois même par un changement subit des goûts, des manières et du caractère. Le mauvais air peut, dans ce cas, devenir une cause d'accouchement prématuré qui, en privant la femme de la joie d'être mère, met en même temps sa vie en danger. Ainsi quand une femme bien constituée a éprouvé, sans cause accidentelle, une ou plusieurs fausses couches, et qu'elle habite dans une rue étroite, un logement mal aéré, il faut, sans hésiter, l'envoyer à la campagne, en bon air, jusqu'au moment de la naissance de son enfant ; cela seul suffit le plus souvent pour qu'il n'y ait pas d'accouchement prématuré, et que l'enfant naisse dans les meilleures conditions.

Costume. — Pendant toute la mauvaise saison, la femme enceinte doit se préserver soigneusement du froid et de l'humidité, en portant des vêtements amples et chauds, quelles que puissent être les exigences de la mode régnante. Tant que durera la mode également incommode et malsaine de la crinoline et des cerceaux qui laissent également pénétrer l'air glacé sous les vêtements des dames, on ne peut trop recommander aux femmes enceintes de s'astreindre à ne jamais sortir en hiver sans porter d'amples caleçons.

On s'est suffisamment élevé (chapitre V) contre les graves inconvénients des corsets pour les jeunes filles, à l'époque où elles passent de l'adolescence à l'âge adulte. Ces inconvénients sont bien plus graves encore pour les femmes enceintes ; elles le savent généralement, et il en est bien peu qui poussent l'extravagance au point de s'emprisonner la taille dans un corset trop serré, en compromettant à la fois leur existence et celle de leur enfant. Mais on connaît moins généralement les dangers d'une compression exercée sur une partie quelconque du corps ; il y a de fréquents exemples d'hémorragies ayant occasionné des accouchements prématurés, et provenant de la compression violente des jambes chez les femmes atteintes de varices ; il est si facile d'éviter un tel danger, qu'il importe de le signaler.

Régime alimentaire. — Quant au régime, celui auquel la femme est accoutumée, à moins qu'il ne soit décidément malsain ou insuffisant, doit être continué ; tout changement, même en bien, dans l'alimentation habituelle, peut être plus nuisible qu'utile. On doit seulement modifier l'heure des repas, quand les nausées du début de la grossesse vont jusqu'au vomissement. Ces nausées étant de nature purement nerveuse, et ne provenant d'aucune affection particulière de l'estomac, ne doivent être traitées que par des antispasmodiques très-doux, tels que l'infusion de feuilles d'oranger et l'eau de fleurs d'oranger. Les toniques, tels que le vin de gentiane, le vin de quinquina, et les extraits de gentiane et de baies de genièvre, ne doivent être employés qu'avec ménagement afin d'éviter la constipation, toujours fâcheuse et même dangereuse pendant la grossesse. Lorsqu'elle survient et que plusieurs jours se passent sans évacuation, on doit la faire cesser par des lavements émollients avec de l'eau de son, du miel commun, et une forte cuillerée d'huile d'olive.

Précautions contre les fausses couches.—Les grosesses séparées par de trop courts intervalles sont une cause fréquente d'accouchements prématurés ; après plusieurs accidents de ce genre, la femme qui redevient enceinte doit, pour que son enfant vienne à terme, prendre beaucoup de précautions, dont la plus importante est de s'assujettir à rester la plus grande partie de la journée étendue sur une chaise longue, et de faire le moins de mouvement possible. S'il n'y a pas d'excès d'échauffement, c'est le cas de faire prendre à dose très-modérée du quinquina et des pastilles au lactate de fer, en prenant les conseils d'un médecin. Si l'accident survient d'une manière imprévue, sans s'être fait annoncer par des symptômes précurseurs, et qu'il soit impossible de procurer à la malade les secours immédiats d'un médecin ou d'une habile sage-femme, ceux qui l'entourent doivent sans tarder combattre l'hémorragie qui accompagne toujours l'accouchement prématuré, par l'emploi de boissons froides acidulées et par l'application de sinapismes entre les épaules et au-dessous des seins, en renouvelant les sinapismes après dix minutes d'intervalle. Ces soins ralentissent les progrès du mal, en attendant les secours de la médecine.

Soins aux femmes en couche. — C'est toujours une circonstance des plus fâcheuses pour une femme que de ne pas avoir auprès d'elle, au moment où elle est prise des douleurs de l'enfantement, une sage-femme ou un accoucheur. A la ville, il faut être dans une extrême indigence pour ne pas pouvoir obéir à cette nécessité ; mais alors la femme sur le point de devenir mère peut faire ses couches dans un hospice, et quelle que soit sa répugnance, elle le doit, pour elle-même comme pour son enfant.

Dans les familles aisées, rien ne doit être négligé pour que les secours nécessaires viennent en temps utile ; la femme la mieux constituée, après plusieurs accouchements faciles et des plus heureux, peut en avoir un très-laborieux, et faute de secours, y laisser la vie ; la manière dont les choses se sont passées une ou plusieurs fois ne préjuge rien pour la suite ; il y a donc lieu d'adresser un blâme mérité aux familles qui se fient sur l'heureuse issue des accouchements antérieurs, et exposent une malheureuse mère à périr dans les douleurs de l'enfantement.

A la campagne, de robustes villageoises donnent souvent le jour à des enfants très-bien constitués, sans avoir d'autre secours que celui de quelques voisines ; et cependant les accidents, par suite de couches difficiles, sont aussi rares que ces mêmes malheurs sont fréquents à la ville dans des circonstances analogues. Cela ne tient pas seulement à la plus grande vigueur de tempérament des femmes de la campagne, cela tient surtout à cette circonstance, qu'à la campagne, les femmes qui assistent en pareil cas leurs voisines ont le bon esprit de laisser agir la nature en bornant leur intervention aux soins strictement indispensables que sait donner toute femme qui a été mère. A la ville, à défaut d'une sage-femme ou d'un accoucheur, il se rencontre dans tout l'entourage d'une femme en mal d'enfant des commères qui veulent faire les entendues, et qui trop souvent blessent grièvement de malheureuses femmes qui, sans leur intervention maladroite, se seraient parfaitement tirées d'affaire toutes seules.

Fièvre de lait.—Toute femme qui devient mère, qu'elle nourrisse ou qu'elle ne nourrisse pas, éprouve vingt-quatre heures après la naissance de son enfant la crise peu grave désignée sous le nom de fièvre de lait. C'est un mouvement fébrile accompagné de douleur de tête, pendant lequel il faut se borner à tenir la mère chaudement, proprement, dans le calme le plus parfait possible, au moral comme au physique, en s'abstenant de lui laisser prendre, tant que dure la fièvre, aucune espèce d'aliments. On a exposé (chapitre Ier) les raisons qui, le plus souvent, doivent détourner les femmes des classes élevées de la pensée d'allaiter leurs enfants elles-mêmes. La mère qui ne nourrit pas ne doit employer aucun procédé trop énergique et trop expéditif pour se débarrasser de son lait. Dès que la fièvre de lait est calmée, il faut appliquer sur les seins un cataplasme de mie de pain et de lait souvent renouvelé, entre deux linges clairs. Il en résulte un léger écoulement du lait, dont la sécrétion cesse bientôt d'elle-même ; ce moyen suffit quand les seins ne sont pas douloureux ; s'ils le sont, le cataplasme est remplacé par des linges graissés d'huile d'amandes douces mêlée de quelques gouttes de laudanum. La douleur ne tarde pas à se calmer, les seins se dégonflent et la crise du lait est terminée.

Durée des couches. — On voit souvent dans les campagnes des femmes robustes et courageuses, trois jours après la naissance de leur enfant, tout en lui donnant le sein, vaquer bravement à leurs occupations habituelles comme s'il ne s'était rien passé, et ne pas s'en porter plus mal. A la ville, dans les classes laborieuses, même dans les ménages au sein desquels règne une certaine aisance, l'usage accorde généralement à la mère les neuf jours qui suivent la naissance de l'enfant ; très-souvent, ce n'est point assez, surtout pendant la mauvaise saison, et la précipitation que met la femme à reprendre le cours de sa vie ordinaire est une cause fréquente d'accidents graves qu'il est facile de prévenir. La femme récemment devenue mère, qu'elle nourrisse ou qu'elle ne nourrisse pas, ne doit quitter son lit, à plus forte raison la chambre, que quand l'accoucheur ou la sage-femme affirme qu'elle le peut sans imprudence. Ceci soit dit, bien entendu, sans approuver en aucune façon ni médicalement, ni moralement les belles dames qui, par pure nonchalance, restent au lit pendant six à sept semaines, alors que l'état de leur santé leur aurait permis de se lever au bout de quinze jours. Elles s'affaiblissent sans nécessité, tourmentent leur entourage, et finissent souvent par contracter des maladies dont, avec un peu plus de courage, elles auraient pu se garantir.

On croit superflu d'insister de nouveau sur les motifs développés précédemment (chapitre Ier) qui doivent détourner les femmes du monde, d'un tempérament délicat, et celles des classes moyennes vouées à des occupations indispensables qui absorbent tous leurs loisirs, de la pensée d'allaiter elles-mêmes.

Conseils aux mères qui peuvent nourrir. — Mais lorsqu'en raison de la vigueur de son tempérament et des conditions de son existence, une mère peut et veut remplir le devoir de nourrir elle-même son enfant, il y a lieu pour elle d'observer certaines prescriptions qu'il est utile de lui rappeler. Son régime alimentaire, s'il est habituellement sain, ne doit point être changé. Ainsi, la femme naturellement sobre se contentera de manger comme de coutume, selon son appétit, et si celui-ci devient trop impérieux, elle y résistera, pour ne pas contracter un embonpoint qui nuirait à la sécrétion du lait. Elle s'interdira dans tous les cas le thé, le café et les liqueurs fortes. L'abus des spiritueux est pour ainsi dire inconnu chez les femmes qui ont reçu tant soit peu d'éducation; il est bon néanmoins de les avertir qu'un seul verre de liqueur pris imprudemment, peu d'instants avant de donner le sein, peut faire tomber un malheureux enfant dans des convulsions mortelles. Dans les classes dégradées par l'ivrognerie, c'est la punition des mères qui se livrent à la passion des spiritueux; ne pouvant mettre leurs enfants en nourrice, elles les perdent tous, sauf de très-rares exceptions.

Le calme moral joint à un exercice modéré et à un certain degré d'activité qui ne doit pas dégénérer en fatigue, est également indispensable pendant l'allaitement; que d'enfants meurent en nourrice à la suite de querelles de ménage et de violents accès de colère qui ont altéré le lait de leur nourrice! Toute émotion violente éprouvée par une femme qui nourrit peut donner des convulsions à son enfant; pendant le premier âge, spécialement pendant le travail de la première dentition, toute convulsion peut occasionner la mort.

La mère qui veut nourrir doit être résolue à prendre beaucoup sur elle, si elle est accessible aux craintes puériles, telles que celle du tonnerre ou des détonations d'armes à feu. Non-seulement ces dispositions à l'effroi réagissent sur le caractère du nourrisson, mais encore elles compromettent sa frêle existence, en détériorant la qualité du lait de sa mère.

CHAPITRE XXXII.

Hygiène de la femme.

Maladies fréquentes chez la femme adulte. — Péritonite puerpérale. — Causes les plus fréquentes de la péritonite. — Chocs accidentels. — Refroidissement subit. — Causes morales. — Symptômes précurseurs de la péritonite. — Précautions à prendre pour appliquer le traitement. — Cancer au sein. — Nature de la dégénérescence cancéreuse. — Nécessité de l'opération. — Inutilité des remèdes locaux. — Chlorose ou pâles couleurs. — Causes les plus fréquentes de cette maladie. — Chez les personnes riches. — Dans les familles pauvres. — Hystérie. — Traitement du docteur Laribault. — Aliénation mentale passagère. — Traitement à la maison, à la campagne.

Maladies fréquentes chez la femme adulte. — Lorsque l'on a indiqué les maladies les plus fréquentes pendant l'âge adulte, en les classant d'après les organes qui en sont le plus affectés, on a omis à dessein un certain nombre de maladies particulières à la femme pendant la même période de son existence, sur lesquelles on croit nécessaire de donner quelques notions spéciales, non pour les traiter, ce qui est exclusivement du ressort de l'art médical, quand ces maladies sont guérissables, mais pour les prévenir, s'il y a moyen, par un bon régime et des précautions hygiéniques intelligentes, et surtout pour que la malade elle-même et son entourage soient en mesure de seconder les soins du médecin, ce qui constitue la partie la plus essentielle de la médecine domestique. Celles de ces maladies dont on a lieu de s'occuper dans ce chapitre sont la péritonite, le cancer, la chlorose, l'hystérie, et l'aliénation heureusement passagère, qui résulte trop souvent des maladies graves de la femme, mais qui n'a pas aussi souvent que chez l'homme un caractère de persistance rebelle aux efforts du médecin.

Péritonite. — Le seul fait de la grossesse et de la maternité rend la femme plus exposée que l'homme à l'inflammation aiguë du péritoine. Dans les grands centres de population, la péritonite que les médecins nomment puerpérale, parce qu'elle se déclare à la suite de l'accouchement, même lorsqu'il paraît s'être accompli dans les meilleures conditions, sévit souvent sous la forme épidémique; il meurt alors un grand nombre de femmes dans les huit jours qui suivent la naissance d'un enfant, sans contagion puisqu'elles n'ont aucun rapport entre elles, mais avec des symptômes parfaitement semblables; toutes succombent à la péritonite puerpérale. L'invasion de cette terrible maladie est quelquefois si rapide que le médecin n'a le temps, ni de la prévoir, ni de la combattre. Il y a des exemples funestes des ravages de la péritonite puerpérale chez les femmes du plus haut rang, à qui, certes, les soins des médecins les plus éclairés n'ont pas fait défaut : ce sont de fatales et rares exceptions. Le plus souvent, le médecin voit arriver la péritonite puerpérale et peut lui barrer le passage. Les femmes nerveuses, d'un tempérament habituellement échauffé, sujettes à souffrir de la constipation, sont plus exposées que d'autres aux atteintes de la péritonite; ce sont celles qui, selon l'expression vulgaire, meurent le plus souvent des suites de couches, bien qu'elles soient d'ailleurs d'une très-bonne santé.

Causes les plus fréquentes de la péritonite. — La péritonite peut être déterminée chez les femmes en couche par des causes physiques et des causes morales. Parmi les causes physiques, les chocs accidentels et l'impression subite du froid sont les plus fréquentes; ce sont aussi celles dont il est le plus facile de se préserver. Récemment, à Paris, la femme d'un loueur de voitures, femme d'une force peu ordinaire, déjà mère de plusieurs enfants, n'attendant que le moment de donner le jour à son quatrième, commit l'imprudence de sortir sans lumière le soir dans la cour de sa maison; elle se heurta violemment l'estomac contre le timon d'une voiture, tomba, et éprouva un long évanouissement. Cependant, deux jours après, son enfant vint à terme très-bien constitué et l'accouchement n'eut rien d'excessivement pénible. La femme paraissait en pleine voie de rétablissement, quand tout à coup, le second jour, la péritonite aiguë éclata si rapidement et d'une manière si peu prévue, que des bruits d'empoisonnement circulèrent et que l'autopsie fut ordonnée. On vit alors, ce qui n'avait pas été soupçonné, que la contusion reçue à l'estomac avait occasionné une grave lésion intérieure, laquelle, de proche en proche, avait envahi tout le péritoine en prenant en quelques heures des caractères inflammatoires d'une violence à défier tous les efforts du médecin. On cite cet événement parce qu'ici l'imprudence de la femme causa sa propre mort et celle de son mari qui mourut peu de temps après, de douleur d'avoir été accusé d'empoisonnement, de sorte que quatre enfants, car le dernier a vécu, sont restés orphelins. Cet exemple montre à quel point peut être funeste de la part d'une femme dans un état de grossesse très-avancé, le moindre défaut de précaution; tout choc violent à l'estomac peut dans ce cas causer après l'accouchement une péritonite puerpérale presque toujours mortelle. Quant aux péritonites provenant de refroidissement chez les femmes en couche, les exemples en sont malheureusement trop fréquents pour qu'il semble nécessaire d'en alléguer un en particulier.

Parmi les causes morales qui peuvent donner lieu à une péritonite puerpérale, il faut compter la frayeur, la colère et le chagrin concentré; tout le monde sait qu'on peut tuer une femme récemment accouchée en lui annonçant une nouvelle fâcheuse; c'est à ceux qui entourent la femme en couche à prendre le plus grand soin d'éviter de lui faire éprouver des émotions violentes, pouvant déterminer presque subitement une péritonite puerpérale. Plus l'invasion de la maladie est rapprochée du moment de l'accouchement, plus elle offre de danger.

Symptômes précurseurs de la péritonite. — Les indices de l'invasion de la péritonite offrent une grande analogie avec ceux de l'invasion de la pleurésie; elle débute par un point de côté au bas-ventre, avec douleurs si violentes, que la malade ne peut supporter même un simple drap sur elle. Quand le médecin ordonne des fomentations émollientes, il faut appliquer les compresses avec beaucoup de précautions, ni trop chaudes ni trop froides ; s'il prescrit des lavements à la graine de lin, on doit retourner avec de grands ménagements la malade, pour qui le moindre mouvement est une cause d'atroces souffrances.

Il faut en agir de même pour l'application de la glace, et pour les frictions sèches ordonnées par le médecin, et qui font partie du traitement ordinaire de la péritonite. Ces frictions doivent être faites, non avec une brosse ni un morceau d'étoffe de laine, mais avec la main, sur les côtés externes des bras, des cuisses et des jambes. S'il est vrai que, dans toute maladie grave, les témoignages d'affection de ceux qui soignent le malade contribuent à sa guérison, cela est vrai surtout dans le traitement de la péritonite. Si la femme qui dès les premiers moments ne peut manquer de comprendre la gravité de son état ne voit autour d'elle que des visages froids et indifférents, quand même rien ne serait négligé dans l'application du traitement, elle perd une grande partie de ses chances de salut.

Cancer au sein. — De toutes les maladies dont la femme peut être atteinte, le cancer au sein est la plus affreuse par les longues et cruelles souffrances qu'elle impose, sans autre espoir de guérison que dans une opération, qui ne réussit pas toujours. Il importe donc au plus haut degré de ne négliger aucun symptôme de ce mal, si souvent sans remède, afin de pouvoir toujours agir en temps utile.

Avant tout, il faut dire et redire aux femmes qui peuvent être atteintes d'un cancer au sein que la dégénérescence cancéreuse n'est pas et ne peut pas être une maladie locale, qu'elle tient à une altération profonde dans les fonctions de l'innervation, et que, par conséquent, elle ne peut jamais, dans aucun cas, être guérie par un traitement local. Il en est du cancer comme des dartres, par exemple, qui ne sont nullement guéries, quand on les fait disparaître d'une place pour qu'elles reparaissent infailliblement à une autre. C'est dans le sang qu'il faut attaquer le principe dartreux, sinon tout est à recommencer. Pour la guérison du cancer, il n'y a pas lieu

de désespérer des progrès ultérieurs de la médecine physiologique; on croit fermement que les travaux persévérants des
médecins qui recherchent les causes de la dégénérescence
cancéreuse et les moyens de la combattre, seront couronnés
de succès; mais, quant à présent, et dans l'état actuel de nos
connaissances médicales, le principe de la dégénérescence
cancéreuse n'est pas découvert, non plus que les moyens
curatifs applicables à son traitement. Il n'y a donc aucune
confiance à accorder à ces remèdes trompeurs, qui ne procurent même pas un soulagement momentané et qui tuent
forcément la malade, par cela seul que l'espoir de la guérison
la détourne de recourir à l'opération, sa seule chance réelle
de salut.

Nécessité de l'opération. — Le cancer ne se manifeste
jamais avant l'âge de vingt ans; il est assez fréquent de vingt
à trente, et très-commun de trente à cinquante ans. Son
début est toujours une petite glande engorgée qui reste longtemps stationnaire, sans occasionner aucune douleur. Le médecin ne peut jamais savoir si un engorgement de cette nature
doit ou non devenir cancéreux; si, après avoir appliqué sans
résultat les plus puissants résolutifs, la glande, sans augmenter beaucoup de volume, commence à devenir de temps
en temps douloureuse, il n'y a plus lieu de douter; c'est un
cancer, et l'opération doit être pratiquée. Du moment que
l'existence du caractère cancéreux de l'engorgement est bien
constatée, la malade doit sans tarder prendre son parti. L'abla-
tion du cancer au sein, dans un état encore peu avancé, avant
le développement de l'ulcère, n'est ni dangereuse ni accompagnée de bien grandes souffrances; elle réussit toujours,
dans ce sens que l'on obtient toujours la cicatrisation de la
plaie et le rétablissement de la malade, ce qui n'a pas toujours lieu quand on a attendu trop tard. Malheureusement, et
quoique les rechutes ne soient pas fréquentes si l'opération
a été pratiquée habilement et en temps utile, on ne peut
jamais répondre d'une manière absolue que le cancer extirpé
ne se reformera pas. Le cancer au sein devant inévitablement
causer la mort lorsqu'il n'est pas opéré, et cette mort étant

précédée des plus intolérables souffrances, quand même le
médecin penserait qu'une rechute est présumable, l'opération
n'en devrait pas moins être pratiquée.

On classe avec raison le cancer au sein parmi les maladies
particulières aux femmes; il y a cependant des exemples, à la
vérité très-rares, de cette redoutable affection chez l'homme,
avec les mêmes caractères que chez la femme. Rien n'est plus
pénible pour les personnes dévouées et affectueuses qui donnent leurs soins à une femme atteinte d'un cancer à un âge
et dans des conditions qui rendent l'opération impraticable,
que d'avoir à suivre heure par heure les progrès de la destruction d'un être aimé, dont la conservation est impossible.
Des soins de tous les instants, les preuves d'un intérêt que
rien ne rebute, et la résignation chrétienne que la religion
seule peut inspirer, sont les seuls moyens d'adoucir des souffrances que la science humaine est impuissante à guérir.

Chlorose ou pâles couleurs. — Cette maladie est une
de celles par lesquelles la nature se venge lorsqu'on lui obéit
tardivement, ou qu'on lui désobéit formellement, par une
conséquence fâcheuse de l'opposition qui existe entre ses lois
et les convenances sociales. Les jeunes filles adultes, formées
de bonne heure, d'un tempérament nerveux, qui restent dans
le célibat passé l'âge de vingt ans, sont fréquemment atteintes
de la chlorose, plus connue sous son nom vulgaire de pâles
couleurs, parce que le premier résultat de cette maladie est
une décoloration du visage qui lui fait contracter une teinte
d'un blanc verdâtre, en enlevant toute trace de cette fraîcheur
juvénile, qui est la première condition de la beauté de la
femme, pendant la première période de l'âge adulte. Dans les
rangs élevés de la société, beaucoup de jeunes personnes de
dix-huit à vingt-cinq ans, que des considérations puisées dans
les convenances sociales ont empêchées de se marier, subissent
la punition du célibat par la chlorose; car, ainsi qu'on a eu
déjà l'occasion de le faire remarquer, le célibat est pour la
femme plus encore que pour l'homme un état contre nature,
et la nature se venge toujours par une maladie quelconque
quand on lui désobéit; c'est pourquoi la chlorose est égale-

ment fréquente dans les couvents de femmes. La vie oisive et nonchalante et la fréquentation assidue des bals, des concerts, des réunions, où ce qu'on respire est tout autre chose que de l'air, contribuent à développer la chlorose, qui souvent aussi tient à une autre cause, la plus facile de toutes à éviter. Les demoiselles d'une condition élevée tiennent quelquefois, non de leurs parents, mais bien de leur nourrice, une santé robuste et un vigoureux appétit ; la crainte de ne pas avoir à un degré suffisant cet air de langueur intéressante qu'on prend dans les salons pour un signe de distinction, la crainte de ressembler à une bonne fille du peuple qui a le bonheur de se bien porter, engage trop souvent ces jeunes personnes à résister à leur appétit, à prendre habituellement moins de nourriture que n'en exige leur estomac, à détruire leur santé en contractant inévitablement la chlorose.

Les mêmes causes produisent les mêmes effets en sens inverse chez les pauvres filles du peuple, condamnées par la misère à respirer l'air vicié des ateliers et à n'avoir pour réparer leurs forces épuisées par des travaux pénibles qu'une nourriture insuffisante.

Les jeunes personnes des familles aisées et riches en proie à la chlorose pour les causes indiquées ci-dessus, en sont facilement guéries sans l'intervention du médecin ; il suffit de les envoyer à la campagne, de leur faire prendre beaucoup d'exercice, et de les condamner pendant les premiers jours à une diète sévère. Leur appétit devient alors tellement impérieux qu'elles se remettent à manger en proportion de leurs besoins, ce qui, joint à l'effet salutaire d'un air pur, ne peut manquer de mettre fin à la chlorose. Cette maladie cesse de même chez les jeunes filles des familles pauvres quand des personnes charitables leur donnent de bons aliments et quelques pastilles au lactate de fer, médicament inoffensif et d'un effet certain. Quant aux chloroses constitutives, invétérées, compliquées de mélancolie et de spasmes nerveux, elles conduisent droit à l'épilepsie et à l'aliénation mentale, si elles ne sont combattues par un traitement régulier sous la direction d'un bon médecin ; celui-ci en triomphe aisément quand les circonstances permettent de suivre le conseil qu'il ne manque pas de donner, mais qu'on ne peut pas toujours suivre, celui de mettre un terme au célibat prolongé, cause première de la maladie.

Hystérie. — Cette maladie nerveuse, très-commune chez les jeunes filles d'un tempérament à la fois nerveux et sanguin, est, comme la chlorose, une des punitions du célibat trop prolongé. Parvenue à un certain degré, elle aboutit à de violentes attaques de nerfs qui offrent une partie des symptômes de l'épilepsie, avec cette différence que l'hystérie est guérissable, tandis que l'épilepsie ne l'est presque jamais. Les soins d'un médecin sont en ce cas indispensables ; nous donnons ici, parce qu'il est d'une application des plus faciles, le traitement de l'hystérie telle que le pratiquait avec succès, sous le règne de Napoléon Ier, un médecin de quelque réputation à cette époque, le docteur Laribault. Il faisait mettre en pension les jeunes personnes atteintes d'hystérie, douées d'ailleurs d'un bon tempérament, chez la veuve d'un jardinier maraîcher avec laquelle il s'entendait à cet effet. Les malades, outre les médicaments appropriés à leur état, prenaient part à tous les travaux de la culture maraîchère, se levant et se couchant aux mêmes heures que les jardinières, partageant leur régime et leur manière de vivre ; la guérison complète et radicale se faisait rarement attendre au delà de trois à quatre semaines.

Aliénation mentale passagère. — C'est surtout chez la femme que l'aliénation mentale doit toujours être considérée comme passagère et radicalement guérissable. Beaucoup de femmes perdent partiellement ou complétement l'usage de leurs facultés mentales, soit pendant la grossesse, soit, lorsqu'elles ne nourrissent pas, par suite de la suppression de leur lait. Un violent chagrin, une nouvelle fatale imprudemment annoncée dans un de ces moments où les femmes ont besoin d'être traitées, au moral comme au physique, avec le plus de ménagements, peuvent troubler passagèrement la raison de la femme ; mais, plus élastique que celle de l'homme, elle se remet à mesure que s'efface l'impression trop violente qui l'avait altérée, surtout lorsque, comme on en renouvelle ici la recommandation avec instance, on s'abstient de placer dans une maison d'aliénés la femme dont les facultés mentales sont dérangées par une cause accidentelle et bien connue ; sa guérison est presque certaine si le traitement qui lui est appliqué ne la sépare pas de sa famille, surtout si les conditions d'existence de celle-ci permettent de traiter la malade à la campagne, de lui faire prendre beaucoup d'exercice et de la faire vivre le plus possible au dehors

CHAPITRE XXXIII.

Hygiène de la femme. — Suite.

Age critique. — Chagrin et craintes qu'il inspire aux femmes du monde. — Comment le supportent les femmes du peuple. — Conséquences des grossesses tardives. — Dangers du mariage contracté aux approches de l'âge critique. — Régime alimentaire pendant l'âge critique. — Inconvénient des déplacements. — Usage des eaux minérales. — De la maigreur et de l'obésité à la suite de l'âge critique. — Moyens de combattre la maigreur. — Moyens de combattre l'excès d'obésité. — Aliments salés. — Mets dont il faut s'abstenir. — Danger de l'abus du vinaigre. — Inconvénients de la constipation. — Couperose. — Difficulté de la guérir radicalement. — Moyens d'en restreindre l'étendue. — Mucilage de gomme arabique. — De pepins de coings. — Eau distillée de sauge et de lavande.

Age critique. — Il ne faut pas demander à la vie plus qu'elle ne peut donner ; la femme la plus belle, la plus fêtée, la plus adulée, sait bien qu'elle aura inévitablement à traverser une période de transition entre l'âge adulte et la vieillesse, après quoi elle aura perdu la faculté de devenir mère, en commençant une phase nouvelle de son existence : c'est ce qu'on nomme l'âge critique de la femme. Pour celles qui ont plus ou moins longtemps brillé dans le monde, ces changements sont la source d'un chagrin profond qui altère et dénature totalement leur caractère ; elles deviennent sombres, moroses, irritables, quelquefois pour le reste de leurs jours. Celles qui ne parviennent pas, en prenant de l'empire sur elles-mêmes, à surmonter cette faiblesse, rendent par leur faute beaucoup plus graves les épreuves que subit toujours le tempérament de la femme en traversant l'âge critique. Beaucoup de femmes s'alarment des dangers supposés que cet âge amène à sa suite ; elles ont d'autant plus tort de se livrer à des craintes très-nuisibles à leur santé, que ces craintes ne sont pas fondées. La statistique médicale constate même que, durant la période de quarante à cinquante ans, dans laquelle est compris l'âge critique, il meurt moins de femmes que d'hommes. Le premier conseil à donner aux femmes du monde qui voient avec effroi les premiers symptômes de leur retour d'âge, selon l'expression vulgaire, c'est d'employer tout ce qu'elles peuvent avoir de bon sens et de philosophie chrétienne pour se préserver de l'affliction et de la frayeur, deux ennemis contre lesquels le médecin n'a pas de ressources dans la thérapeutique. Qu'elles considèrent les femmes du peuple, c'est-à-dire les dix-neuf vingtièmes du sexe féminin ; celles-ci, préoccupées des rudes travaux de chaque jour, du souci perpétuel de savoir comment elles feront, elles et leur famille, pour ne pas mourir de faim, n'ont jamais peur de voir arriver leur âge critique ; elles n'y font le plus souvent aucune attention, ne prennent aucun soin particulier de leur santé pendant cette crise, ne changent rien à leur manière de vivre habituelle, et se tirent d'affaire, le plus souvent, sans avoir besoin de recourir aux conseils du médecin.

Conséquences des grossesses tardives. — La femme la mieux constituée court un danger très-réel quand elle s'expose à devenir mère sur les dernières limites de l'âge adulte, quand les premiers symptômes avant-coureurs de l'âge critique se sont manifestés, sans que cette période de l'existence soit réellement commencée, et que la faculté d'être mère soit abolie. On ne veut point inspirer des craintes exagérées sur les conséquences possibles d'une grossesse tardive; on veut seulement donner un avertissement utile; beaucoup de femmes deviennent mères l'année qui précède le commencement de l'âge critique; elles ont des enfants bien constitués, et conservent leur santé après l'accouchement; mais le contraire est possible et même probable, et il est utile que la femme en soit prévenue.

Cet avertissement s'adresse surtout aux femmes qui, après une longue période de veuvage ou de célibat, se marient ou se remarient vers la fin de leur âge adulte; le côté moral de la question et les suites des mariages tardifs pour l'avenir de la femme ne sont pas du ressort de ce livre; quant au point de vue de la santé, le Médecin de la famille peut et doit en montrer les conséquences. Elles sont rarement mortelles; mais outre le malheur incurable d'avoir un enfant languissant, qu'on peut difficilement élever, il en résulte le plus souvent des infirmités déplorables dont la femme ne peut plus être complétement délivrée, ce qui complique singulièrement les dérangements de santé qui accompagnent l'âge critique.

Régime alimentaire pendant l'âge critique. — La nature des aliments influe, ainsi que leur quantité, sur la durée et la gravité des indispositions fréquentes pendant l'âge critique, sans qu'il existe de maladie déclarée. En général et quelles que puissent être les exigences de chaque tempérament en particulier, on doit recommander le laitage, les viandes blanches, le riz, le poisson, le vermicelle et les légumes, de préférence aux viandes de boucherie et aux mets trop substantiels. Le gibier et tous les mets de digestion difficile, spécialement les mets truffés, doivent être interdits à la femme pendant toute la durée de l'âge critique.

Beaucoup de médecins conseillent aux femmes du monde, comme moyen de traverser plus aisément cette période de leur existence, l'usage des eaux de Vichy, de Spa, et des autres sources salines, gazeuses et ferrugineuses; ces eaux minérales peuvent en effet être utiles, mais seulement lorsqu'on les prend chez soi. La femme, pendant l'âge critique, a principalement besoin de repos, de calme, de tranquillité de corps et d'esprit; tout déplacement peut avoir pour elle les plus fâcheuses conséquences, surtout quand elle quitte un milieu paisible, pour être transportée au milieu du monde bruyant et de l'existence agitée qu'on trouve partout où l'on peut aller pour prendre les eaux. Ne pas changer d'habitation, à moins d'absolue nécessité, modifier dans le sens indiqué ci-dessus son régime alimentaire, fuir le plus possible les occasions d'agitation au physique ou au moral, s'abstenir des spectacles et des réunions dans les salons, dont l'atmosphère est plus nuisible à cette époque de la vie qu'à toute autre : telles sont les indications à suivre pour traverser sans souffrances graves et sans maladie dangereuse l'âge critique, crise naturelle, trop redoutée, on le répète, de la plupart des femmes qui prennent difficilement leur parti d'entrer forcément dans cette phase distincte de leur existence.

De la maigreur et de l'obésité. — Vers la fin de l'âge critique, la femme éprouve très-souvent dans son tempérament un changement radical qui se traduit par un excès de maigreur ou d'embonpoint. La maigreur, à moins qu'elle ne soit portée à ses extrêmes limites, a peu d'inconvénients pour la santé, surtout lorsqu'avant l'âge critique la femme était plutôt maigre que grasse. C'est alors que la vieille fille devient, selon l'expression reçue, aigre et maigre. Ces deux épithètes se rapprochent naturellement l'une de l'autre; il est impossible à la vieille fille dont l'âge critique a rendu l'irritabilité encore plus vive, de recouvrer un peu d'embonpoint si elle ne réforme pas d'abord son caractère; les accès sans cesse renouvelés de colère ou d'impatience, cette rancune implacable que conçoivent trop-souvent les vieilles filles contre le genre humain, dans lequel elles n'ont pas rencontré un mari, s'opposent au succès de tout régime ou de toute médication de nature à diminuer la maigreur. Du reste, ce n'est pas un mal sans compensation; la femme, célibataire ou non, qui reste maigre après avoir heureusement traversé l'âge critique, se porte bien et vit fort longtemps; toutes les femmes centenaires sont maigres à dater de leur retour d'âge.

Moyens de combattre la maigreur. — Le plus efficace des procédés pour combattre la maigreur excessive n'est pas, comme bien des gens le supposent, de manger beaucoup; dépasser les limites de son appétit dans l'espoir d'engraisser, c'est tout simplement s'exposer à de fréquentes indigestions. Si la maigreur tient à une constitution nerveuse et bilieuse plutôt que sanguine et lymphatique, et qu'à la suite de l'âge critique la femme soit maigre, mais bien portante, le meilleur conseil qu'on puisse lui donner, c'est de rester maigre, et d'en prendre son parti. Qu'elle se garde bien, surtout, de fonder quelque espérance sur les compositions, telles que le racahout des Arabes, vendues comme remède certain contre la maigreur. Ces compositions, qui ne peuvent atteindre le but en vue duquel on les achète, peuvent compromettre la santé et altérer profondément les fonctions de l'appareil digestif; c'est beaucoup quand elles sont seulement inutiles, et qu'elles ne font pas de mal.

La maigreur, si elle n'est pas constitutive et qu'elle soit seulement passagère, à la suite du retour d'âge, peut être combattue par le repos, le séjour prolongé dans le lit jusqu'à une heure avancée de la matinée, l'usage de la bière substituée au vin pendant les repas, et celui des pâtes alimentaires, des potages à la fécule et au tapioca, et des pommes de terre associées aux viandes de facile digestion. Le café, si l'on y est habitué, doit être temporairement supprimé et remplacé par du chocolat au lait, très-léger.

Mais, en se soumettant à ce régime, la femme doit être prévenue que, même en supposant qu'elle n'en abuse pas et que son estomac n'ait point à en souffrir, le but peut très-facilement être dépassé. Vers la fin de la période de l'âge critique, la femme est toujours exposée à devenir ou très-maigre ou très-grasse; il peut lui arriver de n'échapper au premier de ces deux inconvénients que pour tomber dans le second.

Moyens de combattre l'excès d'obésité. — A part tout sentiment de coquetterie, rien n'est plus incommode qu'un excès d'obésité auquel la femme est très-exposée à la fin de l'âge critique, lorsqu'elle est d'un tempérament lymphatique et sanguin; celles dont le tempérament n'y est pas naturellement prédisposé en souffrent très-souvent, comme on vient de le voir, lorsqu'elles ont craint de rester maigres et qu'elles ont suivi un régime qui les a fait trop engraisser. Dans ce cas, ce qui peut leur arriver de plus fâcheux, c'est de tomber entre les mains de ces charlatans assez nombreux dans nos départements où l'obésité excessive est fréquente, qui font métier de dégraisser les gens. Ils y réussissent quelquefois, mais ce n'est jamais qu'en altérant profondément la constitution de leur victime, non sans lui soutirer beaucoup d'argent. La femme atteinte d'une obésité gênante ne doit confier qu'à un habile médecin la direction de sa santé et le soin d'essayer de diminuer son embonpoint.

On peut toujours espérer la guérison de l'obésité quand elle ne tient pas au tempérament, qu'elle n'existait pas avant le retour d'âge, qu'elle a commencé à se manifester à la suite de l'âge critique, et qu'elle est attaquée à son début par un régime rationnel. Il ne suffit pas de manger peu; il faut, contrairement à l'opinion reçue à cet égard, prendre en quantité modérée les aliments qui nourrissent le plus sous un petit volume, tels que les viandes rôties ou grillées. L'usage du sel avec tous les aliments, à dose un peu plus élevée que de coutume, est aussi très-recommandé. On retranche du régime de la femme qui cherche à maigrir les mets assaisonnés avec une grande quantité de beurre ou d'huile, les poissons à graisse huileuse, tels que l'anguille, et toutes les viandes dans lesquelles la matière grasse domine. L'usage du pain sera diminué le plus possible; la pâtisserie sera supprimée complétement, de même que les pâtes alimentaires, le vermicelle, le macaroni, et les potages à la fécule ou au tapioca. Le vin, pur ou mêlé de très-peu d'eau, pris en petite quantité pendant les repas, favorise la diminution de l'obésité; on doit aussi, dans ce but, recommander pendant toute la saison l'usage habituel des légumes frais et de la salade, en y joignant le soin de manger toujours un peu moins qu'à son appétit, sans laisser néanmoins l'estomac souffrir de la faim.

Rien de plus fâcheux à tout âge, mais surtout à la suite de l'âge critique, que la manie d'ajouter une forte dose de vinaigre à la plupart des mets, ou de boire fréquemment entre les repas de l'eau fortement vinaigrée, ou même du vinaigre pur; bien des femmes ont recours à ce moyen pour se faire maigrir; elles ne savent pas que le premier effet de l'abus du vinaigre, c'est d'altérer le tissu de la peau qui se crispe en contractant un ton jaunâtre, terreux, que l'emploi des cosmétiques ne peut plus lui faire perdre. Encore est-ce là l'un des moindres inconvénients de l'abus du vinaigre qui altère souvent sans remède la vigueur de l'appareil digestif.

Quoique les femmes très-grasses souffrent plus que d'autres pendant les fortes chaleurs, on doit recommander à celles qui veulent maigrir de ne jamais se découvrir beaucoup, même en été; un état habituel de transpiration modérée favorise singulièrement l'action du régime destiné à les faire maigrir.

L'un des obstacles au succès de ce régime, c'est la constipation; il faut la combattre par des laxatifs doux d'abord, puis, sur l'avis du médecin, par des purgatifs et des lavements. En prenant autant d'exercice qu'elle le peut, sans excès de fatigue, et des bains d'étuve sèche, si les ressources locales lui en donnent la facilité, la femme incommodée par l'obésité à l'issue de son âge critique a fait tout ce qu'il est possible pour réduire son embonpoint sans compromettre sa santé. Celles qui ne se trouvent pas suffisamment dégraissées et qui veulent bien en subir les inconvénients peuvent avoir recours, pour se faire maigrir tout à fait, à l'hydrosudopathie, qui peut, dans des limites plus étendues, faire cesser l'obésité chez celles qui ont la force de supporter ce genre de traitement.

On fait remarquer que les moyens qui viennent d'être indiqués pour diminuer soit la maigreur, soit l'embonpoint, chez la femme au sortir de l'âge critique, sont les mêmes, dans des proportions différentes, que l'homme peut également employer pour arriver au même résultat.

Couperose. — Parmi les indispositions sans gravité qui accompagnent fréquemment l'âge critique, l'une des plus désagréables c'est celle qui porte le nom de couperose ou visage bourgeonné, qui fait ressembler la figure d'une femme au nez d'un ivrogne, même quand elle ne boit et n'a jamais bu que de l'eau. Comme maladie, cette affection n'est rien en elle-même, car elle n'apporte aucun trouble dans les fonctions d'aucun appareil nécessaire à l'existence; une femme peut être couperosée et jouir d'ailleurs de la santé la plus régulière. Ce qui est grave, dans ce cas, c'est le chagrin profond qu'en ressent la femme dont l'aspect est rendu hideux et repoussant par les atteintes de la couperose qui, consiste en indurations de la peau qui se couvre de très-petits boutons et finit par devenir quelque chose de profondément dégoûtant. La femme qui a passé l'âge où elle peut chercher à plaire prend son parti assez facilement sur les changements apportés dans ses traits par suite de son retour d'âge; elle ne se console pas aussi aisément du malheur de porter sur son visage un mal persistant, qui inspire une répugnance naturelle, et qui, sans la faire souffrir, car la couperose n'est pas douloureuse, la plonge souvent dans une profonde mélancolie.

C'est malheureusement une affection contre laquelle la médecine est impuissante, au moins pour en obtenir la guérison radicale; car il y a toujours moyen d'en diminuer l'intensité et d'en réduire l'étendue. On ne peut pas assigner avec précision une cause particulière à la couperose; elle envahit après l'âge critique le visage de beaucoup de femmes du monde, dont le sang a été de longue main échauffé par les agitations d'une existence accidentée; mais on la voit aussi se manifester chez les femmes dont l'existence a été le plus calme, le plus régulière, et dont le sang est et a toujours été le plus parfaitement exempt d'altération. L'emploi de plusieurs cosmétiques destinés à communiquer au teint une fraîcheur factice et un éclat passager, chèrement payés par la détérioration du tissu de la peau, paraît être pour beaucoup dans les causes de cette affection; elle est très-commune après ou pendant le retour d'âge, chez les actrices, les danseuses, les figurantes, qui par état ne peuvent se dispenser de faire continuellement usage de blanc, de rouge, et de toute sorte de cosmétiques.

On cherche à combattre la couperose d'une manière générale par le régime usité dans tous les cas d'affections attribuées à l'échauffement, par l'usage prolongé d'aliments rafaîchissants et de boissons acidulées, secondé de quelques laxatifs doux et de demi-lavements à l'eau de son. Au début de la couperose, ces moyens en arrêtent sensiblement les progrès. On peut aussi essayer de plusieurs moyens externes qui ont l'avantage d'être inoffensifs et de ne pas augmenter l'intensité du mal, quand ils ne réussissent pas à le dominer. Le plus employé, quoiqu'on ne puisse pas dire qu'il soit très-

efficace, consiste à étendre avec un pinceau sur les parties
couperosées du visage une solution assez épaisse de gomme
arabique dans de l'eau froide. On pratique cette application
le soir afin que la solution gommeuse sèche sur place pendant la nuit; on enlève le lendemain matin ce qui en reste,
en lavant le visage avec de l'eau distillée de roses à laquelle
on ajoute quelques gouttes d'eau de Cologne.

Un autre remède aussi inoffensif que le précédent est préparé en faisant tremper dans de l'eau pendant vingt-quatre
heures des pepins de coings. Ces pepins cèdent à l'eau un
mucilage épais et abondant qu'on applique comme l'eau
gommée, le soir avant de se coucher, et qu'on enlève le lendemain à l'aide d'une lotion à l'eau de roses. Les eaux distil-
lées de sauge et de lavande, avec quelques gouttes d'eau de
mélisse, soit seules, soit conjointement avec les mucilages
de gomme arabique ou de pepins de coings, sont également
utiles pour diminuer l'extension de la couperose et l'empêcher de s'envenimer jusqu'à suppuration. C'est tout ce que
peut la médecine domestique pour les dames atteintes de couperose à l'issue de leur retour d'âge. On est forcé d'ajouter
que les secours du plus habile médecin ne peuvent pas beaucoup plus; soit pour les préserver, soit pour les guérir de
cette désagréable altération de la peau du visage.

CHAPITRE XXXIV.

Hygiène de la vieillesse.

Commencement de la vieillesse. — Position du vieillard dans la famille. — Fautes qu'il doit éviter. — Le premier besoin du vieillard. — Définition physiologique de la vieillesse. — Obstruction universelle. — Danger de l'abus des drogues dans la vieillesse. — Malades imaginaires. — Vieillards insouciants pour leur santé. — Crainte de la mort. — Nécessité de l'activité intellectuelle. — Habitation du vieillard. — A la campagne. — A la ville. — Vêtements du vieillard en hiver. — En été. — Régime alimentaire du vieillard. — Heures des repas. — Boissons. — Danger des liqueurs alcooliques. — Maladies les plus fréquentes dans la vieillesse. — Leurs caractères communs. — Leur origine.

Commencement de la vieillesse. — Il n'est pas plus possible à l'homme parvenu à son plus haut degré de vigueur corporelle et à la plus grande perfection de ses organes, de rester stationnaire dans l'état où il est le plus complétement homme, qu'il n'est possible à la race humaine tout entière d'obtenir un temps d'arrêt dans l'accomplissement de ses destinées ; l'homme complet au physique est déjà sur le chemin de la vieillesse. C'est dans ce sens que plusieurs physiologistes font commencer la vieillesse à quarante ans, bien qu'en réalité, chez beaucoup d'individus, elle ne commence qu'à soixante ans, quelquefois à soixante-dix ans, pour traverser ses trois phases distinctes, la vieillesse proprement dite, la caducité, et la décrépitude.

Position du vieillard dans la famille. — Au point de vue de la médecine domestique, la vieillesse peut être considérée comme une maladie nécessairement mortelle, mais dont la fin prévue peut être retardée, dont les douleurs peuvent être diminuées ou même annulées par des soins biens dirigés. Comme l'enfant, le vieillard a besoin de soins continuels,

48

mais leur situation dans la famille n'est pas la même. L'enfant, c'est l'espérance, c'est l'avenir; le vieillard, c'est le passé. L'enfant est volontaire, malpropre, incommode, exigeant; mais il a ses moments de gentillesse et d'amabilité naïve, qui rachètent tout; et puis, quand même elles le voudraient, sa mère, sa nourrice, ne pourraient pas ne pas l'aimer. Se rendre aimable, mériter les soins qui lui sont si nécessaires, il n'y pense pas, il n'a pas besoin d'y penser; il éprouve pour ses parents, pour sa nourrice, pour tous ceux qui l'entourent et le caressent, les premiers sentiments extérieurs, les premiers instincts affectueux; cela lui vient tout naturellement; il aime, il est aimé : cela suffit.

Il n'en est pas de même du vieillard ; sans doute, sa famille, quand il en a une, lui doit les soins indispensables à sa conservation, à son bien-être; c'est la loi du devoir, de la reconnaissance; mais le vieillard, de son côté, doit chercher à mériter ces soins, à se faire aimer de son entourage, et c'est ce qu'il néglige trop souvent. On se garde bien ici de dire au vieillard : descendez en vous-même, jugez-vous, voyez ce que vous êtes; mais on peut lui dire : passez en revue vos contemporains, les vieillards de votre connaissance; combien en comptez-vous qui pratiquent la maxime de La Rochefoucauld : Il faut savoir être vieux? Les uns passent leurs derniers jours à étudier tous les moyens de se rendre parfaitement insupportables, puis ils se plaignent qu'on ne peut les supporter. Les autres se livrent, selon leur position de fortune, à tout ce qui peut leur rester de mauvaises passions ; ils sont gourmands, ivrognes, avares, colères, ils ne se respectent pas et veulent être respectés. Beaucoup de vieillards de votre connaissance vous rappellent la réflexion d'un de nos plus spirituels écrivains : « En fait de canaille, je ne vois pas en quoi la vieille est plus respectable que la jeune. » D'autres, à qui vous n'avez rien de grave à reprocher, passent leur temps à grogner, les uns en dehors, les autres en dedans, ce qui est encore plus intolérable. Il faut que tout ce qui les approche porte le contre-coup de leur incurable mauvaise humeur, née des déceptions de l'âge mûr, des ambitions trompées, des espérances évanouies. Croyez-vous qu'ils méritent réellement au delà de ce que commande la simple humanité, ce quelque chose de plus qui seul peut jeter sur la fin de la vie un dernier reflet de bonheur ? Voilà, très-évidemment, ce que vous pensez de la plupart des vieillards que vous avez occasion de connaître : et vous ?

Le premier besoin du vieillard. — Le premier conseil à donner à un vieillard, s'il comprend bien tout le besoin qu'il a des autres, c'est d'abord de savoir être de son temps, de rejeter loin de lui des prétentions ridicules, de ne pas dire comme cette dame à qui l'on rappelait son âge vénérable : Mon âge, mon âge ! Ai-je bien mon âge ? Il faut donc que le vieillard s'applique à payer en bonne humeur et en bonne amitié les soins et l'affection dont il a tant besoin ! On ne peut pas toujours être heureux, il y a des gens qui ne le sont jamais et ne l'ont pas été un quart d'heure dans toute une longue existence ; on peut toujours être bon, et celui qui sait être bon n'est jamais complétement malheureux ; car il est toujours aimé de quelqu'un, et dans la vieillesse être aimé, c'est le premier de tous les besoins.

Définition physiologique de la vieillesse. — La vieillesse, considérée comme maladie, a été très-bien définie une obstruction universelle ; c'est la diminution d'activité de tous les organes, le ralentissement de la circulation, de la respiration, des fonctions de l'appareil digestif. Le vieillard doit se tenir en garde contre la prédominance de l'estomac, qui tend, à cet âge, à prendre l'empire que d'autres appareils organiques n'exercent plus ; trop de vieillards se font un dieu de leur ventre. Un autre soin non moins nécessaire pour le vieillard, c'est celui de se préserver par l'action de sa volonté de la crainte de la mort, crainte ridicule à tout âge, déraisonnable surtout quand on approche du terme de l'existence. On ne peut que lui redire, avec le philosophe chrétien Ballanche : « N'est-il pas bien temps que celui qui a tant vu mourir meure à son tour ? »

Danger de l'abus des drogues dans la vieillesse. — C'est principalement à l'entrée de la vieillesse qu'il faut se

tenir en garde contre la manie de se droguer, manie qui fait
accueillir par un grand nombre de vieillards les remèdes les
plus absurdes, et qui les leur fait expérimenter à leurs dépens. Molière n'a point inventé le malade imaginaire, il l'a
pris dans la nature; Argant est un homme qui commence à
sentir les atteintes de la vieillesse et qui demande à la médecine de le rajeunir, prenant pour maladie ce qui n'est que
l'amoindrissement de la santé par l'âge, décadence inévitable
que la médecine peut ralentir, mais qu'elle ne saurait empêcher. Le vieillard doit aussi se tenir en garde contre l'excès
opposé, très-commun chez ceux qui, parce qu'ils n'ont jamais
été malades pendant la jeunesse et l'âge mûr, sont persuadés
qu'ils doivent en vieillissant continuer à se bien porter, et
qu'ils n'auront jamais besoin de recourir ni aux conseils du
médecin, ni même aux remèdes familiers du domaine de la
médecine domestique.

Nécessité de l'activité intellectuelle. — Un autre
fléau qui pèse souvent sur le vieillard et le fait arriver avant
l'âge à la caducité, c'est l'abandon de lui-même au point de
vue de l'activité intellectuelle. L'homme qui ne laisse rouiller
ni sa mémoire ni ses facultés, en ne se laissant pas aller à
une apathie dont il dépend toujours de lui de triompher, peut
les conserver et en avoir le plein et entier usage, non-seulement dans un âge très-avancé, mais encore quand l'âge arrive
avec son escorte ordinaire d'infirmités et de maladies. C'est
ainsi, notamment, que la paralysie peut, en rendant le corps
immobile, laisser à l'esprit toute son activité pour s'occuper
d'affaires, diriger la famille par d'utiles conseils, auxquels
une longue expérience donne plus d'autorité, où continuer à
se livrer à la culture des lettres, s'il a le bonheur d'en avoir
conservé le goût.

On peut rappeler à ce sujet la dernière parole de Virgile
mourant, bien que Virgile ne fût point un vieillard. Les anciens, dont les idées sur la fin de l'existence différaient essentiellement de celles qui ont cours parmi les nations modernes,
réunissaient quelquefois, aux approches de la mort, ceux
dont l'estime et l'amitié leur étaient précieuses. Virgile allait

mourir entouré de l'élite des hommes les plus éminents du
siècle d'Auguste.

« N'est-ce pas, Virgile, lui dit un des assistants, que dans
la vie humaine, tout est faux et vide, que tout finit par fatiguer, par lasser le cœur de l'homme ? »

Virgile répondit : « Tout, excepté comprendre. » (*Omnia,
præter intelligere.*) Ce furent ses dernières paroles.

L'exercice de la vie intellectuelle est en effet celui dont on
ne se lasse pas, et qui peut, à lui tout seul, rendre au vieillard la vie très-supportable. C'est en même temps l'un des
meilleurs moyens hygiéniques pour prévenir une foule d'indispositions, notamment l'excès d'obésité chez les gens d'un
tempérament replet. S'ils laissent leur intelligence inactive,
s'ils se laissent d'avance mourir au moral, ils arrivent à un
état de graisse phénoménal qui hâte leur mort en rendant
leurs dernières années fort misérables.

Habitation du vieillard. — Le vieillard, quand les circonstances lui en donnent la faculté, doit apporter le plus
grand soin possible au choix de son habitation. Bien que
l'exercice, autant qu'il en peut prendre, soit très-nécessaire
au maintien de sa santé, il doit forcément garder la chambre
plus souvent et plus longtemps qu'à tout autre âge ; il sait d'ailleurs que d'un moment à l'autre il peut se trouver dans la nécessité de n'en plus sortir. Le séjour de la campagne lui convient
mieux que celui de la ville, en raison du calme et de la
pureté de l'air ; il doit donc préférer la campagne, à moins
qu'il ne soit atteint ou menacé d'infirmités qui lui rendent
nécessaires les visites fréquentes d'un habile médecin, visites
qu'il obtiendrait plus difficilement à la campagne qu'à la
ville.

Le vieillard ne doit point habiter au rez-de-chaussée ; il
ne doit pas non plus loger plus haut que le premier étage ;
s'il occupait un étage trop élevé, la fatigue de monter et de
descendre les escaliers le rendrait, selon l'expression vulgaire,
paresseux pour sortir, et le défaut d'exercice nuirait à la conservation de sa santé. Le logement du vieillard doit être composé de deux chambres, l'une au midi, pour qu'en hiver, sans

quitter le coin du feu, il puisse encore recevoir un rayon de pâle soleil; l'autre à l'est ou au nord, où il puisse trouver l'ombre et la fraîcheur pendant les chaleurs débilitantes de l'été. Avant de choisir un logement, le vieillard ne doit pas manquer de s'assurer qu'en ouvrant sa fenêtre, il ne sera pas exposé à laisser entrer, au lieu d'air, de la fumée, des miasmes putrides, tout ce qui, dans les grands centres de population, tient la place de l'air.

Vêtements du vieillard. — Le costume du vieillard, conformément à sa condition, doit être plus chaud même en été que celui des autres périodes de l'existence; en hiver, il doit être chaud sans être trop pesant; en été, il doit être épais sans être trop chaud. On recommande au vieillard de se tenir, tout en se conformant aux lois hygiéniques du costume de son âge, à une distance modérée de la mode du jour. Il ne doit pas plus vouloir ressembler au prochain numéro du journal des tailleurs qu'à un revenant du directoire. Ceci n'est pas seulement un conseil dicté par le bon sens; le vieillard qui, par l'excentricité de son costume, se voit dans la rue l'objet d'une attention moqueuse, en éprouve une contrariété qui l'empêche de recueillir pour sa santé tout le bénéfice de l'exercice, si nécessaire à son âge.

Régime alimentaire du vieillard. — Il n'y a pas de régime particulier à prescrire au vieillard; tous les aliments sains lui conviennent, spécialement ceux dont il a fait long-temps un usage habituel pendant l'âge mûr. C'est ainsi qu'on voit fréquemment de vieux paysans bretons tomber très-sé-rieusement malades, lorsqu'il leur arrive de quitter leur pays pour aller en habiter un autre où ils trouvent une nourriture variée et substantielle, mais où ils ne peuvent se procurer les galettes de farine de sarrasin, leur aliment de prédilec-tion, bien que cet aliment soit en lui-même peu nourrissant, et de difficile digestion; mais leur estomac y est habitué, et lorsqu'il a vieilli, il peut difficilement en digérer d'autres, même meilleurs. Ne pas changer ses habitudes, ne pas modi-fier sa nourriture, tant que l'estomac la digère passablement, c'est la règle fondamentale du régime alimentaire du vieil-

lard. Ce qui importe ensuite le plus à l'accomplissement régulier des fonctions digestives, c'est d'observer constamment
la sobriété, en ne mangeant jamais au delà du besoin. Chez
les vieillards, les indigestions viennent le plus souvent, non
de la nature des aliments absorbés, mais bien de la quantité
qu'ils en prennent, lorsqu'elle dépasse les exigences de leur
estomac, et pour eux toute indigestion peut être mortelle.

Les heures des repas doivent être réglées de manière à ce
que le vieillard ne se couche jamais l'estomac plein d'aliments
à demi digérés. Un médecin célèbre a dit, à une époque où
le souper était le repas principal des gens du monde : « On
ne m'a jamais réveillé la nuit pour quelqu'un qui n'avait pas
soupé. »

Le vin, la bière ou le cidre, selon les ressources locales,
valent mieux que l'eau pendant les repas ; un peu de vin vieux,
pris pur, au début du dîner, facilite singulièrement la digestion des gens âgés, à tel point qu'ils ne doivent s'en priver
que dans les cas de nécessité absolue ; le vin est réellement,
comme le veut le dicton populaire, le lait des vieillards, à la
condition, bien entendu, qu'ils n'en abusent pas. Les liqueurs
alcooliques, au contraire, ne peuvent que leur être nuisibles ;
ceux même qui y sont le plus habitués, s'ils ont quelque
empire sur eux-mêmes, doivent s'en abstenir d'une manière
absolue. Le thé et le café ne doivent être permis aux vieillards
que quand ils en ont l'habitude, et que la privation de ces
boissons serait pour eux une véritable souffrance ; autrement,
elles favorisent en eux le développement de la goutte. Le chocolat n'est salutaire aux vieillards que quand il est de bonne
qualité ; ils doivent le prendre très-bon, ou s'en passer.

Maladies les plus fréquentes dans la vieillesse.—
Les maladies dont les vieillards sont le plus souvent atteints
ont généralement un caractère chronique ; rarement elles
sévissent à l'état aigu, plus rarement encore avec des symptômes inflammatoires ; ce sont presque toujours des affections
qui datent de très-loin, qui, dans la jeunesse ou dans l'âge
mûr, se sont manifestées sous la forme aiguë, et dont la vigueur du tempérament, secondée par un traitement médical

régulièrement appliqué, a triomphé sans beaucoup de peine; quand l'affaiblissement général de l'organisme leur laisse le champ libre, elles reparaissent à l'état chronique chez le vieillard. Cette indication peut être fort utile pour suggérer les mesures hygiéniques de nature à rendre le retour de ces maladies moins pénible et moins dangereux ; la nature du mal dont on peut craindre l'explosion étant connue, il est plus facile de le prévenir. Les maladies principales de la vieillesse sont la diarrhée, le cancer de l'estomac, le catarrhe pulmonaire, l'asthme, la fluxion de poitrine, l'apoplexie, la paralysie, la goutte, l'hydropisie, le rhumatisme, la pierre et la gravelle.

Chez la plupart des vieillards, le germe de l'une ou l'autre de ces maladies existe; c'est au médecin à le découvrir et à prescrire un régime qui en détourne l'invasion ; plus qu'à tout autre âge, l'homme parvenu à la vieillesse a besoin, même en santé, d'être assez souvent visité par un médecin éclairé ; celui-ci voit venir de très-loin la maladie ; il peut, sans alarmer le vieillard, indiquer à ceux qui l'entourent les soins qui doivent écarter le danger.

CHAPITRE XXXV.

Maladies de la vieillesse.

Diarrhée. — Danger d'arrêter brusquement la diarrhée des vieillards. — Cancer à l'estomac. — Difficulté d'en constater l'existence. — Causes principales qui 1 déterminent. — Ambition rentrée. — Ivrognerie. — Chocs et contusions au creux de l'estomac. — Éruption répercutée. — Exutoires supprimés. — Catarrhe pulmonaire. — Remèdes adoucissants. — Crises de faiblesse. — Médication énergique. — Asthme. — Causes qui le déterminent. — Hérédité. — Défauts de conformation. — Exposition à une chaleur trop intense. — Poussière très-divisée. — Défaut d'exercice. — Instruments à vent. — Fièvres intermittentes. — Causes qui rendent les accès fréquents. — Moyens de les soulager. — Abus des tisanes. — Frictions sur la colonne vertébrale. — Lavements laxatifs. — Vomitifs.

On croit ne devoir donner place dans ce chapitre et les suivants qu'aux conseils et aux préceptes d'hygiène qui concernent les maladies qui servent le plus souvent d'escorte à la vieillesse, soit parce qu'elles sont particulières à cette période de l'existence, soit parce qu'à cet âge elles envahissent l'organisme humain avec des symptômes particuliers.

Diarrhée. — La diarrhée chez les personnes avancées en âge n'est jamais ni tout à fait insignifiante, comme elle l'est dans l'enfance et l'adolescence, ni gênante et incommode sans danger sérieux, comme dans la jeunesse et l'âge mûr ; elle résulte toujours, dans la vieillesse, d'un dérangement plus ou moins grave des fonctions de l'appareil digestif, auquel il faut remédier sans retard d'après l'avis du médecin. On recommande surtout à ceux qui prennent soin des vieillards de se bien garder d'arrêter brusquement leur diarrhée soit avec l'amidon, soit avec divers astringents inoffensifs en pareil cas aux autres époques de la vie, mais toujours dangereux pour la vieillesse. La diarrhée est alors très-souvent

compliquée d'une autre affection dont elle n'est quelquefois
qu'un symptôme accessoire. C'est ainsi notamment que les
accès de goutte, quand le mal menaçait l'estomac, ont assez
fréquemment une terminaison heureuse qui s'annonce par
une diarrhée plus ou moins intense, dont il faut attendre la
fin naturelle. Il serait fort dangereux de chercher à arrêter,
par des astringents, une diarrhée de cette nature; ce serait
exposer le malade à tous les dangers qu'entraîne à sa suite
un nouvel accès de goutte remontée. La médecine domestique
ne doit donc jamais recourir contre la diarrhée des vieillards
à son arsenal de recettes familières, étant prévenue des dangers auxquels l'emploi de ces remèdes peut les exposer.
Quand le médecin le prescrit, mais jamais sans son ordonnance, on modère la diarrhée trop intense des vieillards au
moyen de quelques lavements à l'amidon et d'une petite quantité de vin vieux ; on obtient aussi de très-bons effets d'une
dose convenable de rhubarbe en poudre, médicament laxatif
mais en même temps tonique et très-bien approprié au tempérament du plus grand nombre des vieillards.

Cancer de l'estomac. — La grande difficulté du traitement des maladies cancéreuses internes, malheureusement
trop fréquentes chez les vieillards, c'est celle de s'assurer de
leur existence ; il n'en est pas d'un cancer à l'estomac comme
d'un cancer au sein ou d'un ulcère cancéreux, dont les caractères sont extérieurs ; il faut deviner le cancer à l'estomac ; on
en reconnaît souvent, par l'autopsie, les traces évidentes chez
des sujets qu'on croyait morts de maladies d'une tout autre
nature. Le cancer peut exister soit dans l'œsophage, soit
dans l'estomac ; il donne lieu, durant la première période de
son développement, à des douleurs sourdes qui deviennent
de plus en plus fréquentes et violentes, au point que le malade
ne peut plus conserver aucun aliment ; le vin même lui fait
éprouver au passage une sensation brûlante, et ne séjourne
pas plus que tout autre liquide dans l'estomac atteint d'un
cancer. Il en résulte qu'avant de mourir du cancer à l'estomac, dont on guérit rarement dans un âge avancé, le vieillard
est exposé à mourir littéralement de faim. On comprend que,

contre une maladie aussi grave, il ne faut pas songer à employer les remèdes familiers du domaine de la médecine domestique ; mais il est nécessaire de connaître les causes principales qui déterminent le plus souvent la formation du cancer à l'estomac chez les vieillards, parce qu'il y a toujours moyen de les écarter. L'une des plus communes, inconnue parmi les classes laborieuses, fréquente dans les rangs les plus élevés de la société, c'est le chagrin profond qui accompagne une grande position renversée ; la plupart des personnages marquants qui meurent de ce qu'on nomme vulgairement une ambition rentrée, succombent à un cancer de l'estomac. Avant le développement de cette maladie, qui vient toujours assez lentement, ceux qui entourent un personnage déchu, dont la carrière publique est coupée et qui supporte péniblement sa chute, doivent s'appliquer à multiplier autour de lui les distractions, et surtout les témoignages d'affection qui peuvent le consoler et prévenir l'invasion du cancer à l'estomac. Dans les classes laborieuses, la même maladie est trop souvent le résultat de l'abus des liqueurs spiritueuses, surtout lorsqu'on en prend avec excès le matin à jeun. Tout homme qui a passé soixante ans et qui conserve l'habitude funeste de s'enivrer avant d'avoir l'estomac garni d'aliments solides, est à peu près certain de finir par un cancer à l'estomac. La même maladie peut résulter, chez les gens de cet âge, d'un choc accidentel ou d'un coup violent reçu dans une rixe sur la région de l'épigastre, c'est-à-dire, en langage vulgaire, au creux de l'estomac. Ceux surtout dont les forces digestives sont sensiblement amoindries par l'âge, bien qu'ils ne soient pas atteints d'une maladie caractérisée de l'appareil digestif, doivent être prévenus qu'ils sont sous la menace d'un cancer à l'estomac lorsqu'ils reçoivent un choc ou un coup dans le creux de l'estomac ; c'est à eux d'y faire la plus grande attention. Une autre cause à peu près inévitable qui peut occasionner le cancer à l'estomac, c'est la suppression de certaines maladies de la peau par des remèdes répercussifs. Les vieillards qui contractent la gale, par exemple, et qui sont pressés de s'en débarrasser, font souvent usage imprudemment de remèdes de bonnes femmes qui font rentrer l'éruption ; la gale disparaît; mais il en résulte un cancer à l'estomac.

Si le médecin découvre l'existence de cette maladie dès son début, il peut espérer d'en triompher même chez les vieil-lards très-âgés, quand leur organisation a encore un certain degré de vigueur. Les exemples de guérison complète ne sont pas très-rares surtout chez les femmes qui ont bien supporté leur retour d'âge. La bière alternant avec l'eau de seltz est la boisson habituelle qui convient le mieux aux gens me-nacés ou atteints de cancer à l'estomac. Le médecin ne peut attaquer une maladie aussi grave qu'au moyen de médica-ments très-énergiques, tels que des pilules d'extrait de jus-quiame et d'extrait de ciguë; ceux qui soignent le malade doivent apporter la plus sévère attention à faire prendre exactement ces pilules aux heures et à la dose indiquées, con-formément aux prescriptions du médecin ; une erreur ou une négligence peut coûter la vie au malade.

Catarrhe pulmonaire. — Le catarrhe pulmonaire est une des maladies qui attaquent le plus fréquemment la vieil-lesse ; mais c'est aussi l'une de celles qui mettent le moins l'existence du vieillard en danger ; le célèbre docteur Pinel cite des exemples nombreux de guérison de catarrhe pulmo-naire bien caractérisé chez des femmes admises à l'hospice de la Salpêtrière, depuis l'âge de soixante-sept ans jusqu'à celui de quatre-vingt-sept ans inclusivement. Le refroidisse-ment pendant la transpiration est la cause immédiate la plus commune du catarrhe pulmonaire des vieillards ; mais, ainsi qu'on l'a fait observer dans le chapitre précédent, le vieillard chez lequel le catarrhe pulmonaire se déclare sous la forme chronique en avait été atteint pendant l'âge mûr sous la forme aiguë ; ce n'est qu'un retour d'une maladie dont le germe est resté inaperçu.

Le catarrhe est une indisposition sans gravité plutôt qu'une vraie maladie, quand il reparaît périodiquement tous les hivers depuis le commencement de la vieillesse, et qu'il est contenu dans des limites tolérables par les remèdes adoucis-sants qu'on oppose avec succès aux gros rhumes de poitrine, car une reprise de catarrhe chronique chez un vieillard n'est pour ainsi dire pas autre chose. Mais, pour peu que le mal, loin de céder à l'emploi des boissons et des tablettes pectorales, secondé de la diète et du repos absolu dans une chambre bien close, semble se prolonger en augmentant d'intensité, il faut appeler immédiatement le médecin. Il peut arriver, en effet, au moment où l'on s'y attend le moins, qu'un vieillard atteint d'une reprise de catarrhe chronique et périodique, dont le retour prévu n'inspire aucune inquiétude sérieuse, tombe en trente ou trente-six heures dans un état de prostration et d'abattement qui donne à sa maladie un caractère alarmant et complétement nouveau. C'est alors que les jours du vieillard sont réellement menacés et que l'intervention du médecin est urgente. En présence d'un pareil état, le médecin ne peut plus s'en tenir aux remèdes habituellement en usage contre les catarrhes de la vieillesse. Il faut recourir à un traitement énergique dont le camphre et le quinquina sont la base. Lorsqu'il prescrit des liniments irritants sur la poitrine, ou bien un vésicatoire volant, les soins de pansement doivent être donnés avec une attention affectueuse; la vie du malade peut dépendre du retard apporté dans les frictions prescrites avec un liniment rubéfiant; elle peut être compromise par un vésicatoire levé trop tôt, et dont par conséquent le médecin n'a pu obtenir l'effet utile qu'il devait en espérer.

Lorsque dans un catarrhe qui suit sa marche ordinaire et qui semble même en voie de guérison, il survient une difficulté dans la respiration et l'expectoration, qui est l'avant-coureur des crises de faiblesse et de prostration quelquefois mortelles pour les vieillards, on doit sans tarder, en l'absence du médecin, faire prendre par petites gorgées au malade une forte infusion de mélisse, d'érysimum et de serpolet, et quelques pastilles de soufre qui dégagent immédiatement la poitrine et empêchent le mal de faire de trop rapides progrès, avant l'arrivée du médecin.

Asthme. — On range généralement l'asthme parmi les maladies de la vieillesse, bien que cette maladie puisse éclater

dans la jeunesse et dans l'âge mûr ; mais c'est dans la vieillesse qu'elle est le plus fréquente. L'asthme est une des plus
douloureuses, mais par compensation l'une des moins dangereuses des maladies des organes respiratoires, parce qu'il
n'amène pas la décomposition des tissus de ces organes,
comme le fait la phthisie pulmonaire tuberculeuse, de sorte
que l'on peut vieillir avec un asthme jusqu'à l'âge le plus
avancé.

Les causes de l'asthme sont nombreuses ; la maladie n'est
pas forcément héréditaire ; mais ceux dont les parents en ont
été atteints y sont plus sujets que d'autres et doivent s'entourer
de plus de précautions pour l'éviter. Les personnes contre-
faites des deux sexes sont particulièrement prédisposées à
devenir asthmatiques et le deviennent très-souvent entre cin-
quante-cinq et soixante ans. Le défaut d'exercice qui résulte
d'une profession sédentaire dans les classes laborieuses,
comme celles de cordonnier et de tailleur, ou d'une indo-
lence naturelle dans les classes aisées et riches, rend facilement asthmatiques des gens qu'une vie plus active aurait
soustraits à cette pénible affection. L'asthme est très-fréquent
chez tous ceux qui sont forcés de vivre continuellement sous
l'influence d'une température très-élevée ; tels sont en particuliers les cuisiniers, les fondeurs et tous ceux qui travaillent dans les fabriques de verre et de cristaux. Il en est de
même de ceux qui, comme les charbonniers et les mineurs
employés à l'extraction du charbon de terre, respirent constamment une poussière très-divisée. A Paris, presque tous
les robustes enfants de l'Auvergne qui exercent la profession
de porteurs de sacs de charbon deviennent asthmatiques en
vieillissant. C'est aussi très-souvent le sort des trompettes et
de tous ceux qui jouent trop souvent du cornet à piston, du
cor de chasse, et de tous les instruments à vent, dont on ne
peut jouer qu'en déployant une grande puissance de souffle.
Un violent accès de colère, une éruption cutanée rentrée, un
vésicatoire ou un cautère supprimés sans l'avis du médecin,
peuvent déterminer l'invasion de l'asthme chez les vieillards.
Dans les pays où règnent les fièvres intermittentes, qui abré-

gent singulièrement la durée moyenne de la vie humaine, presque tous ceux qui vieillissent deviennent asthmatiques.

L'asthme invétéré et l'asthme héréditaire sont regardés par les médecins comme des maladies incurables, dans ce sens qu'on n'en est jamais complétement débarrassé; mais on peut toujours en rendre les accès moins fréquents et moins violents; ce résultat dépend en grande partie de l'emploi judicieux des moyens qui appartiennent au domaine de la médecine domestique. Les accès d'asthme chez les vieillards n'ont aucun caractère de périodicité; ils sont le plus souvent occasionnés par les vicissitudes atmosphériques, spécialement par les violents orages, les alternatives brusques de gelées et de dégels, les périodes de brouillards prolongées au printemps et en automne. Toutes ces causes réagissent plus ou moins sur les asthmatiques, quelque soin qu'on prenne de les préserver du contact de l'atmosphère extérieure; ceux pour qui ce soin est négligé éprouvent, presque pendant toute la durée de la mauvaise saison, des accès d'asthme cruels et très-prolongés. Lorsqu'un accès d'asthme dure plusieurs jours, les quintes suffocantes, presque aussi fatigantes pour ceux qui soignent le malade que pour le malade lui-même, laissent entre elles des intervalles dont on doit profiter pour rendre moins pénibles celles qui vont suivre, et dont on ne peut empêcher le retour d'une manière absolue.

Quand l'asthme se manifeste seul, sans complication avec d'autres maladies chez un vieillard doué d'ailleurs d'un tempérament nerveux et résistant, on abrége les accès et l'on en prévient le retour trop fréquent en faisant prendre au malade, dans les intervalles de calme, des boissons à la fois adoucissantes et aromatiques, telles que l'eau gommée coupée avec une infusion de serpolet et de mélisse; en cas de constipation, qui peut contribuer à rendre les accès d'asthme plus douloureux et plus fréquents, on peut faire alterner cette boisson avec quelques tasses de bouillon de veau; mais toutes les fois qu'il s'agit de faire prendre une tisane quelconque à un vieillard atteint d'un asthme ou de toute autre maladie, on ne perdra jamais de vue le précepte général de ne pas gorger de liquide

l'estomac d'une personne âgée, et de ne lui en faire prendre
qu'une petite quantité à la fois. Souvent le médecin prescrit,
comme moyen efficace de soulagement contre l'asthme, des
frictions avec un morceau d'étoffe de laine sur toute la longueur de la colonne vertébrale ; ces frictions peuvent être pratiquées à sec, ou bien avec un peu d'eau de mélisse, ou d'eau
de Cologne. Il faut, lorsqu'on exécute ces frictions, les faire
avec beaucoup de ménagements, afin de ne pas risquer de
produire à la peau des excoriations qui chez les vieillards se
cicatrisent lentement et difficilement.

L'asthme ne se présente pas toujours seul; il est souvent
compliqué de goutte et de rhumatisme goutteux, ce qui en
modifie les caractères. Le malade, dans ce cas, n'est efficacement soulagé que par l'emploi de l'éther, à dose assez élevée;
mais ce médicament ne doit jamais être donné sans l'avis du
médecin.

Pendant les accès, le malade doit être plutôt assis sur un
fauteuil que couché dans son lit ; on peut alors rapprocher
à volonté son fauteuil d'une fenêtre ouverte; car une aération fraîche et vive le soulage sensiblement. Selon son âge et
sa force, le médecin lui prescrit des lavements émollients,
rendus laxatifs avec une décoction de séné, et des vomitifs
quand les premières voies ont besoin d'être immédiatement
dégagées. Ces divers médicaments doivent être administrés
ponctuellement aux heures prescrites et de la manière indiquée par le médecin.

CHAPITRE XXXVI.

Maladies de la vieillesse. — Suite.

Fluxion de poitrine chez les vieillards. — Apoplexie. — Causes de l'apoplexie dans la vieillesse. — Excès de nourriture. — Excès d'embonpoint. — Moyens de le réduire. — Signes précurseurs de l'apoplexie. — Secours en attendant le médecin. — Paralysie. — Causes qui la déterminent. — Abus des purgatifs. — Mélancolie. — Traitement de la paralysie. — Ses chances de guérison. — Eaux minérales thermales. — Marc de raisin en fermentation. — Régime des paralytiques. — Goutte. — Causes qui la déterminent. — Hérédité. — Écarts de régime. — Empire de la volonté sur les douleurs de goutte. — Goutte aiguë. — Goutte chronique. — Goutte remontée. — Divers traitements opposés à la goutte. — En Espagne. — En Italie. — En Angleterre. — En Allemagne. — Remèdes familiers.

Fluxion de poitrine. — Quand un vieillard est menacé d'une fluxion de poitrine, il ne peut en être préservé que par les mêmes soins indiqués contre cette maladie pendant l'âge adulte. Mais ceux qui sont chargés de surveiller la santé des vieillards très-âgés doivent être prévenus que la fluxion de poitrine, passé l'âge de soixante-dix ans, est très-souvent mortelle, et qu'à cet âge il faut redoubler de précautions pour l'empêcher de se déclarer. La plupart des traités de médecine usuelle rapportent l'observation consignée dans l'ouvrage de Grisolle sur la pathologie interne; cet auteur constate que, sur cinq vieillards ayant dépassé l'âge de soixante-dix ans, il y en a quatre qui meurent d'une fluxion de poitrine. Ce serait une erreur de conclure de cette observation que la fluxion de poitrine est une maladie particulièrement dangereuse pour les vieillards. Lorsqu'on a dépassé soixante-dix ans et qu'on avance vers quatre-vingts, il faut, selon l'expression vulgaire, finir par quelque chose. Ceux dont les organes respiratoires sont plus fatigués par l'âge que leurs autres appareils organiques ont, pour finir, une fluxion de poitrine, comme ils auraient une attaque de goutte remontée s'ils étaient goutteux, ou une attaque d'apoplexie s'ils étaient replets. C'est ainsi qu'en temps d'épidémie du typhus ou du choléra, les vieillards octogénaires dont la carrière est à son terme meurent avec les symptômes de l'épidémie régnante; en réalité, ils ne meurent pas de l'épidémie : ils meurent de quatre-vingts ans.

La fluxion de poitrine ne peut pas être traitée chez les vieillards comme elle l'est dans l'âge adulte, par une médication énergique et des émissions sanguines. Dès qu'une affection, qui semblait d'abord n'être qu'un rhume ou une reprise d'un catarrhe ancien, est accompagnée de difficulté dans la respiration et d'une douleur au côté, faible mais permanente, il y a fluxion de poitrine imminente ou déclarée; il faut courir chez le médecin et apporter la plus grande exactitude à suivre ses prescriptions.

Apoplexie. — Beaucoup de vieillards succombent à une attaque d'apoplexie; quand cette attaque est foudroyante, la mort est instantanée; tout secours est inutile. Quand elle ne l'est pas, elle est infailliblement suivie d'une seconde, puis d'une troisième presque toujours mortelle. Cela ne veut pas dire que la médecine soit impuissante contre cette maladie; quand les secours de l'art médical sont procurés en temps utile au malade, à moins qu'elle ne soit foudroyante, le médecin peut non-seulement sauver le malade, mais encore éloigner indéfiniment le retour des attaques. Pour sa part, la médecine domestique peut écarter les causes qui prédisposent un vieillard aux attaques d'apoplexie, et contribuer ainsi très-efficacement à l'en préserver.

Causes de l'apoplexie dans la vieillesse. — La plus commune des causes qui déterminent chez un vieillard une attaque d'apoplexie, c'est un excès d'embonpoint provenant d'un excès de nourriture, quand un homme aisé ou riche cède imprudemment au penchant naturel à cet âge pour la gastronomie, et s'écarte des lois de la sobriété. Le premier conseil à donner à ceux dont le cou est très-court et dont le tempérament est replet, c'est de se soumettre au régime propre à diminuer leur embonpoint; s'ils le réduisent dans de justes limites, sans pousser la réforme jusqu'à la maigreur, en suivant les conseils donnés à ce sujet précédemment (chapitres XXV et XXXIII), tout danger actuel d'apoplexie se trouvera par cela seul écarté. En tout état de cause, le vieillard, qu'il soit ou non gêné par l'embonpoint, doit considérer une vie oisive et sédentaire comme une cause inévitable de prédisposition à l'apoplexie. Pour peu qu'il éprouve de temps à autre, sans indisposition sérieuse, des éblouissements, des étourdissements, de violents maux de tête avec forte coloration du visage, ce sont autant d'avertissements qui lui disent que, toute paresse cessante, il faut prendre de l'exercice, jusqu'à la fatigue inclusivement. Les causes immédiates qui font éclater instantanément la maladie sont au nombre de celles sur lesquelles la volonté a le plus d'empire, comme les accès de colère et les frayeurs soudaines dont il dépend toujours plus ou moins de soi-même de se préserver. C'est à ceux qui entourent un vieillard, lorsqu'il a déjà éprouvé quelques-uns de ces symptômes qui peuvent donner lieu de craindre une attaque prochaine d'apoplexie, à redoubler de soins pour éloigner toutes les causes d'irritation ou d'émotions violentes, plus dangereuses dans ces circonstances que quand le vieillard est dans son état de santé normale, selon son âge.

Signes précurseurs de l'apoplexie. — L'invasion de l'apoplexie n'est pas toujours soudaine et imprévue; elle est souvent annoncée par les symptômes précurseurs qu'on vient d'indiquer et par une sorte d'embarras dans la parole. C'est au médecin dont le vieillard, même en santé, doit prendre fréquemment les conseils, à prévenir la famille sans alarmer le malade, afin qu'on soit toujours sur ses gardes et qu'en cas d'attaque les secours ne se fassent pas attendre.

Si l'attaque survient en l'absence du médecin, le malade doit être placé dans une chambre sans feu, même en hiver, assis et non couché, tête nue, et s'il est possible d'avoir sur-le-champ de la glace, on peut immédiatement lui appliquer de la glace pilée sur le front. Le surplus du traitement ne peut être appliqué que par le médecin.

Paralysie. — Quoique la paralysie, même chez les vieil-lards, puisse survenir sans avoir été précédée de l'apoplexie, ces deux maladies, dans un âge avancé, n'en forment pour ainsi dire qu'une; la paralysie est presque toujours la con-séquence de l'apoplexie. Plusieurs causes, qu'il est utile de signaler, contribuent à faire naître la paralysie, soit seule, soit précédée de l'apoplexie; ces deux affections sont beau-coup plus fréquentes dans la vieillesse chez l'homme que chez la femme. C'est surtout chez les gens d'un tempérament ner-veux qu'une attaque d'apoplexie est le plus souvent accom-pagnée de paralysie générale ou partielle.

Causes déterminantes de la paralysie. — La para-lysie est l'un des résultats funestes auxquels sont exposés ceux qui pendant l'âge mûr, sur les limites de la vieillesse, ont abusé des purgatifs. S'ils ont dû à l'énergie de leur constitution la faveur de ne pas succomber avant la vieillesse proprement dite à une maladie grave de l'appareil digestif, ils ont à craindre, dès qu'ils auront passé la soixantaine, une attaque de paralysie. On ne peut que répéter ici aux per-sonnes d'un tempérament naturellement resserré qu'il n'est nullement utile à la santé de se procurer des selles fréquentes par l'abus des purgatifs, que les tempéraments naturellement relâchés ne sont pas les meilleurs, au contraire, et qu'en se purgeant à tort et à travers dans la première période de la vieillesse, une attaque de paralysie les attend.

Une autre cause de paralysie, d'une nature différente, mais néanmoins facile à écarter avec un peu d'empire sur soi-même, c'est le penchant à la tristesse, avec ou sans motifs. Si les rigueurs de la destinée donnent au vieillard des motifs trop bien fondés d'éprouver de violentes peines morales, ce n'est pas une raison pour qu'en s'abandonnant à la mélancolie, il s'expose à rendre sa situation encore plus déplorable en provoquant une attaque de paralysie. Si la mélancolie est seulement maladive et qu'elle ne tienne pas à une cause pu-rement morale, elle n'en est que plus facile à vaincre; la conviction que, dans la vieillesse, la mélancolie met sur le chemin de la paralysie, doit contribuer à donner à ceux qui s'y sentent entraînés la force d'y résister. Ce conseil s'adresse particulièrement aux vieillards des deux sexes qui ont le malheur de survivre à tous ceux qui les ont aimés, et qui ne peuvent plus compter sur l'attachement sincère de personne. S'il est dur d'en être réduit à des soins mercenaires, pour un vieillard auquel il reste encore une certaine activité et qui n'est pas hors d'état de se secourir lui-même, cela est encore plus dur pour le vieillard cloué sur un lit ou sur un fauteuil par la paralysie, qui n'abrége pas sensiblement la durée de l'existence.

Traitement de la paralysie. — La paralysie chez les vieillards est-elle guérissable? Les opinions des médecins sont partagées à ce sujet. Ceux qui prétendent qu'on n'en guérit pas ne peuvent nier qu'il n'y ait des paralytiques revenus en pleine possession de l'usage des portions de leur individu qui avaient été frappées de paralysie; ils attribuent dans ce cas la guérison au seul effort de la nature, et non pas aux secours de l'art médical. On pense qu'il faut, pour la guérison de la paralysie, compter sur ces deux ressources combinées, et que beaucoup de paralytiques sont effectivement guéris en partie par le travail de réaction de leur système nerveux, en partie par une médication sage, qui provoque cette réaction. C'est seulement quand l'insensibilité des parties paralysées est complète qu'il faut désespérer de la guérison, et s'abstenir de tourmenter le malade par une médication complétement inutile. Mais tant qu'il reste dans la partie paralysée des traces de sensibilité physique, il y a lieu d'espérer la guérison ; cet espoir se change en certitude s'il y a progrès, même très-lent, dans le retour de la sensibilité. Le médecin ordonne souvent aux gens riches atteints de paralysie partielle l'usage des eaux minérales thermales, des bains de mer et des bains de vapeurs. Dans les pays vignobles, à l'époque des vendanges, les bains partiels dans le marc de raisin en pleine fermentation produisent souvent de très-bons effets, et sont d'ailleurs complétement inffoensifs lorsqu'ils ne sont pas utiles.

Régime des paralytiques. — Quand le vieillard frappé

de paralysie partielle conserve encore assez de vigueur, les suites de la maladie peuvent s'effacer au bout d'un temps plus ou moins long, rien que par le bénéfice d'un bon régime. Il faut aux paralytiques un logement chaud et sec, du vin vieux ou de la bière forte, du café assez fort, mais à dose modérée, et une nourriture composée d'aliments très-substantiels, quoique faciles à digérer, afin qu'ils puissent être suffisamment nourris en mangeant peu, et que le travail de la digestion soit accompli dans le temps le plus court possible. Les familles aisées peuvent seconder les bons effets de ce régime en faisant prendre aux vieillards paralytiques beaucoup d'exercice en voiture, jusqu'à ce que leur rétablissement soit assez avancé pour qu'ils en puissent prendre à pied. Les déplacements du Nord au Midi peuvent avoir les meilleurs résultats pour la guérison de la paralysie.

Goutte. — La goutte n'est point une maladie particuliere à la vieillesse; elle sévit souvent dans l'âge mûr, chez l'homme plus souvent que chez la femme. La goutte n'est pas forcément héréditaire, mais elle peut l'être; elle n'est donc pas toujours, comme beaucoup de gens du monde persistent à le croire, la punition des erreurs d'une jeunesse orageuse ou d'excès de boisson, auxquels bien des vieillards notoirement sobres et qui l'ont toujours été sont totalement étrangers, et ils n'en ont pas moins la goutte.

Il est vrai que les excès de tout genre, et surtout au début de la vieillesse, l'abus des aliments épicés et des boissons spiritueuses sont au nombre des causes les plus fréquentes de la goutte, de sorte que ceux qui en souffrent auraient pu, pour la plûpart, s'en préserver par un meilleur régime; mais, ainsi qu'on l'a fait observer précédemment, on en peut dire autant de la plupart de nos maladies, et ce n'est pas du tout une raison pour négliger de soigner les malades. De tout temps les goutteux ont cherché à dissimuler leur infirmité et à la nier, comme pour essayer de se la cacher à eux-mêmes. On sait que l'empereur Sévère avait la mauvaise habitude de faire pendre ceux qui se permettaient de railler sa démarche rendue mal assurée par la goutte dont ses pieds étaient atteints.

Empire de la volonté sur les douleurs de la goutte.
— Les souffrances que fait endurer la goutte sont de celles
qu'une grande énergie de volonté domine le plus souvent
avec succès; un historien dit en parlant des efforts que l'empereur Charles-Quint savait faire pour dompter ses douleurs de goutte quand sa présence était nécessaire sur le
champ de bataille : « Il savait faire asseoir avec lui sur
le même char la goutte et la victoire. » On sait que le
grand Condé, dans un âge peu avancé, souffrait cruellement
de la goutte; il n'en recevait pas moins les hommes les
plus éminents de son époque, et n'en savait pas moins bien
prendre part à leurs entretiens. « Jamais, dit un contemporain, le grand Condé n'était plus spirituellement aimable que
quand, souffrant de la goutte, il la dominait par l'empire de
sa volonté. »

Goutte aiguë. — La goutte affecte tantôt la forme aiguë,
tantôt la forme chronique; elle est ordinairement aiguë au
début de la vieillesse. et chronique dans un âge plus avancé.
Les douleurs de la goutte aiguë sont tellement violentes, que
le malade qui en est atteint ne peut faire aucun mouvement;
ceux qui en prennent soin ne doivent le retourner dans son
lit, en cas de besoin, qu'avec les plus grands ménagements,
sans quoi ils lui feraient éprouver des souffrances si cruelles,
qu'elles iraient jusqu'à la syncope inclusivement. On sait que
la goutte a pour symptômes extérieurs le gonflement, la contraction et la déformation des pieds, des mains et des genoux.
On doit recommander aux malades, pendant la durée des accès
de goutte aiguë, de ne pas s'étendre et allonger les jambes,
ainsi qu'on en est tenté, lorsqu'il survient de fréquentes envies de bâiller; il en résulterait pour eux un redoublement
de douleurs intolérables.

Goutte chronique. — Dans une vieillesse plus avancée,
la goutte qui, sous sa forme aiguë, avait été plus douloureuse
que dangereuse, devient presque toujours chronique, elle
occasionne alors des souffrances moins vives; mais elle est
accompagnée de plus de danger réel, parce qu'elle peut d'un
moment à l'autre devenir viscérale. c'est-à-dire se jeter à

l'improviste sur l'un des organes internes les plus nécessaires à l'existence, et mettre la vie du malade en danger, en lui donnant ce qu'on nomme vulgairement une attaque de goutte remontée. Pendant la dernière période de la vieillesse, on ne tente même pas de guérir radicalement la goutte; on se borne à en diminuer les souffrances et à l'empêcher de remonter.

La goutte est très-difficile à guérir à tout âge. On voit, par ce qui nous est resté des écrits des anciens à ce sujet, que dès la plus haute antiquité une multitude de remèdes avait été essayée sans grand succès contre la goutte, jusqu'aux enchantements, dont les procédés décrits par Lucain sont, par parenthèse, ceux que remettent en vigueur de nos jours les magnétiseurs et les médiums. Les fraises mangées à tous les repas, tant que dure la saison de cet excellent fruit, et les confitures de fraises, quand il n'est plus possible de s'en procurer à l'état frais, sont un des remèdes à la fois les plus simples et les plus efficaces pour soulager la goutte, et même, comme l'attestent plusieurs exemples célèbres, entre autres celui de Linné, le père de la botanique moderne, pour la guérir complétement. Tous les topiques astringents, tous les prétendus remèdes huileux, graisseux, narcotiques, préconisés contre la goutte, sont dangereux à divers degrés, dans ce sens qu'ils peuvent déterminer la goutte à remonter. Quand les douleurs sont très-intenses, on obtient un soulagement immédiat en plongeant dans de l'eau très-froide les pieds ou les mains déformés et endoloris par la goutte.

Divers traitements opposés à la goutte. — Chaque pays a son traitement en vogue contre la goutte, et la rareté des guérisons n'en dégoûte personne, parce qu'on ne connaît pas mieux. En Espagne, on commence par purger les goutteux, puis on leur fait prendre immédiatement après du quinquina gris ou rouge, en poudre, par doses de trois grammes d'heure en heure, de façon à ce qu'en deux jours ils aient absorbé soixante grammes de quinquina en poudre, ce qui ne produit quelquefois aucun effet appréciable sur la marche de la maladie. En Italie, on administre aussi le quinquina en poudre, à dose très-élevée pendant les accès de goutte, mais sans le faire précéder d'une purgation ; les guérisons par ce traitement sont très-rares. En Angleterre, le pays du monde connu où il y a le plus de goutteux dans les rangs élevés de la société, la goutte est habituellement traitée par le vin émétique et le laudanum, traitement qui réussit quelquefois, mais qui tue assez souvent. En Allemagne, on emploie de même le vin émétique associé à l'emploi des extraits de jusquiame et d'aconit, à des doses formidables ; ce traitement est encore plus meurtrier que celui des médecins anglais. On expose ici sommairement ces méthodes si diverses, qui n'ont entre elles pour ainsi dire aucun rapport, afin que les goutteux se tiennent en garde contre toute médication trop énergique, de nature à emporter non pas le mal, mais le malade.

Le vieillard atteint de la goutte chronique joue toujours un jeu dangereux quand il se soumet à un traitement d'un succès plus que douteux, et que son tempérament ne peut pas supporter. Quoique moins périlleux, assurément, que les traitements en usage en Italie, en Espagne, en Angleterre et en Allemagne, le remède de Pradier contre la goutte, préconisé outre mesure à cause de quelques succès partiels, est tombé dans l'oubli, après avoir soulagé quelques goutteux et en avoir tué un plus grand nombre.

La médecine domestique peut, sans exposer les goutteux à aucun danger, non pas les guérir, mais les soulager, éloigner le retour des accès, en abréger la durée, en diminuer les souffrances : c'est déjà quelque chose. Une forte décoction de racine de bardane dans de la bière, et de temps à autre, le matin à jeun, une tasse d'infusion d'arnica, procurent un soulagement sensible et immédiat ; on seconde l'effet de ces remèdes par quelques verres d'eau et de sirop de verjus ou de vinaigre framboisé, pris dans le courant de la journée, dans les intervalles des repas. Les occupations agréables de l'esprit, la conversation des gens gais et spirituels, tout ce qui tient l'intelligence en exercice sans fatiguer le cerveau, est très-favorable aux goutteux. On doit leur recommander de prendre le plus d'exercice possible, et si les jambes leur refusent le service, de se livrer chez eux à quelques-uns de ces travaux qui procurent un peu de mouvement, comme la tabletterie et les ouvrages de tour ; l'inaction et le tourment d'esprit sont les principaux ennemis des vieillards en proie à la goutte chronique.

CHAPITRE XXXVII.

Maladies de la vieillesse. — Suite.

Hydropisie. — Causes de l'enflure œdémateuse. — Hépatite chronique. —
Abus des boissons spiritueuses. — Bomelle. — Traitement de l'hydropisie.
— Régime sec. — Rhumatismes des vieillards. — Traitement. — Pierre.
— Causes qui la produisent. — Moyens de s'en préserver. — Circonstances où il faut la tolérer. — Remèdes lithontriptiques. — Taille de la
pierre. — Lithotritie. — Choix à faire entre ces deux opérations. — Rechutes. — Moyens de les prévenir. — Gravelle. — Cataracte. — Inutilité d'un traitement médical. — Opération. — Fonte de l'œil par suite de
l'opération de la cataracte.

Hydropisie. — L'hydropisie n'est presque toujours chez
les vieillards qu'un des symptômes d'une autre maladie ; le
plus souvent, elle a pour point de départ une affection du
foie, quand cette maladie se prolonge au delà de l'âge mûr.
Il en résulte dans ce cas une altération profonde du sang ;
l'accélération prolongée de la circulation finit par rompre
l'équilibre entre l'exhalation et l'absorption ; dès que cet
équilibre est rompu, l'enflure œdémateuse commence à se
manifester, d'abord aux pieds, au-dessus de la cheville, puis
aux bras, au-dessus des poignets. Bientôt, l'infiltration
séreuse augmente de plus en plus ; l'enflure gagne tout le
corps ; elle est surtout prononcée au ventre et au visage ;
elle passe à l'état chronique, et si elle n'est pas combattue
par un traitement régulier, elle se termine par la mort du
malade.

La médecine domestique ne peut que seconder les soins
du médecin, qui triomphe assez souvent de l'hydropisie même
passée à l'état chronique chez les vieillards, pourvu qu'il
reste à leur organisation assez de ressort pour qu'il puisse

amener la réaction ; son premier soin est de découvrir la cause première du mal et de la combattre de manière à en dissiper les effets ; si, par exemple, il reconnaît que l'hydropisie tient à une hépatite invétérée, il traite l'hépatite sans trop s'inquiéter de l'hydropisie en elle-même, certain qu'il en aura raison dès que la maladie du foie sera domptée. On croit utile d'entrer dans ces détails, parce que très-souvent un vieillard atteint d'hydropisie et ceux qui s'intéressent à lui accusent le médecin de négligence lorsqu'il ne s'occupe pas assez activement à leur gré de dissiper l'enflure œdémateuse regardée comme le mal principal, tandis que le médecin se préoccupe surtout, et avec raison, d'attaquer et de vaincre, non pas l'enflure, mais sa cause.

Bomelle. — En Belgique et dans tout le nord de la France, une hydropisie d'un caractère particulier, connue dans ce pays sous le nom de *Bomelle*, est très-fréquente chez les vieillards qui ont abusé de l'eau-de-vie de grains qu'on nomme dans le pays *péquet* ou *genièvre*. L'hydropisie provenant de cette cause est guérissable comme toute autre, quand celui qui en est atteint se soumet à un traitement rationnel, et qu'il renonce d'une manière absolue à l'usage des boissons spiritueuses. Elle n'est mortelle que quand elle se manifeste dans un âge très-avancé, quand l'énergie vitale n'a plus assez de ressources pour supporter le traitement.

Dans le cours du traitement de l'hydropisie, quand le mal n'est pas trop intense et qu'on peut éviter de recourir à la ponction, opération qui fait écouler à la fois une grande quantité de sérosités infiltrées sous la peau des hydropiques, le médecin prescrit de simples fomentations avec de la teinture alcoolique de digitale. Cette teinture prise à l'intérieur serait un poison ; appliquée à l'extérieur sur les parties enflées, elle diminue passagèrement l'enflure qui ne tarde pas à se renouveler ; mais l'emploi de ce moyen empêche l'hydropisie de faire trop de progrès, ce qui laisse au médecin le temps de prendre ses mesures pour obtenir la guérison radicale. Il faut apporter une grande attention à tamponner avec la teinture de digitale les parties œdémateuses, afin d'éviter de

produire sur la peau des excoriations très-difficiles à cicatriser.

Le médecin prescrit ordinairement, pendant la plus grande
partie de la durée du traitement, ce qu'on nomme le régime
sec. Le malade, tourmenté par une soif intense et continuelle,
ne peut pas boire une seule goutte d'un liquide quelconque.
Il faut tromper sa soif en lui permettant seulement de sucer
le jus de quelques cerises, ou d'un quartier d'orange, selon
la saison, et en lui donnant de temps à autre quelques pastilles au citron ou à la framboise. Quand le traitement dure
longtemps, c'est une chose très-pénible pour ceux qui donnent
leurs soins aux hydropiques, que d'avoir à résister aux
instances continuelles des malades pour obtenir à boire ; ils
doivent néanmoins en avoir le courage ; si le malade boit
quand le médecin travaille à le traiter par le régime sec, la
guérison est impossible.

Rhumatisme. — On a donné précédemment (chap. XVIII)
les indications relatives aux ressources dont peut disposer la
médecine domestique contre les affections rhumatismales pendant l'âge adulte ; on croit utile d'y revenir ici, par le motif
que ces affections chez les vieillards ne peuvent être attaquées par les mêmes moyens qui leur sont opposés avec succès
aux autres époques de la vie. Chez les vieillards, les rhumatismes se montrent à tous les degrés, depuis la simple gêne
qui résulte de l'engourdissement temporaire de la partie rhu-
matisée, jusqu'aux douleurs les plus intenses, portées quelquefois au point d'altérer passagèrement les facultés intellectuelles. Un vieillard peut éprouver le torticolis, ou rhumatisme
des muscles du cou, qui cède à quelques frictions avec un peu
d'eau-de-vie camphrée, ou bien être atteint du lumbago,
rhumatisme des reins qui donne lieu à des douleurs intolérables, et dont il ne peut, même par le traitement le plus
rationnel, être délivré que dans un espace de temps dont la
durée varie de cinq à soixante jours.

Les professions qui peuvent le plus facilement donner
lieu aux rhumatismes, parce qu'elles exposent ceux qui les
exercent aux brusques alternatives de froid, de chaud, de

sécheresse et d'humidité, ne font pas toujours éclater cette
maladie pendant l'âge adulte chez les hommes doués d'un
tempérament vigoureux; mais quand arrive la vieillesse, les
verriers, les boulangers, les débardeurs, les marins, les
militaires et les blanchisseuses, sont presque toujours pris
de douleurs rhumatismales. On ne peut opposer à cet âge, aux
affections de cette nature, ni la saignée locale par application
de sangsues, ni les vésicatoires volants, ni même les liniments
rubéfiants qui ont pu réussir pendant une autre période de
l'existence. Le vieillard qui, durant l'âge adulte, a pu souffrir
de rhumatismes et s'en délivrer par quelques-uns de ces
moyens, commet une imprudence des plus graves s'il croit
pouvoir faire usage de ces mêmes moyens, dont son âge
n'admet plus l'emploi; il doit s'en tenir à l'application d'une
peau de chat, aux frictions avec le baume tranquille, et aux
autres remèdes familiers inoffensifs. Si ces remèdes n'obtien-
nent pas de succès, il faut recourir aux avis du médecin qui
peut prescrire des douches, des boissons diurétiques et sudo-
rifiques, ou l'usage des eaux minérales thermales, selon l'intensité du mal et le tempérament du malade. La constipation
est essentiellement contraire à la guérison des affections
rhumatismales chez les vieillards; mais, sauf les prescriptions du médecin, il ne faut la combattre ni par des purgatifs, ni par de simples laxatifs; on ne doit lui opposer que des
lavements émollients, avec une ou deux cuillerées de miel
commun.

Pierre. — La pierre n'est pas toujours une maladie grave,
ni même très-douloureuse. Les autopsies cadavériques ré-
vèlent assez souvent la présence de la pierre chez des individus qui ont succombé à d'autres maladies, et qui, de leur
vivant, ne se doutaient même pas qu'ils avaient la pierre.
L'homme y est en général plus exposé que la femme; la
pierre est plus fréquente chez les vieillards d'un tempérament bilieux ou lymphatique que chez ceux d'un tempérament nerveux ou sanguin; elle peut être héréditaire; mais
elle ne l'est pas nécessairement; les habitants des climats
très-chauds ou très-froids y sont moins sujets que ceux des

pays tempérés; elle est plus commune dans les pays où l'on fait habituellement usage du vin que dans ceux où la bière est la boisson le plus usitée.

La présence de la pierre ne pouvant pas toujours être authentiquement constatée, cette maladie laisse la place libre pour le doute, de sorte que beaucoup de vieillards peuvent se figurer qu'ils ont la pierre, alors qu'ils en sont parfaitement exempts. On fait remarquer à ce sujet que bien des préjugés généralement répandus sur les causes de la pierre peuvent donner lieu à des craintes complétement erronées. C'est ainsi, par exemple, que, dans un âge avancé, ceux qui ont fait longtemps usage d'eau plus ou moins chargée de principes calcaires et qui éprouvent quelques-uns des symptômes par lesquels se manifeste la pierre, sont disposés à s'en croire atteints. La même crainte tout aussi peu fondée existe chez les vieillards qui ont mangé beaucoup de fruits contenant, comme certaines espèces de poires, des concrétions pierreuses, telles que celles qu'on rencontre souvent sous la dent lorsqu'on mord dans un quartier de poire mêlé à du raisiné commun. Ni les sédiments que déposent les eaux calcaires, ni les concrétions pierreuses que renferment certains fruits, n'ont la moindre analogie avec la composition chimique des dépôts dont l'accumulation produit la pierre dans la vessie, et quand même ils seraient composés des mêmes éléments, la physiologie démontre jusqu'à la plus parfaite évidence l'impossibilité d'une influence quelconque exercée par une cause semblable sur l'existence de la pierre.

Causes qui déterminent la pierre. — Parmi les causes réelles qui peuvent déterminer la pierre, il n'en est pas une qu'il ne soit au pouvoir de l'homme d'éviter, du moins lorsqu'il est dans une situation seulement assez aisée pour qu'il soit à l'abri des privations. C'est ainsi que la pierre se montre également fréquente chez les vieillards opulents, quand ils mangent avec excès des mets très-recherchés qui rendent les digestions plus ou moins lentes et difficiles, et chez les vieillards pauvres, qui digèrent difficilement parce qu'ils ne peuvent se procurer que des aliments grossiers, qui ne sont plus en rapport avec les forces de leur appareil digestif. Il dépend assurément du vieillard riche d'être sobre ; mais il ne dépend pas du vieillard pauvre de se bien nourrir. Les deux autres causes les plus fréquentes de la pierre sont un séjour au lit trop prolongé et une existence trop sédentaire. C'est dans tous les cas une habitude salutaire pour les vieillards que celle de se lever de bonne heure ; nous avons eu déjà plusieurs occasions de leur recommander de prendre le plus possible d'exercice en plein air ; c'est, contre l'invasion de la pierre, l'un des moyens préventifs les plus faciles à mettre en usage.

Quand la maladie est bien constatée et que le chirurgien s'est assuré que la pierre existe réellement dans la vessie, il se peut encore, et c'est ce qui a lieu très-souvent, qu'elle ne cause qu'une gêne très-supportable, sans apporter de trouble dans les fonctions essentielles de l'organisme, et qu'elle n'augmente de volume que très-lentement. Il y a lieu, dans ce cas, de prendre, comme on dit, son mal en patience.

L'usage de plusieurs eaux minérales, spécialement de celles de Contrexeville, soit naturelles, soit artificielles, que le vieillard peut toujours prendre chez lui, sans déplacement, ralentit sensiblement la formation de la pierre. Au début de la maladie, le médecin qui soupçonne la tendance à la formation d'un calcul ou pierre dans la vessie peut, non pas l'empêcher, mais en diminuer le grossissement dans un temps donné, résultat d'une grande importance pour le vieillard qui doit faire tout ce qui est humainement possible pour éviter d'en venir à la nécessité d'une opération, ordinairement assez bien supportée pendant l'âge adulte ou au début de la vieillesse, mais dont les conséquences sont toujours très-graves dans un âge plus avancé.

Remèdes lithontriptiques. — On regarde comme un devoir de faire bien comprendre à ceux qui ont la faiblesse de lire de vieux livres de médecine, et d'y chercher des remèdes pour guérir les maladies qu'ils ont ou qu'ils croient

avoir, qu'il n'existe pas de médicaments réellement lithontriptiques, c'est-à-dire de nature à faire fondre la pierre
dans la vessie. Les liquides qui pourraient posséder cette
propriété auraient pour premier effet de détruire le tissu
même de la vessie : le remède serait pire que le mal. Mais
une vie à la fois active et sobre, l'usage prolongé des boissons diurétiques telles que la tisane de queues de cerises et
celle de racine d'asperges, le vin blanc coupé avec une légère
décoction de chiendent, à laquelle on peut ajouter une très-
petite quantité de sel de nitre ou de sous-carbonate de potasse,
sans être de vrais lithontriptiques, combattent efficacement le
grossissement de la pierre dans la vessie, et n'ont, d'ailleurs,
dans le cas où le vieillard se serait trompé et où il n'aurait pas
la pierre, aucune propriété de nature à compromettre sa santé.
Quand le médecin, consulté à temps, soupçonne ou constate
la présence de la pierre encore peu volumineuse, il peut
prescrire l'emploi de l'éther nitrique et de l'éther muriatique,
à des doses graduées ; ces médicaments ont, dans ce cas, une
grande efficacité ; mais, en raison même de leur énergie, ils
ne peuvent être appliqués que par le médecin.

Taille et lithotritie. — Lorsque enfin toutes les ressources de la médecine familière, puis toutes celles de l'art
médical ont été successivement épuisées, et que le volume de
la pierre, sa situation, les douleurs qu'elle occasionne, ne
permettent plus de la tolérer, il faut en venir à l'opération.
Ici, le vieillard a le choix entre deux moyens d'une égale
efficacité : la taille et la lithotritie. Par la taille, dont les
procédés ont été portés de nos jours à un rare degré de perfection, la pierre est extraite en quelques instants de souffrances très-vives, mais rapidement passées, et la cicatrisation ne se fait pas trop attendre. Par la lithotritie, la pierre
est broyée dans la vessie, sans qu'il soit nécessaire de pratiquer aucune incision, par conséquent, sans plaie, mais non
sans douleur. Il faut s'y prendre à diverses reprises pendant
plus d'un mois ; chaque opération est pour le vieillard un
long supplice, et l'expulsion des fragments en est un autre,
continuellement renouvelé, auquel beaucoup de vieillards ne

résistent pas. Dans une conjoncture si délicate, on ne peut que s'en remettre au jugement d'un chirurgien expérimenté ; en thèse générale, le vieillard qui n'est pas trop avancé en âge et qui conserve de la vigueur doit préférer la taille, plus expéditive, et entre les mains d'un praticien habile tout aussi peu dangereuse que la lithotritie. Le vieillard débile, épuisé par un long âge, qui craint de ne pouvoir ni supporter la taille, ni obtenir ultérieurement la cicatrisation de la plaie résultant de l'opération, doit se décider pour la lithotritie.

Dans tous les cas, le malade opéré doit se tenir pour averti qu'après l'une ou l'autre de ces deux opérations couronnée d'un succès complet, il n'est pas délivré pour toujours de la pierre. Rarement elle manque de se former de nouveau ; c'est surtout alors que le vieillard peut, par les moyens indiqués ci-dessus, et sous la direction d'un médecin éclairé, limiter les progrès du mal, de manière à échapper le plus longtemps possible à la nécessité cruelle d'une nouvelle opération.

Gravelle. — Quoique les symptômes de la gravelle diffèrent essentiellement de ceux de la pierre, par cela seul que le siége de la gravelle et des douleurs qu'elle cause est principalement dans les reins, tandis que celui de la pierre est dans la vessie, ce sont néanmoins deux maladies de même nature, dues aux mêmes causes, et dont on se préserve par le même régime. Il est spécialement recommandé à ceux qui souffrent de la gravelle de s'abstenir de café, de liqueurs, de mets épicés, et de se nourrir principalement de viandes blanches, surtout de volaille rôtie. Les bains sont fort indiqués contre la gravelle ; quand l'état du vieillard n'admet pas l'usage fréquent des bains généraux, on peut les faire alterner avec des bains de siége plus faciles à supporter dans un âge avancé. La gravelle est très-souvent, chez les vieillards, compliquée de goutte et de rhumatisme ; dans ce cas, il faut s'en rapporter au médecin pour parer au plus pressé, combattre activement celle des maladies qui peut mettre en danger la vie du malade, sauf à le laisser un peu souffrir de

la gravelle, quand cette affection pénible, mais non dangereuse, peut être tolérée, et qu'il s'agit, par exemple, d'empêcher la goutte de remonter et d'emporter le malade.

Cataracte. — On complète ce chapitre par quelques indications sur la cataracte, maladie des yeux qui produit la
cécité à peu près à tout âge, mais qui n'est fréquente et spontanée que dans la vieillesse. Les vieillards qui, pendant l'âge
adulte, ont exercé les professions de verriers et de fondeurs,
sont plus exposés que d'autres à devenir aveugles par cataracte. On doit les prévenir de la complète inutilité de tout
traitement médical, quel qu'il soit, contre la cataracte ; aucun
médecin, aucun oculiste de bonne foi, ne peut laisser croire
au pauvre aveugle atteint de la cataracte que sa guérison est
possible autrement que par une opération, et malheureusement, l'opération, chez les vieillards débiles d'un âge très-
avancé, n'est pas toujours praticable, et lorsqu'elle est pratiquée, fût-ce par le praticien le plus habile, elle ne réussit pas
toujours. Si le vieillard est faible et que son sang soit appau-
vri, il arrive trop souvent que, par suite de l'opération, le
globe de l'œil fond totalement, sans qu'il soit au pouvoir du
chirurgien de l'empêcher. La mort prématurée du vieillard
peut s'ensuivre, lorsqu'après avoir longuement caressé l'espérance de recouvrer la vue, il tombe dans le découragement et le désespoir, sa cécité étant devenue irrévocable après
une opération qui a eu pour résultat la fonte de l'œil.

Ceci ne veut pas dire que le vieillard aveugle par cataracte
ne doit pas se faire opérer ; il ne risque rien à proprement
parler, puisqu'il est déjà privé de la vue ; il faut seulement
qu'il ait assez de force de caractère et d'empire sur lui-même
pour ne pas compter d'une manière trop absolue sur le
succès, et ne pas se livrer au désespoir lorsqu'après avoir
conçu l'espoir de recouvrer la vue par l'opération de la cataracte, il est forcé d'y renoncer. On évite, autant que possible,
les chances d'inflammation et par conséquent de fonte de l'œil
par suite de l'opération en la faisant précéder de huit à dix
jours d'un régime rafraîchissant et de l'emploi de quelques
laxatifs doux, afin qu'au moment où il est opéré, le malade

ne souffre ni d'échauffement ni de constipation, ce qui lui ferait porter le sang à la tête. Quand l'opération a réussi, ceux qui entourent le vieillard opéré de la cataracte doivent être prévenus que, s'ils satisfont prématurément le désir qu'il ne manque pas d'exprimer, de faire usage de la vue qu'il vient de recouvrer, ils risquent de le rendre aveugle de nouveau, et cette fois, sans remède. Les instructions du chirurgien à cet égard doivent être suivies avec une exactitude inexorable.

CHAPITRE XXXVIII.

Des moyens de prolonger l'existence des vieillards.

De la longévité. — Chances inégales de longévité chez l'homme et chez la femme. — Propreté. — Frictions sèches substituées aux bains. — Société. — Inconvénients de l'isolement pour les vieillards. — Maintien des affections. — Son influence sur les centenaires. — Soins aux vieillards infirmes. — Continuité de l'activité intellectuelle. — Chez les savants. — Dans les classes laborieuses. — Rapports du physique et du moral dans la vieillesse. — Physiologie des passions chez les vieillards. — Étude de leurs facultés par eux-mêmes. — Musiciens complétements sourds. — Limites inconnues de l'empire de la volonté sur la longévité.

DE LA LONGÉVITÉ. — On a parcouru dans les chapitres précédents le cercle entier des maladies et des infirmités dont la vieillesse est le plus souvent affligée. Fort heureusement, beaucoup de vieillards en sont entièrement exempts, et parviennent aux dernières limites possibles de la vie humaine sans ressentir autre chose que le dépérissement sénile, graduel et à peu près inaperçu de celui qui l'éprouve. Le nombre de ces vieillards privilégiés, amis d'une gaieté douce, indulgents pour la jeunesse, accessibles jusqu'au dernier déclin de leur organisme aux jouissances du cœur et de l'intelligence, pourrait être plus grand qu'il ne l'est en réalité si, au lieu de se chagriner et de chagriner les autres par d'inutiles regrets sur la perte des avantages qui ne peuvent leur être rendus, les vieillards des deux sexes s'appliquaient seulement à demander à la vie ce qu'elle peut encore donner de satisfaction et de bien-être dans l'âge le plus avancé. Quelques conseils à ce sujet forment la matière de ce chapitre; l'auteur, entré lui-même assez avant dans la vieillesse pour en pouvoir parler avec pleine connaissance de cause, espère que ces conseils seront bien accueillis, bien qu'ils s'adressent à un âge où d'ordinaire on est plus disposé à en donner qu'à en recevoir.

Chances de longévité chez les deux sexes. — En avançant en âge, la femme, chez les peuples civilisés, a beaucoup plus de chances que l'homme d'atteindre à une extrême vieillesse; on en peut juger par les chiffres suivants empruntés à la statistique officielle, et qui peuvent être acceptés comme une moyenne assez rapprochée de la vérité.

Sur 1000 hommes et 1000 femmes, nés le même jour, il reste à 60 ans 230 hommes et 255 femmes; à 70 ans, 134 hommes, 251 femmes; à 80 ans, 45 hommes, 53 femmes; à 100 ans, 1 homme 1/5, et 2 femmes 2/5. Ces différences s'expliquent par le nombre considérable de professions occasionnant de rudes fatigues que l'homme ne peut éviter, et qui, comme on le voit, font plus que compensation aux causes particulières de fatigue qui sont le partage exclusif de la femme.

Propreté. — L'abondance du linge et les autres moyens de maintenir une rigoureuse propreté personnelle sont de première nécessité, plus encore dans la vieillesse qu'aux autres époques de la vie. Ainsi, dans les classes laborieuses, l'exercice des professions qui excluent la propreté pendant le travail, et qui exigent de la part des ouvriers adultes des bains fréquents pris les jours de repos, ou même, au besoin, les autres jours après le travail quotidien, doivent être abandonnés de bonne heure par les vieillards, même quand ils conservent assez de vigueur corporelle pour continuer à s'y livrer; ils doivent chercher d'autres occupations compatibles avec la propreté, sous peine de tomber malades, soit par le défaut de propreté de la peau, soit par l'usage trop fréquent des bains, que le tempérament du vieillard n'a plus la force de supporter. La peau du vieillard qui a passé l'âge de soixante ans commence en général à changer de nature; son tissu tend à se resserrer, à se racornir; il se prête de moins en moins à la transpiration, si nécessaire au jeu régulier de l'organisme. Quand l'âge ne permet plus de prendre des bains froids, parce que les organes manquent d'énergie pour supporter la réaction provoquée par ce genre de bains pendant la jeunesse et l'âge mûr; quand les bains tièdes ou chauds ne peuvent plus être pris qu'avec une extrême réserve, à cause des congestions cérébrales auxquelles ils peuvent donner lieu chez les vieillards, il faut recourir à un moyen très-simple et très-efficace de maintenir aussi longtemps que possible la souplesse, la vitalité, et en même temps la propreté minutieuse du tissu de la peau. Ce moyen consiste à pratiquer sur toute la surface du corps des frictions sèches au moyen d'un morceau de flanelle ou d'une brosse très-douce. Le vieillard, pendant cette opération, doit surtout prendre garde de s'exposer à un refroidissement; mais s'il est dans une chambre bien chauffée, où règne une atmosphère tiède, et que ne traverse aucun courant d'air, l'aération de tout le corps pendant les frictions pratiquées en toute saison une fois par semaine, et accompagnées au besoin de lotions avec de l'eau tiède mêlée d'un peu d'eau-de-vie de lavande ou d'eau de Cologne, ne peut que lui être très-salutaire.

Société. — C'est un grand avantage pour un vieillard que celui de ne se jamais trouver dans l'isolement et de savoir se créer une société composée en partie de gens de son âge, pourvu qu'ils ne soient pas d'une humeur sombre et morose, en partie de gens plus jeunes que lui, et, autant que possible, d'un caractère bienveillant. L'isolement est surtout contraire à la santé des personnes âgées des deux sexes aux heures des repas; c'est particulièrement à la vieillesse que doit être appliqué le vieux proverbe qui dit : « Dîner bien babillé est à moitié digéré. » L'animation qui résulte d'une conversation vive et enjouée aide à la digestion à tout âge; pendant la vieillesse, c'est, pour ainsi dire, une nécessité. Ceux qui tiennent à prolonger l'existence en restant exempts des infirmités causées aux vieillards par de mauvaises digestions, doivent chercher à s'arranger pour ne jamais manger seuls. On l'a dit, et on le répète, ce qui fait mourir moralement bien des vieillards avant la fin de leur existence, c'est l'abandon volontaire de l'exercice de leurs facultés intellectuelles; il faut ajouter aussi, de leurs facultés morales; la fréquentation d'un cercle en rapport avec la position de chacun, en contraignant le vieillard à continuer à prendre intérêt aux choses de la vie, prévient cette atrophie de l'esprit et du cœur que favorise l'isolement.

Maintien des affections. — On reproche, non sans motif, à beaucoup de vieillards, une tendance à la personnalité qui va jusqu'à l'égoïsme inclusivement; on en trouve en effet dans toutes les classes de la société qui peuvent dire comme un personnage d'une comédie moderne : « Je suis mon plus ancien ami. » Mais c'est une grande erreur de croire que la concentration de toute sa sollicitude sur lui-même est pour le vieillard un gage de longévité; le dicton populaire qui prétend qu'on vit longtemps avec un bon estomac et un mauvais cœur est complétement faux. Parmi les centenaires des deux sexes que l'auteur de ce livre a eu occasion de connaître et d'observer, en nombre relativement assez considérable, il ne s'en est pas trouvé un seul qui n'ait conservé jusqu'à la fin, avec ses facultés intellectuelles, sa sollicitude pour son entourage, sa bienveillance pour tous les membres d'une descendance nécessairement nombreuse, et qui ne dût évidemment sa longévité en grande partie aux consolations résultant d'affections de famille partagées, au juste sentiment d'un respect mérité : rien de tout cela n'est compatible avec l'égoïsme. On se plaît à citer en particulier madame Rose, de la ville de Nivelles, en Belgique, qui s'est doucement éteinte à l'âge de cent sept ans; jusqu'au dernier jour d'une si longue existence, cette dame, qui avait conservé toute sa tête, n'a pas cessé de diriger, outre les intérêts de sa nombreuse famille, dans laquelle rien ne se faisait sans la consulter, une industrie importante, se faisant rendre compte rigoureusement de toutes les opérations et donnant tous ses soins à des intérêts qu'à son âge il lui était permis de considérer comme ceux d'autrui. Supposez cette dame respectable plongée dans une apathie résultant d'un égoïsme exigeant et maussade, quelque robuste que fût sa riche organisation, elle n'aurait pas vécu cent sept ans; ou bien, tombée dans l'idiotisme, elle aurait vécu de cette vie qui est seulement l'absence de la mort; mais ne par mourir n'est pas vivre.

Soins aux vieillards infirmes. — Quand un vieillard est resté bon et intelligent tout à la fois, ce qui dépend presque toujours de sa volonté, quelles que soient les infirmités dont il peut être atteint, sa vie n'en est pas moins précieuse pour lui comme pour les autres; il suffit qu'il ait su se faire aimer, en conservant lui-même la faculté d'aimer ceux qui soignent sa vieillesse éprouvée par la cécité, par exemple, infirmité fréquente chez ceux qui approchent de quatre-vingts ans ou qui dépassent cet âge. Beaucoup de vieillards aveugles restent aimables et gais, vivent longtemps, et doivent leur longévité à cette amabilité même, qui fait que chacun se fait un plaisir autant qu'un devoir de leur tenir compagnie. Le genre de soins qui leur est le plus nécessaire consiste à maintenir en haleine leur intelligence, en leur faisant la lecture et en charmant leur nuit perpétuelle par des conversations animées.

Continuité de l'activité intellectuelle. — La plupart des vieillards aveugles qui ont consacré leur vie à une branche du savoir humain, en conservent le goût quand il leur arrive de perdre la vue. L'un des exemples les plus célèbres de l'influence de cette faculté sur la longévité, c'est celui du professeur Desfontaines, resté passionné pour la botanique longtemps après avoir perdu la vue. Il se faisait décrire les plantes nouvelles introduites au jardin des Plantes; guidé par ses anciens élèves qui se relayaient pour ne jamais le laisser seul, il faisait fréquemment sa tournée dans les serres du Muséum d'histoire naturelle et trouvait un plaisir toujours nouveau à reconnaître par le toucher les plantes qu'il avait soignées avec prédilection avant d'être privé du plaisir de les voir. On peut affirmer que cette prolongation de sa vie intellectuelle a été pour beaucoup dans les causes qui ont fait vivre ce botaniste éminent jusqu'à un âge très-avancé.

Ce moyen de longévité est de même à la portée des vieillards atteints de surdité. Si le sens de la vue leur est conservé, ils peuvent vivre avec les livres, se tenir au courant de tout le mouvement intellectuel et scientifique de leur époque, et rendre encore dans une extrême vieillesse de signalés services par l'application de leur savoir accumulé. Plusieurs de nos célébrités médicales ont donné leurs consultations jusqu'à leur dernière heure, pour ainsi dire, et n'ont cessé de sauver la vie à leurs semblables qu'au moment de la perdre eux-mêmes.

On cherche assez souvent, par une sollicitude mal entendue, à détourner des vieillards infirmes de la continuation des travaux qui sont identifiés à leur existence. En condamnant leur esprit à l'inaction, on ne peut qu'abréger leurs jours au lieu de les prolonger. Il faut leur appliquer avec une constante sollicitude les prescriptions de l'hygiène des vieillards, puis les laisser goûter à leur aise le plaisir de continuer à cultiver la science à laquelle leur âge actif a été consacré, et le plaisir encore plus vif de continuer à se rendre utiles, tant qu'ils en conservent la faculté d'une manière quelconque.

On objecte que cette excitation des facultés intellectuelles ne peut pas être le partage de tous les vieillards, que tous ne peuvent pas, à plus de quatre-vingts ans, faire encore de la physique comme Biot, de la chimie comme Gay-Lussac, de la botanique comme Desfontaines. Rien n'est plus vrai, et l'on ne donne en effet ces natures hors ligne que comme des exceptions. Mais chacun dans la limite de ses facultés et selon sa position peut marcher dans la même voie. C'est ainsi qu'au sein des populations rurales où les exemples de longévité remarquable sont le plus fréquents, de très-vieux laboureurs, de très-vieux vignerons courbés par leurs longs travaux, vont encore dans les champs, dans les vignes, faire profiter les jeunes travailleurs de leur vieille expérience, et se plaisent à donner des conseils toujours écoutés avec déférence. Si les infirmités les retiennent au logis, on vient les consulter, et ils ne cessent d'être utiles que lorsque sonne leur dernière heure ; on rencontre des exemples semblables dans tous les rangs sociaux.

Rapports du physique et du moral dans l'extrême vieillesse. — On voit par ce qui précède quelle influence peut exercer le moral sur le physique ; les limites de cette influence ne sont pas connues, et elles peuvent toujours être reculées; on insiste sur ce point, parce qu'au fond l'énergie de la volonté fait vivre même quand l'organisme semble arrivé aux dernières phases de la destruction par l'accumulation des années. On voit très-bien que ce fait si remarquable est dû à l'activité que la volonté imprime à l'innervation, cause immédiate de tous les phénomènes de la vie physique; mais comment et pourquoi l'innervation maintient-elle la vie dans un organisme usé, chez celui qui veut énergiquement, tandis qu'elle laisse la vie s'éteindre chez celui qui cesse de faire usage de sa volonté? C'est ce qu'on demande à la physiologie ainsi qu'à la psychologie; mais ni l'une ni l'autre ne peuvent, dans leur état actuel, donner une réponse satisfaisante. Il suffit de remarquer que, chez le vieillard, même arrivé à la caducité, même atteint d'infirmités graves, l'âme prolonge l'usage d'un instrument défectueux, et peut manifester sa puissance en reculant les bornes ordinaires de la vie.

Il y a là pour les médecins studieux et observateurs un beau sujet d'études d'une haute portée. La physiologie des passions, promise plusieurs fois par de hautes notabilités médicales, publiée même à diverses reprises, n'a jamais été faite sérieusement. On ne croit pas qu'un pareil travail puisse être l'œuvre d'un seul homme; s'il s'accomplit jamais, il sera le résultat des travaux de plusieurs générations de physiologistes qui auront patiemment accumulé les faits concluants, et mis en lumière quels sont ceux de nos appareils organiques qui sont affectés, surexcités, accrus en vitalité et en puissance, quand l'âme est agitée par telle ou telle passion. Chez le vieillard dont la volonté domine le dépérissement, et dont le moral subsiste entier, les passions, en ce qu'elles ont de noble et d'élevé, bien qu'elles aient changé d'objet, n'en font pas moins sentir leur influence. On donne ici aux vieillards éclairés, qui ont des motifs pour vouloir vivre, le conseil de se faire à leur usage une physiologie des passions qui vivent en eux, de se rendre compte des effets produits sur leur organisme en décadence par les émotions diverses par lesquelles ils peuvent encore être impressionnés; ils puiseront

dans cette étude faite sur eux-mêmes des rapports du physique et du moral des ressources nouvelles pour prolonger
avec l'existence cet empire que l'homme, tant qu'il conserve
un souffle de vie, doit savoir exercer sur lui-même.

On adresse particulièrement ce conseil aux vieillards
infirmes; ce qu'ils peuvent conserver de force morale n'est
connu de personne, et il peut être fort curieux pour eux d'en
chercher les limites; on en rappelle à dessein quelques
exemples pris parmi les gens atteints de surdité absolue.
Beethoven ignorait assurément, avant de perdre l'ouïe, que
quand il serait devenu sourd, il conserverait la faculté de
composer d'admirables symphonies. En les écrivant, les
entendait-il? Oui, probablement; mais, si cette expression
est permise, il les entendait moralement, non pas physique-
ment, étant privé d'une manière absolue du sens de l'ouïe.
L'auteur de ce livre a connu en Hollande un major en
retraite, M. Bowens, très-âgé, excellent musicien, sourd à ne
pouvoir entendre ni le canon ni le tonnerre. Malgré sa surdité, il faisait admirablement sa partie de violoncelle dans
un quatuor, et si quelqu'un des exécutants faisait une fausse
note ou manquait la mesure, le major s'en apercevait. Plus
d'une fois, à Gorcum, dans des concerts au profit des pauvres,
le major Bowens enleva d'unanimes applaudissements en
exécutant sur le violoncelle des solos concertants, avec une
précision parfaite et un goût d'une pureté irréprochable; et il
exécutait à première vue toute musique écrite pour le violoncelle; et il ne s'entendait pas jouer! Ainsi, pour cet homme
remarquable, mort presque centenaire, la musique n'avait
rien perdu de son charme, et elle lui procurait encore la
jouissance de faire du bien. Car, rien que pour la singularité
du fait d'entendre un sourd, complétement sourd, exécuter
des tours de force sur un instrument aussi difficile que le
violoncelle, la foule affluait à ses concerts; et les pauvres
récoltaient grâce à lui d'abondantes aumônes.

Si, quand le major Bowens, vers l'âge de soixante-douze
ans, commença à perdre l'ouïe, il ne se fût pas livré, comme
il le disait lui-même, à des études opiniâtres et toutes nou-

velles, pour arriver à jouer du violoncelle sans entendre les sons, en consultant sa fille, excellente musicienne comme lui, jamais il n'aurait réalisé cet étonnant phénomène d'un exécutant du premier ordre totalement sourd, phénomène qui a eu toute la Hollande pour témoin, il y a un demi-siècle.

L'aveugle, le sourd, le paralytique, dont les infirmités n'abrégent pas nécessairement l'existence quand le moral résiste et tient bon contre les efforts du temps, peuvent avoir ainsi en eux-mêmes des ressources inconnues, que peut leur révéler l'étude attentive des facultés qui leur restent, des perceptions intérieures par lesquelles l'âme supplée aux facultés éteintes, et continuer longues années, non-seulement à exister, mais à vivre, condition en dehors de laquelle la longévité n'est un avantage réel pour personne.

CHAPITRE XXXIX.

Des maux qui ne sont pas des maladies.

Des maux qui ne sont pas des maladies. — Hernies. — Imprudences qui peuvent y donner lieu. — Danger des hernies étranglées. — Varices. — Leur guérison spontanée. — Bas lacés contre les varices. — Ulcères causés par les varices. — Panaris. — Moyens de les prévenir. — Courbature. — Causes principales des courbatures. — Excès de fatigue. — Émotions violentes. — Engelures. — Moyens de les éviter. — D'empêcher qu'elles s'écorchent. — D'en cicatriser les plaies. — Gerçures au sein pendant l'allaitement. — Bout de sein artificiel. — Crevasses aux mains. — Verrues. — Danger de l'emploi des acides pour détruire les verrues.

Tous les engagements contenus dans le titre de cet ouvrage ont été remplis dans les chapitres précédents ; on a conduit l'être humain depuis sa première respiration à l'air libre jusqu'à son dernier soupir ; on a successivement exposé tout ce que peut la médecine familière pour le maintien de la santé, soit lorsqu'elle agit seule, soit lorsqu'elle est appelée à seconder les secours demandés à l'art médical, dans le but de combattre les maladies dont l'homme peut être atteint à toutes les phases de l'existence, jusqu'à cette dernière maladie inévitablement mortelle, la vieillesse, que tout le monde appréhende plus ou moins, et que quatre individus sur cinq ne doivent pas connaître. S'il est des maladies dont on s'est abstenu de décrire les causes, les symptômes et les remèdes, c'est qu'elles sont de nature a ne pas être traitées en famille, et que le médecin de la famille n'a pas dû les mentionner.

Nous aurions donc pu considérer notre tâche comme accomplie, et prendre ici congé du lecteur. Mais pour que ce travail soit aussi complet qu'il peut l'être, pour que rien ne manque à son utilité, il nous reste à donner quelques indications sur un certain nombre de maux sans importance mais non pas sans souffrance, qui, n'étant pas réellement des mala-

dies, n'ont pas pu trouver place convenablement dans les précédents chapitres. Cette série comprend les hernies, les
varices, les panaris, les courbatures, les engelures, les gerçures ou crevasses de la peau, les verrues et les cors aux
pieds. On y a réuni les soins à prendre pour maintenir les
ongles en bon état, et prévenir, autant que possible, la chute
des cheveux.

Hernies.—Une hernie, quelle qu'en soit la place, consiste en un déplacement interne de substance molle, formant
saillie à l'extérieur, et donnant lieu au dehors à une tumeur
plus ou moins volumineuse. Les plus fréquentes sont celles
dont sont affectés les viscères contenus dans l'abdomen. Les
hommes les plus robustes en sont plus souvent atteints que
les autres, mais seulement parce qu'ils se fient trop sur leur
vigueur corporelle, ce qui les porte à soulever des fardeaux
trop pesants, à franchir d'un bond de trop grands espaces, ou
à commettre d'autres imprudences du même genre, causes ordinaires des hernies. Ces imprudences ne sont jamais excu-
sables; on doit être averti qu'elles sont particulièrement
dangereuses pour ceux qui, après avoir eu beaucoup d'embonpoint, ont maigri, ou sont en train de maigrir.

Il y a lieu de s'étonner de la fréquence des hernies lorsqu'on voit avec quelle facilité elles peuvent être prévenues.
Tous les hommes dont les travaux habituels les exposent à
supporter de grandes fatigues et exigent une grande dépense
de force physique doivent, sans hésiter, se soumettre à
porter pendant leur travail un bandage, très-peu gênant
d'ailleurs, destiné à empêcher les hernies. Dès qu'ils en
éprouvent le moindre symptôme, ils doivent, sans perte de
temps, recourir au chirurgien. Une hernie réduite au moment
même où elle vient de se produire n'a pas de gravité; elle
devient au contraire très-dangereuse lorsqu'on attend pour
la faire réduire qu'elle soit devenue trop gênante pour pouvoir être plus longtemps supportée. Alors il y a presque toujours étranglement; le chirurgien n'a de ressources, en présence d'une hernie étranglée, qu'une opération très-douloureuse et souvent mortelle.

Varices. — Au point de vue chirurgical, les varices sont pour les veines ce que les anévrismes sont pour les artères, avec cette différence que la présence d'un anévrisme est toujours cause d'une maladie plus ou moins grave et dangereuse, tandis que les varices sont seulement incommodes ou gênantes, sans jamais dégénérer en maladie véritable, sans offrir par elles-mêmes la moindre apparence de danger. Il peut arriver, et il arrive en effet quelquefois à ceux qui ne prennent aucun soin d'eux-mêmes que des ulcères d'une mauvaise nature succèdent aux varices; mais jamais de tels accidents ne surviennent que par la faute même de ceux qui en souffrent. Les varices sont une dilatation partielle et permanente des veines, qui se manifeste particulièrement aux veines extérieures ou superficielles. Les professions qui obligent les ouvriers à rester constamment debout, pour les hommes celle de compositeur d'imprimerie, pour les femmes celle de repasseuse, sont des causes fréquentes de varices, qui se montrent d'abord aux veines des jambes et finissent par gagner celles des cuisses. Les varices se résolvent fréquemment par résorption spontanée, et s'en vont comme elles sont venues. Quand elles paraissent devoir persister, il faut, dès qu'on s'aperçoit de leur présence aux jambes, les comprimer au moyen d'un bas de coutil ou de peau de chien, lacé sur le côté extérieur. La compression doit être graduelle, d'abord modérée, ensuite aussi forte qu'elle peut l'être sans occasionner trop de gêne ou de souffrance. Avec ce moyen associé aux soins d'une minutieuse propreté, les varices peuvent être supportées sans nuire à la santé normale, ou guéries à la longue, sans occasionner d'ulcères. Les mauvaises plaies aux jambes ne se produisent à la suite des varices que chez les individus malpropres, ou dont le sang est vicié par des maladies d'une autre nature.

Panaris. — Le panaris, aussi nommé mal tournant, ou mal d'aventure, parce qu'il se produit le plus souvent sans cause connue, n'est pas toujours malheureusement exempt de danger, puisque, sans compromettre l'existence, il peut donner lieu, quand les douleurs en sont violentes et prolongées, à une fièvre qui devient promptement inflammatoire, ou à la perte de la première phalange et même des deux premières phalanges du doigt malade. C'est donc une grave imprudence de ne pas mettre immédiatement en usage les moyens que fournit la médecine domestique pour arrêter un panaris dans son développement, dès qu'on croit en être menacé. Le remède le plus certain, en toute saison, consiste à exposer le doigt dans lequel on ressent des élancements, précurseurs habituels du panaris, à la fumée très-chaude d'une feuille de papier gris en combustion. A cet effet, la feuille est tordue dans le sens de sa longueur; elle est allumée par un bout et le doigt reçoit, tant qu'il dure, le jet de fumée qui se dégage par le bout opposé. L'opération, renouvelée trois ou quatre fois dans un jour, manque rarement son effet. En hiver, le doigt peut être alternativement enfumé et plongé dans la neige ou dans de l'eau mêlée de glace pilée.

Quelquefois ce traitement n'empêche pas le panaris entravé dans sa marche de reparaître sur d'autres doigts à plusieurs reprises, ce qui a lieu également quand le panaris s'est guéri après avoir parcouru toutes ses phases. Le mal, sans que la médecine puisse saisir la liaison entre l'effet et sa cause, tient dans ce cas à une maladie dartreuse ou scrofuleuse que le médecin doit être appelé à combattre par un traitement rationnel; une fois que l'affection principale est domptée, les panaris cessent de se reproduire.

Lorsqu'on a négligé les moyens propres à empêcher le développement du panaris, on en est puni par des douleurs atroces et par la privation complète de sommeil, jusqu'à la guérison du panaris. On fait observer que s'il y a erreur et que les premières douleurs éprouvées ne soient pas les avant-coureurs d'un panaris, l'exposition à la fumée non plus que les bains locaux dans la neige ou l'eau glacée ne sauraient donner lieu à aucun inconvénient; il n'y a par conséquent jamais de motif raisonnable pour ne pas y avoir recours. Le mal étant déclaré et devant suivre son cours, il faut plonger fréquemment le poignet tout entier dans une forte décoction de têtes de pavots aussi chaude qu'il est possible de l'endurer, et appliquer sur le mal un peu d'onguent de la mère, pour hâter la résolution. Le panaris étant mûr, la peau souvent très-dure, surtout chez ceux qui se livrent habituellement à des travaux manuels, est percée avec des ciseaux, puis la plaie est comprimée pour la vider, et pansée, non plus avec de l'onguent de la mère, mais avec un digestif composé du jaune d'un œuf très-frais, soigneusement incorporé à quinze grammes de térébenthine. En quelques jours, la suppuration cesse, et il ne reste plus qu'à appliquer un peu de cérat saturné pour obtenir la cicatrisation.

Les choses ne se passent pas toujours aussi régulièrement ; il faut que le médecin ou le chirurgien intervienne, soit pour empêcher la fièvre de devenir inflammatoire, soit pour retrancher l'extrémité du doigt malade, quand le panaris a pris des caractères trop graves pour que cette partie du doigt malade puisse être conservée.

Courbature. — Deux ou trois jours de repos et quelques tasses de thé ou d'infusion aromatique de sauge, de menthe poivrée ou de mélisse, mettent fin, sans autre médication à une courbature qui provient d'un excès de fatigue, et qui s'annonce par un sentiment de lassitude douloureuse, particulièrement sensible aux articulations. La diète est nécessaire jusqu'au rétablissement, afin de ne pas compliquer la courbature des suites d'une indigestion, qui ne manquerait pas de se produire si celui qui éprouve une courbature s'avisait de vouloir manger comme à son ordinaire. La courbature n'a pas toujours pour cause l'abus des forces physiques, soit par une marche trop prolongée, soit par un travail trop fatigant ; elle peut aussi être occasionnée par une émotion violente de colère ou de frayeur ; dans ce cas, le meilleur moyen d'en prévenir les suites, c'est de prendre un bain tiède d'une demi-heure au moins, et de se mettre ensuite au lit après avoir pris pour provoquer la transpiration une ou deux tasses d'infusion aromatique.

Ces moyens familiers ne réussissent pas toujours à faire cesser la courbature ; c'est ce qui arrive quand elle est survenue sans cause accidentelle immédiate, parce qu'alors elle

est le début d'une fièvre intermittente ou d'une autre maladie
sérieuse pour laquelle il faut demander les secours de l'art
médical.

Engelures. — C'est surtout pendant l'enfance et la jeunesse que les doigts des mains, les doigts des pieds et les
talons sont sujets aux engelures, mal exempt de danger, qui
passe avec sa cause dès que la température s'adoucit au printemps, mais qui fait beaucoup souffrir et qu'on a d'autant plus
tort de supporter qu'il est facile de le prévenir. Le premier
moyen à employer, c'est de préserver les mains par des
gants et les pieds par de bonnes chaussures des atteintes du
froid et de l'humidité. On recommande généralement aux
jeunes gens des deux sexes qui sont exposés aux engelures
de ne pas se chauffer les mains; il est à remarquer que, dans
une chambre mal chauffée, comme le sont les appartements
de beaucoup de familles aisées en hiver à Paris, il n'est pas
nécessaire de sortir pour avoir des engelures ; on les contracte dans la chambre, où l'on a d'autant plus froid qu'on
voit les autres se chauffer. Donc, les grandes personnes qui
tiennent à garder pour elles le coin du feu veulent persuader
aux enfants et adolescents que c'est dans leur intérêt, et pour
qu'ils n'aient pas d'engelures, qu'on leur défend de se chauffer ;
il est vrai qu'ils sont libres de ne pas le croire. Les engelures
n'ont le plus souvent pas d'autre cause que le froid qu'on
endure, parce qu'on ne peut pas se chauffer. En dehors des
moyens de prévenir le froid aux pieds et aux mains, on
empêche les engelures de se développer en trempant plusieurs
jours de suite les pieds et les mains dans de l'eau chlorurée,
à la dose de trente grammes de chlorure de chaux par litre
d'eau. Quand les engelures produisent un simple gonflement
avec rougeur douloureuse, mais sans écorchure, le meilleur
moyen d'empêcher qu'elles ne s'écorchent et ne donnent lieu
à de véritables plaies, c'est de tremper la partie affectée dans
une décoction d'écorce d'orme pyramidal qu'on a soin de
tenir près du feu pour qu'elle soit constamment tiède; on y
plonge de temps en temps les mains ou les pieds atteints
d'engelures qui ne tardent pas à se dissiper. Lorsque, faute de

précaution, ou parce qu'on n'a pas pu éviter de s'exposer au froid, les engelures sont passées à l'état de plaies, il faut les panser plusieurs fois par jour avec une décoction de racine de guimauve, essuyer soigneusement la partie entamée, et appliquer dessus un papier brouillard enduit de cérat saturné. On insiste sur ce point que, dans un ménage bien réglé, exempt du préjugé qui force les enfants et les adolescents à souffrir du froid aux mains et aux pieds, et où tout le monde a la liberté de prendre sa part légitime d'un bon feu en hiver, les engelures sont inconnues.

Gerçures ou crevasses. — De toutes les gerçures ou cre-vasses qui peuvent survenir pour diverses causes à la surface de la peau, il n'en est pas de plus douloureuses que celles du sein des nourrices. On emploie pour les guérir le cérat et diverses pommades composées avec la cire, la moelle de bœuf et l'huile d'olive, aromatisées avec différentes huiles essen-tielles. Il existe une foule de recettes de ce genre qu'on s'abs-tient d'indiquer ici parce que pas une d'entre elles ne vaut la pommade de concombre, soigneusement préparée comme on l'a indiqué chapitre XXIX. En renouvelant deux ou trois fois par jour les applications de cette pommade sur les cre-vasses au sein, elles se cicatrisent promptement, mais à la condition qu'on aura soin d'éviter les tiraillements doulou-reux qui renouvellent le mal en l'augmentant, chaque fois que la nourrice donne à téter. Le meilleur, on pourrait dire le seul moyen à employer pour atteindre ce but, c'est de ne donner le sein, tant que les gerçures subsistent, que par l'in-termédiaire d'un bout de sein artificiel, composé d'un pis de va-che préparé adapté à une rondelle de buis. Si dès les premiers symptômes de gerçures, la femme qui nourrit a fait usage de pommade de concombre, et qu'elle ait fait contracter à son nourrisson l'habitude de prendre le bout du sein artificiel, auquel il s'accoutume très-aisément, le mal ordinairement ne va pas plus loin. S'il devient plus grave, il exige l'emploi de cataplasmes de farine de graine de lin, malgré lesquels les crevasses s'enflamment et grandissent au point de rendre l'al-laitement difficile et douloureux ; il faut alors presque tou-, jours recourir au chirurgien qui n'obtient la guérison qu'en interrompant d'abord l'allaitement, ce qui nuit également à l'enfant et à sa nourrice. On voit combien il importe de ne pas négliger la plus petite gerçure au sein et de chercher à l'arrêter dès son début.

C'est encore à la pommade de concombre qu'il faut recourir pour calmer l'irritation des crevasses des mains des blanchisseuses, des tanneurs et de tous les ouvriers des deux sexes que leur profession oblige à exposer continuellement leurs mains au contact de l'eau alternativement très-froide et très-chaude. Cette pommade soulage les crevasses aux mains, mais ne les guérit pas complétement, tant que ceux qui en souffrent sont forcés de continuer le même genre de travaux. Son emploi assidu empêche seulement le mal de prendre des proportions telles qu'il y ait interruption forcée dans le travail habituel ; c'est tout ce que peuvent demander à n'importe quel autre remède ceux qui souffrent de crevasses aux mains en raison des exigences de leur état et qui sont dans l'impossibilité de changer de profession.

Verrues. — Les verrues ne sont ni douloureuses, ni même gênantes ; mais leur présence donne aux mains un aspect désagréable, et il n'est personne, spécialement parmi la plus belle moitié du genre humain, qui ne cherche à s'en débarrasser. Un très-grand nombre de recettes sont en usage à cet effet. Dans les campagnes, on fait couler sur la verrue le suc jaune de la grande chélidoine, plus connue sous son nom vulgaire d'éclaire ; la goutte de suc de la grande chélidoine doit sécher sur la verrue pour la faire tomber, ce qui n'arrive pas toujours. A la ville, on touche la verrue avec un petit tube de verre dont on a trempé le bout, soit dans de l'acide sulfurique (huile de vitriol), soit dans l'acide azotique (eau forte), ce qui brûle la verrue et la fait tomber ; mais pour peu que, par maladresse, l'action de l'acide s'étende aux parties voisines de la verrue, il peut en résulter une plaie, difficile à guérir. On ne peut recommander aucun moyen préventif contre la formation des verrues qui viennent sans qu'on en connaisse la cause. Quand elles sont petites, peu nombreuses et peu apparentes, il faut les supporter. Si leur nombre et leur volume deviennent incommodes, il faut les couper avec un canif, avec assez de précaution pour ne pas occasionner d'effusion de sang, puis s'adresser à un chirurgien pour qu'il touche avec un morceau de nitrate d'argent (pierre infernale) la place précédemment occupée par la verrue qui ne reparaît pas ; mais rien n'empêche qu'il ne s'en forme une autre tout à côté. Il n'y a rien de plus à conseiller contre les verrues.

CHAPITRE XL.

Des maux qui ne sont pas des maladies. —Suite.

Cors aux pieds.— Causes qui les font naître.—Leur influence sur la santé. —
Extirpation des cors. — Remèdes contre les cors. — Sparadrap. — Feuilles
de muguet. — Durillons. — En quoi ils diffèrent des cors. — Usage de la
lime. — Œil de perdrix. — Ses caractères. — Moyens de le faire tomber.
— Ongles. — Soins d'entretien. — Ongles rentrants dans les chairs. — Extirpation et cautérisation. — Cheveux. — Inconvénients des cosmétiques.
— De l'épilation. — Des teintures. — Pommade de moelle de bœuf. —
Chute des cheveux. — Calvitie.— Moyens de la combattre. —Dangers de
l'humidité dans les cheveux. — Soin d'entretien de la chevelure.

Cors aux pieds — On peut considérer comme très-pro-
ches parents des verrues les cors aux pieds, et les indurations
de la peau qui portent les noms de durillon et d'œil de perdrix. S'il est impossible d'éviter la formation des verrues
parce qu'on en ignore la cause, il est au contraire assez facile
de prévenir celle des cors aux pieds, dont la cause est parfaitement connue. Les cors sont toujours l'ouvrage de la
chaussure trop étroite ou trop large. La chaussure trop étroite
donne inévitablement naissance à des cors; la chaussure trop
large ne les fait naître que quand le cuir dont elle se compose
est dur et manque de souplesse. Malheureusement, à la ville
comme à la campagne, même quand on ne regarde pas à la
dépense, il n'est-pas toujours possible d'être bien chaussé
dans le vrai sens du mot, c'est-à-dire de ne porter que des
bottes, bottines ou souliers qui prennent très-exactement la
forme du pied, sans exercer une pression locale trop forte sur
aucun point de sa surface ; ce serait l'idéal du bien en fait
de chaussure, et cet idéal n'est presque jamais réalisé. Aussi,
l'immense majorité de ceux qui portent habituellement une
chaussure quelconque ont-ils des cors. Il est bon de faire
observer que si les cors par eux-mêmes n'offrent aucune

espèce de danger, ils peuvent cependant nuire indirectement, mais très-sensiblement, à la santé de ceux dont le tempérament exige qu'ils prennent beaucoup d'exercice ; rien ne rend paresseux pour sortir de chez soi comme les douleurs, très-vives aux époques de changement de saison, que font éprouver les cors aux pieds.

Extirpation des cors. — Il n'existe pas d'indisposition contre laquelle circule un plus grand nombre de recettes et de remèdes familiers ; presque tous ces moyens, du domaine de la médecine domestique, ont le même défaut ; ils soulagent le mal passagèrement, mais ils ne l'empêchent pas de se reproduire. Ce qui caractérise le cor aux pieds à proprement parler, ce qui constitue la différence essentielle qui le distingue des autres indurations du même genre, c'est qu'il porte sous sa partie centrale une sorte de pivot ou de racine, qui pénètre sous la peau à une grande profondeur, et qui, tant qu'il n'est pas extirpé, reproduit le cor au bout d'un certain temps. Les remèdes préconisés contre les cors ne détruisent presque jamais le pivot; de sorte qu'après un intervalle de soulagement plus ou moins prolongé c'est à refaire. Les personnes aisées ont recours aux pédicures de profession, lesquels, au moyen d'une aiguille plate dont ils ont l'habitude de se servir très-adroitement, enlèvent sans trop de douleur le cor avec son pivot. Il faudrait à la suite du travail du pédicure que la personne débarrassée de tous ses cors aux pieds se mît à ne porter que des chaussures souples et justes sans être trop étroites, ce qui empêcherait les cors de se reproduire ; mais l'art du cordonnier, très-perfectionné au point de vue de l'élégance des chaussures, ne l'est pas du tout quant aux cors aux pieds, et grâce aux cordonniers qui chaussent les classes aisées et riches de la société, la clientèle des pédicures est assurée. On donne ici avis à ceux qui seraient tentés d'essayer de se servir eux-mêmes des instruments à l'usage des pédicures, qu'ils courent risque de s'estropier en les employant maladroitement,

Remèdes contre les cors. —Le plus simple de tous les remèdes contre les cors, c'est de les ramollir par un bain de pieds, puis de les couper au moyen d'une lame de canif. Il ne faut procéder à cette opération qu'avec beaucoup de ménagements, de peur de se blesser sérieusement et de provoquer une hémorrhagie; toute blessure au pied peut devenir grave, par cela seul que le pied est la partie du corps qu'il est le plus difficile et plus incommode de tenir dans un repos absolu. En coupant les cors aux pieds avec le plus d'adresse possible, on ne peut espérer de cette opération qu'un soulagement plus ou moins durable; le pivot ne pouvant être enlevé, le cor se reforme toujours à la même place. Quelquefois, néanmoins, un cor qui n'est pas très-ancien, étant bien ramolli par un bain de pieds, peut être arraché complétement y compris le pivot, rien qu'en se servant des ongles du pouce et de l'index; mais c'est un procédé douloureux qui exige beaucoup de patience, et qui réussit rarement.

On vend un assez grand nombre de remèdes contre les cors; s'ils ne les guérissent pas, ils n'en augmentent pas la douleur, et c'est déjà quelque chose. Presque tous sont tout simplement divers genres de sparadrap ou d'emplâtre diachylum, dont on emploie deux morceaux, l'un percé d'une ouverture par laquelle passe le cor, l'autre collé sur le cor lui-même et sur le morceau d'emplâtre dont il est entouré. Quelquefois, après plusieurs mois de patience, le cor, ramolli par cette espèce de séquestration qui rend impossible tout frottement immédiat, se détache de lui-même et tombe avec sa racine; le plus souvent, l'effet est complétement nul. On a vu réussir assez souvent l'application persévérante, renouvelée soir et matin, de feuille de muguet des bois, grossièrement hachée et macérée dans le vinaigre; s'il ne réussit pas, ce moyen est inoffensif.

Durillons. — Les durillons sont de véritables cors aux pieds; mais ils n'ont pas de racine, ce qui rend leur extirpation assez facile, bien qu'ils se reforment avec une opiniâtreté déplorable, à moins que ceux qui en souffrent ne parviennent à se bien chausser. On attaque avec succès les durillons en les râpant au moyen d'une lime douce qui fait tomber en poussière toute la partie cornée; on peut aussi les couper avec un canif, en usant des mêmes précautions que pour les cors aux pieds. On doit bien se garder d'employer contre les durillons les acides violents qui peuvent donner lieu à des accidents déplorables, pour peu que ces liquides corrosifs étendent leur action aux parties voisines des durillons, et c'est ce qu'il est très-difficile d'éviter.

Œil de perdrix. — Un œil de perdrix est un cor logé latéralement sur la surface d'un doigt de pied qui touche celle du doigt suivant. On applique tous les soirs une mince couche de suif de chandelle sur l'œil de perdrix, et l'on entoure d'un linge le doigt de pied qui en est le siége. Tous les matins, le suif est enlevé par une lotion d'eau chaude, et l'on détache les parties ramollies de l'œil de perdrix qu'on entoure de ouate contenue par un linge fin pendant la journée. Ce mode de pansement, continué avec persévérence, réussit quelquefois à détacher l'œil de perdrix jusqu'à sa racine. La feuille de muguet macérée dans le vinaigre a plus d'efficacité.

Ongles. — On ne mentionne ici les ongles que parce qu'ils peuvent donner lieu à une indisposition très-incommode, lorsqu'on néglige d'en prendre soin. Il est inutile d'insister contre un préjugé cependant encore très-répandu parmi les gens peu éclairés, qui attribuent à des ongles coupés trop courts les causes imaginaires de diverses maladies. On doit se conformer à l'usage qui varie de siècle en siècle. Les œuvres de Molière font foi que sous Louis XIV il était de mode de porter les ongles très-longs; plus tard on les a portés très-courts; ce détail est sans importance pour la santé; il faut seulement tenir les ongles propres et les rogner assez souvent pour qu'ils se maintiennent constamment à la même longueur.

Ongles rentrants. — Il arrive assez fréquemment, sans qu'il soit possible d'en connaître la cause, que les ongles ont une irrésistible tendance à se recourber en dedans et à pénétrer dans les chairs. Cette disposition existe pour les ongles des mains comme pour ceux des pieds; mais les mains étant presque constamment découvertes, il est impossible que ce genre de mal fasse de grands progrès sans qu'on s'en aperçoive et qu'on y porte remède. Quant aux orteils, le commen-.

cement de courbure de l'ongle en dedans n'étant pas douloureux, on y fait souvent peu d'attention, et quand le mal
devient intolérable, il faut recourir au chirurgien. Celui-ci
ne peut pas toujours se contenter de retrancher l'ongle recourbé et de cicatriser la plaie produite dans la chair par sa
courbure ; l'ongle de l'orteil, une fois qu'il a pris sa direction
en dedans, tend à rentrer dans la chair dès qu'il commence à
repousser, longtemps avant d'avoir atteint sa longueur normale. Il faut alors que l'ongle soit complétement extirpé, et
que sa racine soit cautérisée avec la pierre infernale, afin que
l'ongle ne repousse pas ; tout cela ne peut se faire sans occasionner de vives souffrances et une grande perte de temps.
Les ongles rentrés dans les chairs sont au nombre de ces inconvénients auxquels il ne devrait jamais être nécessaire de
remédier, tant il est facile de les prévenir, en ayant soin de
couper aussi souvent les ongles des pieds que ceux des mains.
Les bains de pieds fréquents et les soins d'une propreté minutieuse combattent plus ou moins la tendance des ongles des
doigts de pied à se recourber en dedans et à rentrer dans les
chairs ; en tout cas, les bains de pieds pris très-chauds ra-
mollissent les ongles des orteils et les rendent plus faciles à
rogner sans attendre qu'ils se recourbent en dedans.

Cheveux. — La chevelure n'est pas seulement un ornement naturel que chacun doit naturellement tenir à conserver ;
la chute prématurée des cheveux, l'épilation pour retrancher
les cheveux blanchis les premiers, signes d'une vieillesse anticipée, enfin, divers genres de teinture employés pour changer
la couleur naturelle des cheveux, sont autant de causes de
maladies réelles contre lesquelles il importe plus qu'on ne le
croit généralement de se tenir en garde. D'un point de vue
général, les soins ordinaires de propreté dont personne,
homme ou femme, ne doit se dispenser, suffisent pour conserver la chevelure. Il ne faut user des pommades et de tous
les genres de cosmétiques applicables à la chevelure qu'avec
la plus grande réserve : les personnes des deux sexes dont la
transpiration est naturellement grasse font bien de s'abstenir
de tout ce qui se nomme pommade, huile antique, huile de

Macassar, ou de tout autre cosmétique gras à l'usage de la chevelure ; ces substances ne conviennent qu'à ceux dont les cheveux naturellement secs, sans l'emploi d'un corps gras pour leur donner de la souplesse, seraient journellement cassés par l'usage indispensable du peigne.

Pommade de moelle de bœuf. — De toutes les pommades que peuvent employer sans inconvénients ceux dont les cheveux ne peuvent s'en passer, la plus utile est la pommade à la moelle de bœuf, dont on donne ici la meilleure recette. On fait fondre au bain Marie une quantité quelconque de moelle de bœuf qu'on passe, tandis qu'elle est liquide, à travers un linge fin. Avant qu'elle soit figée, on y incorpore un quart de son poids d'huile de noisette ou d'huile d'amandes douces ; la première est préférable à la seconde, parce que c'est de toutes les huiles celle qui rancit le plus difficilement. La moelle de bœuf ainsi préparée est aromatisée, selon les goûts, au moyen de quelques gouttes d'huile essentielle de citron ou de bergamotte. La moelle de bœuf pourrait être aromatisée directement et employée seule, sans addition d'huile ; mais dans ce cas, en hiver, elle prendrait une consistance telle qu'il serait impossible de s'en servir sans la faire chauffer à chaque fois, ce qui ne tarderait pas à lui communiquer une rancidité insupportable.

Chute des cheveux. Calvitie. — On ne peut espérer mettre obstacle à la chute des cheveux et prévenir efficacement la calvitie, que quand elle n'a pas pour cause le dépérissement sénile. Lorsque l'âge fait tomber les cheveux, il faut en prendre son parti ; il n'y a pas de remède ; ni la pommade du lion, ni celle du chameau, ni la graisse d'ours, ni aucun genre de cosmétique ne peut faire dans ce cas repousser les cheveux ; ce qu'on dépense en achats de remèdes de ce genre contre la calvitie provenant de l'âge est de l'argent perdu ; ces préparations, d'un prix toujours élevé, ne sont profitables qu'à ceux qui les vendent.

Quand les cheveux tombent pendant la jeunesse ou l'âge mûr à la suite d'une maladie grave, il y a toujours espoir de les faire repousser, sans recourir à aucun de ces remèdes

vantés par le charlatanisme. Il faut les enduire fréquemment
avec la pommade à la moelle de bœuf préparée comme on
vient de l'indiquer, en y incorporant au moment de s'en servir
une petite quantité de rhum. Après un certain temps d'emploi
de ce moyen, si le résultat désiré n'est pas obtenu, on ajoute
à la même pommade un peu de sulfate de quinine, dans la
proportion d'un gramme de ce sulfate pour vingt grammes de
pommade à la moelle de bœuf. Cette dernière préparation
coûte fort cher, mais elle manque rarement son effet. Quand
elle ne fait pas repousser les cheveux, c'est que par l'emploi
toujours dangereux des poudres ou des teintures vendues
pour changer en brun ou en noir la couleur des chevelures
rousses ou pour rajeunir celles qui commencent à grisonner,
la vitalité des cheveux a été détruite, auquel cas il faut se résoudre à rester chauve ou à dissimuler la calvitie sous des
cheveux d'emprunt. Les personnes des deux sexes qui perdent leurs cheveux de bonne heure et qui ne parviennent pas
à les faire revenir, n'ont rien de mieux à faire que d'adopter
l'usage des faux cheveux, d'une nuance adaptée à leur phy-
sionomie ; ce n'est pas pour eux un simple objet de parure, c'est principalement un moyen d'éviter les maux de
tête et les refroidissements qui donnent lieu aux rhumes de
cerveau.

Dangers de l'humidité dans les cheveux. — On ne
saurait trop insister contre la manie des gens dont les cheveux
grisonnent, et qui ont la faiblesse de les teindre. Quand même
le cosmétique employé à cet effet ne serait pas très-nuisible
en lui-même, il le deviendrait par la continuité de son usage.
Les cheveux ne restent stationnaires à aucune époque de la vie ;
ceux que vous venez de teindre aujourd'hui auront dès demain
recommencé à s'allonger par le bas, et cette nouvelle partie
de chaque cheveu n'aura pas ressenti les effets de la teinture,
d'où il résultera un mélange bizarre de cheveux moitié noirs,
moitié gris. Pour les maintenir noirs, il faut renouveler l'emploi de la poudre ou de la teinture tous les jours ou tous les
deux jours ; le cosmétique ainsi maintenu en contact avec les
cheveux et avec la peau de la tête ne peut manquer de donner

lieu à la longue à des désordres graves, dont le moindre est
la chute définitive et sans remède de la chevelure teinte. Car,
de deux choses l'une : ou la teinture est tout à fait inoffensive, et alors son effet ne tient pas vingt-quatre heures ; ou
elle teint réellement les cheveux ; mais, dans ce cas, c'est
qu'elle contient des substances caustiques, et la ruine de la
chevelure est inévitable.

Soins d'entretien de la chevelure.—On recommande
à tout le monde, mais particulièrement aux dames, de ne se
laver la tête que le plus rarement possible. Celles qui font
peu d'usage de pommades et dont la transpiration n'est pas
naturellement grasse, n'en ont jamais besoin ; les autres, de
loin en loin, peuvent avoir besoin de se dégraisser les cheveux au moyen d'un jaune d'œuf délayé dans un peu d'eau-
de-vie, dont on enduit toute la chevelure, et qu'on enlève
ensuite avec un lavage à l'eau tiède. Il faut se hâter d'essuyer
la tête, et laisser la chevelure se bien sécher à l'air libre avant
de la former en tresses et de la couvrir d'un bonnet ou d'un
chapeau. Ce ne sont pas de simples indispositions, ce sont des
maladies sérieuses qui peuvent résulter du séjour prolongé
de l'humidité dans les cheveux et sur la peau de la tête.
L'école de médecine de Salerne avait inscrit, non sans raison,
parmi ses préceptes célèbres, celui de laver souvent les mains,
les pieds rarement, la tête *jamais*. Ce précepte est applicable
la chevelure de l'homme comme à celle de la femme ; mais,
pour les dames, il a une bien plus grande importance, en
raison même de l'abondance de leurs cheveux qui retiennent
plus longtemps l'humidité.

Il y a pour chaque femme en particulier une étude à faire
sur sa chevelure afin d'en bien connaître les caractères et
de les traiter en conséquence. Les cheveux secs, disposés à
friser naturellement, difficiles à lisser, ne doivent être pei-
gnés habituellement qu'au peigne à démêler, et de temps en
temps seulement avec le peigne fin ; il faut, lorsqu'on les
réunit en tresses, éviter de les serrer trop fortement, ce qui
les casserait et en ferait tomber une partie. On le répète, ces
avis n'ont aucun rapport avec la coquetterie ; la conservation

et le bon entretien de la chevelure préviennent les maux de tête et une foule d'autres indispositions; ce sont des soins essentiellement hygiéniques, qui font partie obligée de la médecine familière et qu'on doit prendre, à part toute propension à l'amour de la parure.

CHAPITRE XLI.

Instructions pour les gardes-malades.

Instructions pour les gardes-malades. — Le lit d'un malade. — Comment il doit être fait. — Moyen de retourner le malade dans son lit. — Tisanes par infusion. — Par macération. — Par décoction. — Comment en doit les faire prendre au malade. — Bouillon d'herbes. — Bouillon de malade. — Bouillon de veau. — Lavements. — Cataplasmes de mie de pain. — De farine de graine de lin. — Cataplasmes émollients. — Sinapismes. — Pansements. — Vésicatoires. — Cautères. — Application de sangsues. — Conclusion.

En indiquant (chapitre IX) les principales attributions d'une garde-malade et les conditions essentielles auxquelles elle doit satisfaire, on a omis à dessein l'hypothèse très-souvent réalisée d'un malade également hors d'état de se secourir lui-même, et d'obtenir les soins d'une garde-malade exercée à ce genre de service. Dans le cours ordinaire de la vie, quel est celui qui ne se trouve pas dans la nécessité d'être temporairement garde-malade? C'est à ceux qui peuvent être appelés à remplir ces délicates fonctions, et qui courent risque, faute d'expérience, de s'en acquitter fort maladroitement, que sont tout particulièrement adressés les conseils contenus dans ce chapitre.

Le lit d'un malade. — C'est une des grandes misères de la vie humaine que celle d'être forcé, par la maladie, de garder le lit pendant un temps indéterminé; c'en est une bien plus grande encore quand le lit est mal fait. Le lit d'un malade ne doit être ni trop mou, ce qui donnerait lieu à un excès de chaleur, par conséquent de transpiration, ni trop dur, ce qui rendrait le séjour au lit insupportable en empêchant le sommeil; la surface sur laquelle repose le malade doit être rendue, chaque fois qu'on fait le lit, aussi unie, aussi égale que possible, afin que le malade, qui souvent éprouve une grande difficulté à se mouvoir, puisse s'y retourner et s'y étendre sans obstacle. Quand le malade est trop affaibli pour qu'il soit possible de le placer de temps en temps sur un fauteuil afin de refaire son lit, il est indispensable d'avoir un second lit de la même hauteur que le premier. On approche ce second lit bord à bord contre celui où repose le malade; il est alors facile de le faire glisser de l'un dans l'autre sans secousse et sans fatigue.

Quand la chambre du malade est pourvue d'une bonne cheminée, et qu'on peut, sans redouter l'invasion de la fumée, y faire régner une bonne température la nuit comme le jour, il vaut mieux que les rideaux du lit du malade restent constamment ouverts; le lit peut même être tiré au milieu de la chambre, quand la maladie est de celles pour lesquelles une aération constamment renouvelée est d'une indispensable nécessité; dans ce cas, les rideaux sont plus nuisibles qu'utiles.

Si le malade.est au lit depuis très-longtemps et que la diminution de ses forces ne lui permette pas même de prendre le peu de mouvement nécessaire pour se retourner dans son lit, il faut que ceux qui le soignent, en usant de tous les ménagements possibles, le fassent de temps à autre changer de position; une immobilité complète serait sensiblement nuisible au malade; c'est surtout dans ce cas qu'il est bon de placer le lit au milieu de l'appartement; sans imprimer de secousse au lit, deux personnes peuvent passer chacune d'un côté et à elles deux retourner le malade sans le blesser, aussi souvent que son état l'exige. Cette disposition est également favorable lorsqu'il y a lieu de donner des lavements à un malade qui, soit par faiblesse, soit en raison des douleurs qu'il éprouve, ne peut se retourner qu'avec une extrême difficulté.

Tisanes. — Les divers genres de tisane ont une grande importance pour le malade que tourmente souvent une soif ardente et continuelle; le soin apporté dans la préparation des tisanes prescrites par le médecin peut être pour beaucoup dans sa guérison. Les trois procédés usités à cet effet sont l'infusion, qui consiste à verser sur les fleurs ou les plantes indiquées par le médecin de l'eau bouillante, comme on en verse sur le thé, lequel est, par parenthèse, une véritable tisane; la macération, par laquelle on fait tremper à froid dans de l'eau les substances médicamenteuses pendant un temps plus ou moins long; et la décoction, par laquelle ces mêmes substances sont soumises à l'action de l'eau en ébullition. En général, les fleurs et les plantes aromatiques servent à préparer les tisanes par infusion; les racines sont le plus souvent employées en décoction. En tout cas, celui qui remplace la garde-malade et qui n'est pas suffisamment au fait de la manière de faire les tisanes, ne doit pas craindre de prendre à ce sujet les instructions du médecin; une tisane mal faite, trop ou trop peu chargée de principes médicamenteux, trop ou trop peu sucrée, trop chaude ou trop froide, change de propriétés, rebute le malade qui n'en boit pas assez parce qu'elle lui répugne, et l'effet délayant que le médecin en espérait est manqué. Lorsque des racines et des fleurs sont prescrites pour la même tisane, les premières doivent être d'abord traitées par décoction, puis les fleurs sont infusées dans le liquide passé, tandis qu'il est encore bouillant. Quand l'infusion précédée de la décoction est faite avec tout le soin désirable, c'est le moment de faire fondre dans la tisane les sels dont le médecin peut avoir prescrit l'emploi en en déterminant la dose. Pour plus de facilité, celui qui ne possède pas de balances et qui craint de commettre une erreur de dose en préparant une tisane doit se faire délivrer les fleurs, les plantes, les racines, les sels qui doivent servir à sa préparation, divisés par paquets, dont chacun correspond à une quantité d'eau déterminée.

C'est ordinairement quand le malade a le plus grand besoin de boire fréquemment qu'il est le moins pressé par la soif; il faut alors le solliciter à boire aussi souvent que l'a recommandé le médecin; si le malade au contraire est en proie à une soif ardente et qu'il demande sans cesse à boire, il ne faut lui en donner que peu à la fois, afin que son estomac ne soit pas surchargé de tisane, et que néanmoins il n'ait pas trop à souffrir de la soif. Un soin très-nécessaire, c'est celui de veiller à ce que le malade, en buvant, prenne dans son lit une bonne position, et qu'il avale sans précipitation. Un ma-

lade très-affaibli par une maladie longue, s'il boit trop vite
et dans une mauva se position, peut éprouver une suffocation
et mourir en essayant de boire une tasse de tisane.

Bouillons. Bouillon d'herbes. — Le bouillon est une
véritable tisane, qui, comme toutes celles qui se font par décoction, doit être fait avec beaucoup de soin pour posséder
toutes les propriétés qu'on cherche à lui donner. L'un des
plus usités est le bouillon d'herbes, ou bouillon aux herbes,
qui favorise l'action des purgatifs, et sert de préparation
quand on doit être purgé. L'oseille et la laitue sont la base
du bouillon d'herbes; on y peut joindre un peu de cerfeuil et
quelques feuilles de poirée. Une bonne poignée de chacune
de ces plantes fraîches, épluchées, lavées et coupées comme
s'il s'agissait d'en faire une soupe à l'oseille, est mise sur le
feu dans un litre d'eau; un bon quart d'heure d'ébullition
suffit. Avant de passer le bouillon d'herbes, on y ajoute un
peu de sel et douze à quinze grammes de beurre frais.

Bouillon de malade. — Quand le bouillon est permis à
un malade ou à un convalescent, au lieu de lui donner sa part
du pot au feu de la famille', il vaut mieux lui faire séparément un bouillon de malade, de la manière suivante. Sur
deux cent cinquante grammes de viande de bœuf plutôt
maigre que grasse, coupée par petits morceaux, on verse un
litre d'eau bouillante dans laquelle on a fait fondre un peu de
sel de cuisine. Cette infusion de viande, car ce n'est pas autre
chose, doit être faite dans un vase couvert, qui ferme exactement; le bouillon est fait quand l'infusion est complétement
refroidie. Le malade le prend froid, par petites tasses; pour
un estomac très-affaibli, c'est un aliment de très-facile digestion, qui, après une longue période de diète rigoureuse, prépare très-bien le malade à digérer des aliments plus substantiels.

Bouillon de veau. — On fait bouillir dans un litre d'eau
pendant une heure et demie cent vingt-cinq grammes de jar-
ret ou de rouelle de veau avec un peu de sel et quelques
morceaux de carotte. Ce bouillon, soigneusement passé par un
tamis, peut être pris chaud ou froid, selon les indications du

médecin; il est peu nourrissant; sa destination principale est de prévenir ou de combattre la constipation.

Les bouillons d'escargots, de grenouilles, et quelques autres que les médecins prescrivent rarement, exigent des soins particuliers et doivent être considérés comme médicaments; ils ne peuvent être convenablement préparés que par le pharmacien.

Lavements. — C'est une grave erreur de croire que la préparation des lavements peut être plus ou moins négligée, sans qu'il en résulte de préjudice pour la santé du malade. La surface interne de l'intestin, sur laquelle doit s'exercer directement l'action du lavement, est au moins aussi impressionnable à l'effet des substances médicamenteuses administrées sous cette forme, que l'estomac lui-même peut l'être à celui des médicaments pris par la bouche. Il y a malheureusement des exemples assez fréquents de malades empoisonnés accidentellement par des lavements dans lesquels on avait, faute d'attention, mis plus de laudanum que le médecin n'en avait prescrit. Du reste, la préparation des lavements est exactement semblable à celle des tisanes par décoction; il suffit d'employer exactement la quantité voulue de son, de graine de lin, d'herbes émollientes, et de ne les laisser bouillir que le temps nécessaire. Si le médecin a prescrit d'y ajouter du miel commun, du miel mercurial, de l'huile d'olive ou toute autre substance, il ne faut l'ajouter qu'au moment même où le lavement va être donné.

Cataplasmes. — L'effet émollient des cataplasmes humides est très-efficace dans une foule de circonstances, mais à la condition que ce genre de topique soit bien préparé. Les cataplasmes les plus simples sont ceux de mie de pain et de farine de graine de lin. Pour qu'un cataplasme de mie de pain soit bien fait, il faut émietter finement la mie de pain dans une petite quantité d'eau ou de lait, le faire cuire sur un feu très-doux, jusqu'à ce qu'il en résulte une bouillie très-homogène, sans grumeaux. On l'applique chaud, soit à nu sur la peau, soit enfermé dans un linge fin. Dans l'un ou l'autre cas, l'épaisseur du cataplasme doit être de deux à trois centimètres, pour qu'il conserve assez longtemps sa chaleur et son humidité.

Le cataplasme de farine de graine de lin se fait aussi sur un feu doux, en mettant d'abord très-peu d'eau pour délayer la farine, et ajoutant ensuite autant d'eau qu'il en faut pour donner au cataplasme une consistance plutôt claire que trop épaisse. Il faut se bien garder d'appliquer ce genre de cataplasme trop chaud; sa nature visqueuse fait qu'il contracte une chaleur beaucoup plus forte que celle du cataplasme de mie de pain. Un défaut d'attention à cet égard peut donner lieu à une brûlure qui fait beaucoup plus de mal que le cataplasme convenablement appliqué n'aurait pu faire de bien.

Dans des maladies intestinales accompagnées de violentes douleurs, le médecin prescrit assez souvent des cataplasmes d'herbes émollientes ou calmantes, telles que la guimauve ou la morelle. Ces herbes, prises à l'état frais, sont hachées grossièrement comme de l'oseille dont on veut faire la soupe, cuites pendant quelques minutes et renfermées dans du linge fin, et appliquées aussi chaudes qu'il est possible de les endurer. Souvent, pour soulager.

Sinapismes. — Les sinapismes sont des cataplasmes rubéfiants qui doivent être préparés avec de la farine de moutarde délayée dans de l'eau seulement tiède, sans les mettre sur le feu, et sans y ajouter du vinaigre, comme bien des gens le font assez souvent, croyant augmenter l'activité rubéfiante de la farine de moutarde, tandis que cette action ne peut être qu'affaiblie par le vinaigre. L'effet du sinapisme, quand la farine de moutarde employée est récemment préparée et de bonne qualité, ne doit pas se faire attendre plus d'un quart d'heure. Les malades d'un tempérament nerveux ne supportent pas l'action prolongée des sinapismes. Quand le médecin les prescrit, ils ne doivent pas séjourner sur la peau au delà de dix minutes. La partie sur laquelle les sinapismes ont été appliqués doit être soigneusement essuyée; s'il y restait des portions de farine de moutarde desséchée adhérente à la peau, il en pourrait résulter des excoriations très-douloureuses et difficiles à cicatriser.

Pansements. — Le pansement d'une plaie quelconque doit satisfaire à trois conditions principales que le célèbre Dupuytren résumait en disant à ses élèves : « Il faut panser les plaies doucement, proprement et surtout promptement. » En effet, la brusquerie et la rudesse peuvent augmenter sensiblement les souffrances d'un malade ou d'un blessé, déjà assez malheureux d'avoir une plaie à faire panser. Quant au défaut de propreté, on comprend combien la plus légère omission, sous ce rapport, peut contribuer à envenimer une plaie. La promptitude n'est pas moins nécessaire ; car, moins une plaie reste exposée à l'air pendant le pansement, plus vite elle est cicatrisée; c'est pourquoi, avant de commencer le pansement, tout doit être prêt d'avance, emplâtre, linge, charpie, eau tiède; celui qui va faire le pansement doit avoir tout ce qu'il lui faut sous la main, afin qu'il n'ait plus à s'occuper que d'enlever délicatement l'appareil, de nettoyer exactement la plaie, et de replacer immédiatement un appareil semblable. Celui qui manque d'expérience en fait de pansement, s'il est animé de bonne volonté, sera suffisamment au fait après avoir pris une ou deux leçons du chirurgien; il ne devra pas perdre de vue qu'un pansement bien fait diminue la douleur d'une plaie, en même temps qu'il hâte sa guérison, et qu'un pansement mal fait peut amener des conséquences funestes, à la suite de l'opération le plus habilement pratiquée.

Vésicatoires. — Lorsqu'un médecin ordonne l'application d'un vésicatoire, soit permanent, soit temporaire, il faut d'abord le bien assujettir, afin qu'il ne puisse pas se déplacer par suite des mouvements du malade; ce qui n'est pas toujours facile, quand le vésicatoire est appliqué sur le côté, sur la poitrine ou entre les deux épaules. Il importe aussi que l'emplâtre vésicatoire ne séjourne pas sur la peau au delà du temps prescrit par le médecin. Quand il s'agit de ce qu'on nomme vulgairement un vésicatoire volant, dont la plaie doit être cicatrisée aussitôt qu'il a produit son effet, c'est imposer au malade une souffrance inutile que d'enlever la peau morte dont est formée la vésicule ou cloche résultant de l'action du vésicatoire. L'emplâtre qui adhère faiblement doit être pris par un de ses angles et soulevé délicatement, afin qu'il n'emporte avec lui aucune portion de la peau. On coupe ensuite la peau de la cloche pour en faire écouler les sérosités, reçues soit dans une assiette, soit dans un tampon de linge qui les absorbe, afin d'éviter de salir le lit du malade. La peau est alors rabattue sur la plaie, qu'on recouvre d'un papier brouillard enduit de beurre frais ; le lendemain, on remplace le beurre par du cérat, et la plaie du vésicatoire volant se cicatrise d'elle-même. Si le vésicatoire doit être permanent, la marche du pansement est différente en un seul point : la peau est incisée en long et en large, ce qui la divise en quatre parties dont chacune est enlevée séparément en un clin d'œil ; puis, la plaie est immédiatement pansée avec du beurre frais étendu sur un morceau de papier brouillard. Le lendemain, la plaie devant être maintenue, on la recouvre d'un linge enduit de pommade épispastique, pansement qui doit être renouvelé tous les jours ou tous les deux jours.

Cautères. — L'application de la pierre à cautère et le premier pansement ne peuvent être bien faits que par un chirurgien. Plus tard, le pansement avec le pois d'iris et le papier à cautère est si facile, que ceux qui ne sont pas gravement malades et dont le cautère est à une place facilement accessible peuvent se panser eux-mêmes. L'entretien d'un vésicatoire comme celui d'un cautère exige la plus minutieuse propreté. Les personnes âgées qui, de leur propre autorité, suppriment un vésicatoire ou un cautère doivent savoir qu'elles s'exposent volontairement à mourir de mort subite ; jamais un exutoire ne doit être supprimé que d'après l'avis du médecin.

Sangsues. — On ne peut trop répéter aux gens du monde trop disposés à croire le contraire, qu'une émission sanguine par application de sangsues n'est nullement l'équivalent d'une saignée, et que ces deux manières de faire perdre du sang aux malades ne sauraient se remplacer réciproquement. Quand le médecin prescrit une application de sangsues et qu'il n'y a près du malade personne qui soit au fait de la manière de poser les sangsues, voici comment il faut procéder. Après avoir roulé séparément chaque sangsue dans un morceau de linge très-propre, et avoir laissé séjourner pendant une demi-heure au moins toutes les sangsues dans un vase de verre sec, ce qui est le meilleur moyen d'exciter leur appétit, on en met d'abord deux dans un petit verre à liqueur dont on pose l'ouverture sur la place où les sangsues doivent être appliquées. On évite par ce moyen très-simple de toucher les sangsues que le contact et la chaleur des doigts tourmentent, ce qui les empêche de remplir leur office. Quel que soit le nombre des sangsues prescrit par le médecin, en les appliquant ainsi deux à deux, toutes ont bientôt piqué ; lorsqu'il y a urgence, on peut à la fois employer deux verres à liqueur et poser par ce moyen quatre sangsues en même temps. Il arrive quelquefois que l'odeur et la saveur de la transpiration des malades répugnent aux sangsues qui, dans ce cas, refusent obstinément de piquer. Il faut enduire la place où doivent être posées les sangsues avec un peu de crème fraîche, ou à défaut de crème, avec un peu d'eau très-fortement sucrée ; cela suffit pour mettre les sangsues en appétit, et les décider à piquer.

Lorsqu'après s'être gorgées de sang, les sangsues quittent la peau, l'écoulement du sang doit être entretenu pendant le nombre d'heures indiqué par le médecin. Le plus simple et en même temps le plus efficace des procédés qu'on peut employer à cet effet, c'est d'appliquer sur les piqûres des sangsues un linge propre plié en quatre ou en huit et humecté d'eau chaude ; à mesure qu'un linge est imbibé de sang, on le remplace par un autre, sans fatiguer le malade, et sans irriter les piqûres des sangsues. Quand l'écoulement du sang est jugé suffisant, rien ne vaut pour l'arrêter le *brûlin* préparé en faisant brûler à l'air libre du vieux linge qu'on étouffe en posant dessus un fer à repasser au moment où il est complétement enflammé.

CONCLUSION.

Ici se termine la série des notions et des indications dont l'ensemble remplit le programme du MÉDECIN DE LA FAMILLE.

Dans tout le cours de ce travail, l'auteur s'est constamment appliqué à se mettre par la pensée à la place du lecteur ; il s'est demandé à lui-même, pour chaque circonstance déterminée : Quel genre de conseils chacun peut-il souhaiter d'y rencontrer ?

Chacun des chapitres de cet ouvrage est une réponse à cette question.

APPENDICE.

Sur la vaccine en Amérique.

Les découvertes de la science ont quelquefois des résultats totalement imprévus. Dans l'une des principales colonies espagnoles de l'Amérique du Sud, une peuplade belliqueuse habitant un district montagneux n'avait jamais reconnu la conquête; elle vivait dans un état de guerre perpétuelle avec les Européens, guerre de ruses, d'incendies et d'assassinats, suivis de terribles représailles, et dont rien ne faisait prévoir le terme; les choses en étaient là depuis deux siècles et demi, quand le bienfait de la vaccine fut introduit dans le nouveau monde. Les tribus indigènes étaient alors rudement éprouvées et menacées d'une destruction complète par le fléau de la petite vérole, ce qui avait suspendu les hostilités. D'intrépides missionnaires, emmenant avec eux des chirurgiens dévoués, s'aventurèrent au milieu des tribus hostiles, et proposèrent le préservatif nouveau qui d'abord ne fut accueilli qu'avec beaucoup de défiance. Mais lorsqu'on vit que tous les enfants vaccinés échappaient à la maladie, tandis que les autres succombaient par centaines, tout le monde voulut être vacciné; puis, les missionnaires et les chirurgiens revinrent à la colonie. Quelque temps après, au moment où l'on s'y attendait le moins, on vit arriver chez le gouverneur espagnol une députation de sauvages, ayant à sa tête leur chef le plus ancien et le plus considéré. Un auteur contemporain a conservé son discours, dont voici la traduction littérale:

« Chef des blancs, nous périssions sans secours, frappés par la maladie; tu as envoyé vers nous le chef de la prière, avec l'homme qui porte la guérison; nos enfants ont été préservés; nos mères ont été consolées : qu'il y ait désormais paix éternelle entre les blancs et nos tribus. »

Après avoir prononcé ces paroles, le vieux chef salua et se retira. Depuis ce temps, bien des révolutions ont bouleversé les anciennes colonies espagnoles de l'Amérique du Sud, mais la paix jurée par les sauvages a été religieusement observée : elle l'est encore au moment où nous écrivons, et les sauvages, exempts des préjugés que nourrissent encore bien des gens peu éclairés en Europe contre la vaccine, ne manquent pas de venir faire vacciner leurs enfants ; il n'est plus question parmi eux du fléau de la petite vérole. (Voyez chapitre II.)

Sur les vers des enfants et des adultes.

Quand les enfants atteints d'affections vermineuses ont pris des vermifuges inoffensifs et que ces médicaments familiers ont produit leur effet, les parents se figurent bien souvent, parce qu'ils ne voient point de vers entiers dans leurs déjections, que le résultat désiré n'a pas été obtenu : c'est une erreur. Tant que les vers intestinaux sont vivants, leur force vitale résiste à la haute température de l'intérieur du corps et à l'action énergique des organes digestifs ; mais dès que, par l'effet des vermifuges, les vers sont morts, ils se digèrent en très-peu de temps, de sorte que s'ils ne sont pas immédiatement rendus, on n'en retrouve pas de traces dans les déjections. L'un des meilleurs moyens supplémentaires à employer sans danger contre les vers des enfants, quand les vers persistent malgré l'usage prolongé des vermifuges du domaine de la médecine familière, ce sont les frictions sur le ventre avec cinq à six gousses d'ail écrasées.

Quand les personnes adultes sont attaquées des vers intestinaux, et qu'elles n'ont l'habitude ni de fumer, ni de boire des liqueurs spiritueuses, ni de manger des mets épicés, elles peuvent se débarrasser des vers en changeant temporairement de régime, sans abuser ni du tabac, ni des liqueurs ; un petit verre d'une boisson alcoolique amère prise le matin à jeun, et un peu plus de poivre que d'ordinaire dans les aliments, agissent efficacement contre les vers, sauf, quand l'affection vérmineuse est passée, à supprimer le tabac, les liqueurs et les aliments épicés. (Voyez chapitre III.)

Sur l'usage du thé.

On croit être agréable aux amateurs de thé, boisson non moins chère aux Occidentaux qu'aux peuples de l'Asie orientale, en leur rappelant, d'après les anciens livres des Chinois, la tradition sur l'origine du thé.

A une époque qu'il serait inutile de chercher à préciser, Darma, prince indien d'une rare piété, entreprit de parcourir toute la Chine, afin d'y répandre les dogmes de l'unité de Dieu et de l'immortalité de l'âme. Il fit vœu en partant de ne pas dormir qu'il n'eût accompli sa mission. Un jour, pendant le cours de ses longues pérégrinations, il s'assit épuisé de fatigue au pied d'un buisson, et contrairement à son vœu, il s'endormit. A son réveil, honteux et irrité contre lui-même de sa propre faiblesse, il arracha l'arbuste dont l'ombrage l'avait sollicité au sommeil, et le fit enterrer dans une fosse profonde, qu'il fit creuser à cet effet par ses disciples. Quelques mois plus tard, repassant par le même lieu, il fut fort étonné de voir que l'arbuste arraché et enterré avait repoussé, plus vigoureux qu'auparavant. Les disciples de Darma ayant mâché quelques feuilles de l'arbuste miraculeusement reproduit reconnurent en elles des propriétés excitantes qui les empêchaient de dormir ; car sans avoir fait vœu comme leur maître de ne pas dormir du tout, ils cherchaient néanmoins à dormir le moins possible. Charmés de cette heureuse découverte, et désirant en profiter complétement, ils cueillirent les feuilles de l'arbuste, que les gens du pays désignaient sous le nom de thé, et les emportèrent pour les utiliser en infusion pendant le reste de leur long pèlerinage. A leur exemple, les peuples de la Chine adoptèrent l'usage de l'infusion des feuilles de thé; cet usage devint bientôt universel et finit par être importé en Europe.

Les propriétés excitantes de l'infusion de thé sont tout particulièrement utiles à ceux qui voyagent dans les pays très-froids. L'amiral Wrangel, chargé par le gouvernement russe de dresser la carte des côtes de la mer glaciale, entre le pôle nord et le cercle polaire, aurait succombé à l'excès du froid, lui et tous ses compagnons, sans le thé qui les réchauffait et ranimait leur système nerveux, en dépit d'une température de trente-cinq à quarante degrés au-dessous de zéro. (Voyez chapitre VI.)

Sur les eaux insalubres.

On croit très-utile d'insister sur les conditions d'insalubrité des eaux employées soit à la préparation des aliments, soit comme boisson habituelle; c'est pourquoi l'on ajoute aux notions déjà données à ce sujet les indications suivantes. Si vous avez lieu de douter de la bonne qualité des eaux, au point de vue de la salubrité, rien de plus facile que d'en faire évaporer un ou deux litres sur un feu doux, dans un vase de faïence ou de terre vernissée. S'il ne reste pas ou presque pas de résidu au fond du vase après l'évaporation, les eaux sont saines et peuvent être employées en toute sécurité; s'il en reste une quantité appréciable, surtout si ce dépôt est blanchâtre, ce qui indique qu'il est en grande partie composé de plâtre (sulfate de chaux), les eaux ne valent rien. On doit rejeter sans aucun essai préalable les eaux des rivières qui traversent des villes populeuses et qui reçoivent les ruisseaux infects provenant des égouts; ces eaux, lorsqu'on ne peut éviter de s'en servir, ne doivent être utilisées qu'après avoir été filtrées.

Il y a dans les vallées du versant français du Jura et des Alpes bien des localités où les goîtres sont très-fréquents, ce qui est attribué, avec raison, en grande partie à la mauvaise qualité des eaux. Mais c'est un préjugé de croire que cette propriété particulière des eaux de ces vallées tient à ce qu'elles proviennent de la fonte des neiges et des glaces; elle est due à une très-petite quantité de sels mercuriels que ces eaux entraînent avec elles en traversant sous terre, avant d'arriver à fleur du sol, des terrains imprégnés de sulfure de mercure. Plusieurs chimistes conseillent, pour neutraliser les propriétés nuisibles des eaux rendues insalubres par la présence des sels de mercure, de les faire séjourner dans des fontaines de cuivre étamé, parce qu'en effet l'étain annule, au moins en grande partie, les effets pernicieux de ces sels ; mais si l'on apporte la moindre négligence à faire renouveler à des intervalles assez rapprochés l'étamage intérieur de ces fontaines, et que l'eau s'y trouve par cette raison en contact avec le cuivre, il en résulte du vert de gris, bien autrement dangereux que les sels de mercure contenus dans les eaux de source. Les autorités locales, dans les vallées où les goîtres sont communs pour cette cause et où les eaux surabondent, pourraient les faire soumettre à l'analyse, et faire permettre seulement l'usage des eaux reconnues salubres par des expériences confiées à des hommes compétents.

Les eaux des fossés, des mares, des étangs même, quand ceux-ci ne sont pas traversés par un fort courant d'eau vive qui en renouvelle incessamment la masse, sont insalubres par cela seul qu'elles sont stagnantes, et indépendamment de leur composition chimique , elles tiennent toujours en suspension des matières animales ou végétales décomposées et des gaz dégagés par ces matières; elles propagent inévitablement plusieurs genres de maladies, spécialement les fièvres intermittentes. (Voyez chapitre VI.)

Sur la digestion.

Pour que la digestion s'opère et que les parties des aliments absorbés qui peuvent servir à la nutrition contribuent réellement à renouveler et entretenir le corps humain, il faut qu'ils fermentent absolument comme les principes de la bière fermentent dans la cuve du brasseur et ceux du vin dans celle du vigneron. Tout le monde sait que la fermentation spiri-

tueuse poussée trop loin donne pour résultat du vinaigre.
De même, quand la digestion commencée dans l'estomac produit l'acidité des aliments consommés, avant d'aller se compléter dans le tube intestinal, l'effet utile en est manqué,
quand même il n'y aurait pas d'indigestion à proprement parler. A partir de l'âge où chacun doit être à lui-même son
propre médecin, on doit donc faire ses observations sur ceux
des aliments à notre disposition qui subissent le mieux dans
l'appareil digestif la fermentation qui constitue la digestion;
le même esprit d'observation doit guider pour régler la ration
d'aliments et de boissons; on ne perdra jamais de vue cet
axiome vulgaire qui dit qu'à tout âge, on vit, non de ce qu'on
mange, mais de ce qu'on digère. Il faut renoncer pour toujours à des aliments qui, plusieurs fois de suite, ont été rejetés
par vomissement, sans avoir subi dans les voies digestives
un commencement de décomposition; tels sont en particulier pour beaucoup d'estomacs faibles les blancs d'œufs durs
et les noix, souvent rejetés après plusieurs heures de séjour
dans l'estomac, exactement tels qu'ils étaient quand on les a
avalés. (Voyez chapitre VI.)

Sur les inconvénients de la poussière.

Il y a eu pendant assez longtemps à Paris, dans la rotonde
du passage Colbert, un homme qui montrait pour une modique rétribution les effets réellement merveilleux du microscope solaire. Cet admirable instrument, n'intéressant que les
amis sérieux du vrai savoir et de l'étude approfondie des plus
curieux phénomènes de la nature, n'eut aucun succès;
l'homme au microscope solaire, ruiné à fond, exproprié,
oublié, alla mourir de misère dans quelque coin d'hôpital:
que ne montrait-il des serins savants? Avant sa ruine, ses
rares clients ont pu voir, grâce à son microscope qui grossis-
sait cent quarante-quatre mille fois les objets, et faisait voir
un poil de l'aile d'un cousin de la grosseur d'une plume de
cygne (et, par parenthèse, exactement de la même forme), ce

que c'est que la poussière, et de quoi elle se compose. Il n'y
a pas, au coin des bornes, dans les rues des grandes villes,
de tas d'ordures plus révoltant que ne l'est une pincée de
poussière d'appartement vue au microscope solaire. S'il était
donné à tout le monde de le voir, les ménagères prendraient
plus de soin qu'elles n'en prennent habituellement d'ouvrir
portes et fenêtres pour chasser la poussière lorsqu'elles sont
occupées à se servir du balai ou du plumeau; elles évite-
raient soigneusement de respirer elles-mêmes et de faire respirer aux autres cette collection de matières insalubres qui
constitue la poussière, source inaperçue d'affections plus ou
moins graves des voies respiratoires. Quant à la poussière
des champs, bien qu'elle soit composée d'éléments différents,
elle n'est pas moins insalubre; les médecins ont constaté dans
plusieurs pays de plaines, où la poussière en été est un véritable fléau, que c'est à elle qu'il faut attribuer en grande
partie les maladies vermineuses qui sévissent à l'état épidémique dans les plaines de la Russie et de la Hongrie.

C'est donc un point fort important pour la salubrité des
lieux habités que d'éviter d'y soulever la poussière à l'intérieur, et d'empêcher que la poussière du dehors ne puisse en
troubler l'atmosphère. (Voyez chapitre VII.)

Sur les défauts de prononciation.

On ne peut pas ranger les défauts de prononciation, même
en y comprenant le bégaiement et le bredouillement, parmi
les maladies dans le vrai sens du mot, bien qu'ils tiennent
quelquefois à une affection du larynx, à un vice de conformation dans les organes de la voix, ou bien à une mauvaise disposition des dents. Ces trois causes, lorsqu'elles existent,
peuvent facilement être reconnues par le chirurgien qui est
ordinairement en mesure de les combattre et d'y mettre un
terme. Quand elles n'existent pas, les défauts de prononciation dépendent, soit d'un excès de timidité qui produit de
l'hésitation dans l'émission des sons, soit d'une habitude de

mal placer la langue dans la bouche pendant l'acte de la parole; on peut affirmer que sur dix bègues, il y en a neuf qui le sont pour l'une de ces deux causes; la seconde est la plus fréquente. Celui qui a bégayé d'abord par timidité, et qui a continué par habitude contractée de longue main, peut sans grande peine se guérir lui-même en faisant usage de toute sa volonté. Pour commencer, il s'imposera la loi de parler le moins possible et seulement dans le cas d'absolue nécessité. Tous les jours à heure fixe, seul et dans l'obscurité, il s'exercera à parler à haute voix, en s'efforçant de bien articuler, d'abord quelques-uns des mots les plus difficiles pour lui à bien prononcer, puis des phrases plus longues, et enfin des discours entiers. Quand les organes de la voix ne sont ni malades, ni mal conformés, un mois ou deux de cet exercice font cesser le bégaiement le plus ancien. Dès qu'on sent que la voix se rapproche de la prononciation normale, il faut, pour hâter la guérison, s'exercer à faire la conversation, d'une chambre à une autre, les portes restant ouvertes, avec ceux dont la présence peut le moins vous intimider; on arrive ainsi graduellement à pouvoir, sans bégaiement, causer en plein jour avec tout le monde. Il n'est personne qui n'ait entendu parler de la méthode américaine pour la guérison des bègues, méthode qui fit gagner beaucoup d'argent à ceux qui la mirent les premiers en pratique. Cette méthode qui réussit souvent, mais non pas toujours, est fondée sur l'observation de ce fait que le plus grand nombre des bègues place en parlant la langue trop bas dans la bouche, laissant ainsi trop d'espace entre la langue et la voûte du palais, ce qui rend impossible l'articulation régulière des sons. La méthode américaine consiste précisément à observer un silence absolu quand il n'y a pas nécessité de parler, afin de perdre l'habitude de mal prononcer, et à s'habituer peu à peu à relever la langue en parlant, ce qui, avec un peu d'énergie de volonté, ne tarde pas à remplacer une mauvaise habitude par une bonne, et à faire disparaître un défaut invétéré de prononciation. (Voyez chapitre XI.)

Sur l'effet médical de la musique.

Les ressources que la musique peut offrir à l'art de guérir dans un grand nombre d'affections, spécialement contre les maladies mentales, sont contestées par plusieurs de nos célébrités médicales ; cependant, des faits parfaitement constatés prouvent jusqu'à la plus entière évidence l'influence de la musique dans le traitement de plusieurs maladies nerveuses. En voici un exemple emprunté au livre de M. Descuret, intitulé : *La Médecine des passions*.

A la suite de vives affections morales, une jeune femme était plongée dans une profonde mélancolie qui minait sa constitution naturellement très-frêle ; atteinte en outre de fréquentes hémoptysies, elle tomba bientôt dans un marasme effrayant, accompagné de convulsions et de syncopes qui duraient des heures entières. Les symptômes les plus alarmants faisaient présager sa fin prochaine, lorsque le professeur Alibert, son médecin, voulut voir si la musique, qu'elle aimait beaucoup, ne pourrait pas apporter quelque soulagement à ses horribles souffrances. Il s'entend à cet effet avec le célèbre Bénazet qu'il enferme dans un cabinet attenant à la chambre à coucher.

L'artiste commence par tirer de son instrument des sons doux et tristes, qu'il juge en harmonie avec les sentiments de la malade. Celle-ci les a entendus, les a compris au milieu même de son délire qui de moment en moment se calme d'une manière visible, aux sons harmonieux du magique violoncelle. Ravi de ce premier résultat, Alibert va trouver M. Bénazet, et lui demande des variations sur un air gai. Ce nouveau morceau, d'un mouvement plus rapide, est encore mieux. goûté par la malade moribonde, dont la tête marque la mesure avec la plus grande précision. Une demi-heure s'est écoulée depuis l'instant où a commencé cette symphonie improvisée, en quelque sorte sur le bord d'une tombe ; cependant, la tête ne bat plus la mesure avec la même régularité ; les traits deviennent moins mobiles ; les yeux, auparavant entr'ouverts et convulsés, se ferment peu à peu ; puis un sommeil paisible, favorisé par les sons harmoniques les plus suaves, s'empare de la malade qui, à son réveil, présente un mieux inespéré. Le même moyen est répété pendant deux jours de suite avec le même succès, et quelques semaines après cette jeune dame était en pleine convalescence.

M. Bénazet, de qui je tiens ces détails, ajoute M. Descuret, m'a également assuré qu'à la suite d'une fièvre typhoïde qu'il eut pendant sa jeunesse, il ne fut tiré d'une profonde léthargie qu'en entendant la marche des Tartares de Kreutzer jouée dans la rue par un orgue de Barbarie. Son père, qui un moment ouparavant le croyait mort, fit tout à coup remarquer au médecin que les pieds du moribond semblaient suivre la mesure de l'air pour lequel il avait toujours montré une grande prédilection. Tous deux appellent aussitôt le joueur d'orgue et lui prescrivirent de continuer l'air favori du jeune musicien, qui, marquant plus fortement la mesure, ne tarda pas à recouvrer connaissance. Quinze jours après il était en pleine guérison. (Voyez chapitre XV.)

Sur l'influence des climats.

Les habitants de chacune des régions de notre planète sont exposés à contracter un certain nombre de maladies particulières à chaque genre de climat. Ce sont les régions les plus rapprochées du pôle nord qui offrent à la race humaine le plus de chances de santé et de longévité; mais, dans ces régions glacées, la vie est si peu agréable, la nature offre un aspect si rude et si sauvage, que l'existence, supportable seulement pour ceux qui y sont accoutumés depuis leur enfance dans de pareilles conditions, peut à peine être considérée comme un bienfait. Les maladies des pays les plus froids que l'homme puisse habiter ont généralement un caractère inflammatoire, elles sont moins graves et moins fréquentes que celles des climats tempérés et des climats chauds. Toutes les maladies dont l'humanité peut être affectée sévissent dans les climats tempérés avec plus ou moins d'intensité, selon les

conditions salubres ou insalubres de chaque localité ; près de
la limite nord de la zone tempérée, les maladies les plus fréquentes ont, comme dans le Nord, un caractère purement inflammatoire. Sous les climats méridionaux, ce sont les maladies du système nerveux, contre lesquelles il faut surtout
se tenir en garde. Les climats à la fois très-chauds et très-
humides sont les plus meurtriers pour les habitants des pays
tempérés. L'armée anglaise, dans les Indes, en offre les
exemples les plus saisissants ; en 1819, un corps de seize
mille Européens au service de la compagnie des Indes avait
quatorze mille quatre cents malades au même moment, et
seulement mille six cents hommes capables d'un service actif.
Plusieurs régiments n'avaient que des malades ; un des moins
maltraités pouvait encore mettre en ligne quatorze hommes
et un officier ; tout le reste était à l'hôpital. Sans doute, il
faut tenir compte de l'état sanitaire antérieur et de la vie très-
peu régulière des Européens qui s'engagent pour servir dans
l'Inde anglaise ; mais il en résulte toujours que, pour les Européens, le climat chaud et humide de la vallée du Gange est
excessivement meurtrier, et que ceux qui vont y chercher
fortune ont peu de chance d'en revenir. Les chances de mortalité sont, à très-peu de choses près, les mêmes dans les colonies hollandaises de Java et des autres îles de la Sonde.

On sait que le changement de climat est très-souvent prescrit par les médecins aux malades atteints de phthisie pulmonaire ; ceux du Nord et du centre de la France sont envoyés
dans le Midi, et malheureusement ils y trouvent rarement la
guérison. En Espagne, c'est le contraire ; les phthisiques sont
envoyés en Hollande, et le climat humide de ce pays maritime
les guérit assez souvent. Si les poitrinaires du Nord ont raison de chercher du soulagement en émigrant au Midi, vers les
bords de la Méditerranée, ceux qui, dans le Midi, sont atteints de la même maladie, peuvent espérer plus d'amélioration à leur état en cherchant, non pas les climats tout à fait
septentrionaux, mais ceux des régions maritimes, sous un climat tempéré. (Voyez chapitre XV.)

Sur les propriétés de l'aloès.

On ne croit point exagérer en affirmant que les purgatifs si longtemps en vogue, dont tout le monde a plus ou moins abusé, tels que le fameux remède de Leroy, et le non moins fameux élixir antiglaireux ont fait à eux seuls plus de victimes que le typhus et le choléra; il est vrai qu'ils ont fait la fortune de ceux qui les vendaient; il est permis de penser que ce n'est point une compensation. La vogue de ces poisons a passé; c'est aujourd'hui le tour de l'aloès, dont une grande partie du public fait un abus journalier, en s'appliquant sans discernement la méthode connue sous le nom de médecine Raspail, dont le camphre et l'aloès font presque tous les frais. On n'a point ici l'intention de faire le procès à la médecine Raspail; on croit seulement devoir faire observer, quant aux applications que chacun peut se faire à soi-même de ce système de médication que, pour qu'il puisse produire de bons effets, il faut évidemment que celui qui s'en sert se pose tout d'abord cette première question : Suis-je malade? Après quoi il aura à résoudre cette autre question : En admettant que je sois réellement malade, quelle est ma maladie? Si vous êtes hors d'état de répondre à ces deux questions, et c'est ce qui doit avoir lieu dix-neuf fois sur vingt, comment pouvez-vous espérer du succès d'un traitement médical quelconque? Ce n'est point ici l'auteur qui parle, c'est le sens commun. Quant à l'aloès en particulier, c'est un purgatif dont l'abus peut être aussi nuisible que celui de tout autre purgatif. Grâce à la prudence de l'auteur de la médecine Raspail, ses partisans ne prennent l'aloès qu'en fragments qui, le plus souvent, traversent sans se dissoudre le tube digestif, et sont rendus tels qu'ils ont été pris ou à peu près; c'est la raison évidente et palpable pour laquelle l'aloès, employé le plus souvent sans rime ni raison par les partisans de la médecine Raspail, fait en réalité peu de mal. De même, les grains de santé du docteur Franck, les pilules anté-cibum, et tant d'autres actuellement oubliées, ont tué peu de gens, parce qu'on les prenait au moment du repas; ces purgatifs, c'est-à-dire ces poisons, mêlés aux aliments, agissaient peu, et même n'agissaient pas du tout, et c'est pour cela qu'ils tuaient rarement, tandis que le poison Leroy, pris liquide et à jeun, tuait beaucoup. L'aloès pris en grumeaux ne peut nuire que dans des limites restreintes; mais on doit étendre à ce purgatif, comme à tous les autres, la recommandation de n'en user que quand on en a réellement besoin, chose dont le malade n'est jamais en état de juger lui-même. (Voyez chapitre XVII.)

Sur les affections rhumatismales.

On prend rarement assez de précautions pour éviter les rhumatismes qui, pour cette raison plus que pour toute autre, sont fréquents dans tous les pays au climat froid, humide et inconstant. Les annales de la médecine militaire sont remplies des faits les plus concluants à cet égard. En 1808, pendant la guerre d'Espagne, sous le règne de Napoléon Ier, un bataillon en tenue d'été eut à traverser une chaîne de montagnes fort élevées, et reçut pendant ce trajet une longue bourrasque de neige poussée par un vent violent. Environ vingt-quatre heures après, plus de la moitié des soldats de ce bataillon étaient rhumatisés des pieds à la tête, tous du même côté, sur les parties contre lesquelles le vent avait chassé la neige. Il est probable que si ces militaires avaient été pourvus de bonnes capotes et de gilets tricotés, comme on en donne à ceux qui font campagne en hiver, aucun d'entre eux n'aurait été atteint de rhumatisme.

Les douleurs rhumatismales sont souvent héréditaires; dans ce cas, elles ne se manifestent pas avant l'âge adulte, et elles redoublent d'intensité pendant la vieillesse. La femme y est plus exposée que l'homme, quoique son genre de vie semble éloigner d'elle une partie des causes qui, chez l'homme, engendrent le plus souvent les rhumatismes. C'est surtout de cinquante à soixante ans que les affections rhu-

matismales sont communes chez les femmes; c'est à cette
période de la vie qu'elles doivent prendre le plus de mesures
pour s'en garantir. La statistique médicale constate que, hors
les accidents et les maladies exclusivement chirurgicales, sur
quatorze maladies dont l'homme est atteint, il y en a une de
nature rhumatismale. (Voyez chapitre XVIII.)

Sur l'influence de la lune.

Il semble également absurde d'exagérer l'influence exercée
par la lune sur l'organisme humain, en santé comme en
maladie, et de nier cette influence d'une manière absolue. En
fait, il y a des malades chez lesquels les paroxysmes et les
phases bien marquées de la maladie coïncident de la manière
la plus remarquable avec les phases de la lune. Il n'est pas
de médecin ayant eu occasion de traiter des aliénés qui ne
sache qu'on doit s'attendre à des accès violents aux approches
de la pleine et de la nouvelle lune; ceux d'entre les épileptiques chez lesquels la maladie affecte une sorte de périodicité, savent aussi qu'ils doivent s'attendre à des crises plus
violentes que de coutume à la pleine ou à la nouvelle lune.
Il n'y a donc pas de crédulité superstitieuse à tenir compte
de ces faits, et à prendre ses mesures en conséquence, lorsqu'on a à soigner des malades atteints d'épilepsie ou d'aliénation mentale. (Voyez chapitre XIX.)

Sur les dangers du magnétisme.

M. Lombard, auteur de l'un des livres les plus remar-
quables qui aient jamais été écrits sur le magnétisme, fait
ressortir avec un soin particulier le mal qui peut résulter de
l'abus de ce singulier pouvoir qu'un magnétiseur, quelle
qu'en soit la cause, exerce de fait sur l'individu magnétisé.
Se faire un jeu des expériences que chacun peut tenter par
simple passe-temps, c'est se livrer à un amusement dange-

reux et coupable; car on ne sait jamais où cela mène. On ferait un volume du catalogue des cas d'épilepsie, de catalepsie, d'idiotisme et d'aliénation mentale qui, depuis dix ans seulement, ont eu pour cause cette funeste manie. Pour ne citer, entre mille, qu'un fait parfaitement authentique, on rappelle ici la mésaventure toute récente d'un commissaire-priseur d'une ville du nord de la France. Après un bon souper, à table d'hôte, il paria qu'il magnétiserait, séance tenante, la première personne venue. On lui amena un jeune garçon devant lequel il répéta les gestes et les passes qu'il avait vu exécuter par des magnétiseurs exercés. Lui-même ne l'était pas; il essayait de magnétiser pour la première fois. Or, à son grand étonnement, le jeune garçon, sous l'impression des gestes du commissaire-priseur qui ne s'attendait à rien de semblable, tomba dans un sommeil magnétique, puis dans des crises nerveuses qui, depuis cette funeste soirée, n'ont pas cessé de se renouveler. Les médecins consultés ont reconnu l'existence d'une maladie nerveuse qui n'est pas l'épilepsie, mais dont rien ne fait espérer la guérison. Ainsi, voilà un jeune homme malheureux, peut-être pour toute sa vie, pour s'être prêté à une fantaisie de magnétisme d'un homme qui avait un peu trop soupé! Le tribunal, sur la plainte du père du jeune homme, a condamné l'imprudent magnétiseur à mille deux cents francs de dommages-intérêts, compensation bien faible pour le mal souffert. On ne peut soutenir, en présence de ce fait authentique, pris, on le répète, entre mille faits du même genre qui se reproduisent tous les jours, que le magnétisme est tout à fait inoffensif, et que les magnétiseurs ne peuvent nuire en aucune manière à l'humanité. On admet qu'ils ne le veulent pas; mais, en dehors de leur volonté, ils font beaucoup de mal, et les pères de famille font sagement lorsqu'ils s'opposent d'une manière absolue et péremptoire à ce que leurs enfants soient soumis à des expériences souvent ridicules, et toujours dangereuses. (Voyez chapitre XXV.)

Sur le choix d'un médecin.

Bien des gens, soit par incurie, soit par indifférence, n'appellent un médecin auprès des malades placés sous leur dépendance, que pour mettre leur responsabilité à couvert ; dès que leurs malades, comme le fait observer un écrivain célèbre, ont vu quelqu'un et pris quelque chose, leur devoir est accompli et le public n'a pas de reproches à leur adresser : que le malade guérisse ou qu'il meure, ceci n'est qu'un détail, et ils n'en veulent pas davantage. Ceux qui prennent leurs obligations au sérieux et qui éprouvent pour les malades un véritable attachement, raisonnent autrement. A part les motifs qui ont été précédemment exposés, le choix qu'ils peuvent faire d'un médecin doit surtout être influencé par sa bonne renommée d'homme de probité et de conscience. On peut, sans offenser le corps médical en aucune manière, affirmer que, comme on dit vulgairement, il y a du choix. On a dit avec un grand sens : « Prendre un médecin au hasard, et sans s'attacher à distinguer le charlatan du philosophe, c'est un de ces actes de folle insouciance qui frisent le suicide ou l'homicide, selon qu'il s'agit de soi-même ou des autres. » (Voyez chapitre XXV.)

Sur l'eau sédative.

De tous les médicaments d'introduction moderne dans la médecine familière, l'un des plus généralement usités est l'eau sédative, à laquelle on ne peut contester le mérite de ne pas nuire sensiblement quand elle n'est pas nécessaire, et de procurer presque toujours dans les fièvres, les migraines et les maux de tête violents, un soulagement immédiat. Dans le traitement de toute maladie, le soulagement et la guérison sont deux choses distinctes, et, selon l'expression vulgaire, l'un n'empêche pas l'autre. Ainsi, quand la fièvre tient à une maladie de l'un des appareils organiques essentiels, la guérison, c'est-à-dire la cessation définitive des accès, ne peut être

espérée que par l'application d'un système régulier de médication; se fier à l'eau sédative ou à tout autre topique extérieur pour la guérir, ce serait une erreur; mais l'eau sédative,
appliquée en lotions ou en compresses, soulage immédiatement le malade pendant l'accès, et pour lui c'est beaucoup.

L'eau sédative renferme pour un litre d'eau 60 grammes
d'ammoniaque liquide, 10 grammes d'alcool camphré, et
30 grammes de sel marin. Le gros sel gris commun est préférable au sel blanc pour la préparation de l'eau sédative. On
mêle l'alcool camphré à l'ammoniaque dans une bouteille, et
l'on fait fondre le sel dans l'eau dans une autre bouteille, en
y ajoutant quelques gouttes seulement d'ammoniaque liquide,
puis on réunit les deux liqueurs et l'eau sédative est terminée.
Cette eau doit être conservée au frais, dans un vase bien
bouché; il s'y forme toujours un peu de dépôt blanchâtre,
qu'on mêle au liquide en l'agitant vivement, chaque fois
qu'on a occasion de s'en servir.

On recommande à ceux qui font usage d'eau sédative de
n'en jamais appliquer sur les parties de la peau où il peut
exister des écorchures ou égratignures, sur lesquelles elle
causerait une irritation très-douloureuse. Quand, pour dissiper
le mal de tête ou pour calmer l'ardeur de la fièvre, on emploie
l'eau sédative en grande quantité, en compresses sur le front,
autour du cou et autour des poignets, il faut avoir soin d'aérer
largement le local occupé par le malade, sans quoi l'air vicié
introduit dans ses voies respiratoires par le dégagement de
gaz ammoniac pourrait lui faire plus de tort que toute l'eau
sédative du monde n'est capable de lui faire de bien. (Voyez
chapitre XXIX.)

Sur les âges.

Les physiologistes ne sont pas d'accord sur le commencement, la durée et la fin des diverses phases de l'existence
auxquelles on a donné le nom d'âges. Daubenton, dont la
division est le plus généralement adoptée dans les traités de

physiologie et de médecine, admet six âges, savoir : 1° L'enfance, de la naissance à la puberté ; 2° l'adolescence, de l'époque de la puberté jusqu'à vingt ou vingt-trois ans ; 3° la jeunesse, de vingt ans à trente ou trente-cinq ans ; 4° l'âge viril, de trente-cinq à quarante-cinq ans ; 5° l'âge de retour, de quarante-cinq à soixante-cinq ans ; 6° la vieillesse, de soixante-cinq ans à la mort. Cette division n'est pas exacte pour le plus grand nombre des individus qui entrent réellement dans la vieillesse à soixante ans, souvent même beaucoup plus tôt. D'autres se bornent à partager toute la durée de la vie humaine en deux sections seulement : la période de croissance et la période de décroissance. La première comprend l'enfance, l'adolescence et la jeunesse ; la seconde est formée de l'âge viril, de l'âge de retour et de la vieillesse. En fait, le commencement et la fin de chaque phase de l'existence diffèrent d'un individu à l'autre ; à partir de l'âge adulte, chacun doit s'observer soi-même pour reconnaître le passage d'un âge à un autre et régler son régime en conséquence. (Voyez chapitre XXXIV.)

Sur la longévité humaine.

Lorsqu'on étudie sérieusement, et en dehors de tout préjugé, le mécanisme de l'organisme humain et les causes qui le détériorent avec l'âge, on est tout étonné de voir combien est faible le nombre de ceux qui meurent de leur belle mort, c'est-à-dire au terme fixé par la nature. Buffon avait entrevu la base du calcul de la longévité possible, d'après la durée de la période d'accroissement ; les observations et les expériences de M. Flourens ont démontré de nos jours que, sans le chapitre des accidents, sans les causes de destruction qui résultent de nos vices, de nos faiblesses, de notre intempérance, et qu'il ne tiendrait qu'à nous d'éviter, la durée normale de la vie humaine serait de 100 à 120 ans.

« La durée de la vie humaine, dit Flourens, ne dépend ni du climat, ni de la nourriture, ni de la race ; elle ne dépend de rien d'extérieur; elle ne dépend que de la constitution intime, et, si je puis parler ainsi, que de la vertu intrinsèque de nos organes. »

Pour profiter complétement de ce qu'on peut nommer la bonne volonté de la nature à notre égard, l'élément principal de longévité, outre la sobriété et l'activité de l'intelligence; c'est la volonté.

« L'homme, dit encore Flourens, veut d'abord la santé; il veut ensuite une longue vie. Il veut ces deux biens, et puisqu'il les veut, il faut lui redire sans cesse que c'est de lui qu'ils dépendent. » C'est dans le même sens que Buffon avait coutume de dire : « La vieillesse, c'est un préjugé. » (Voyez chapitre XXXVIII.)

Sur le pansement des plaies et blessures.

Ceux qui reçoivent une blessure, même légère, et qui sont ensuite exposés à des chances inévitables d'insalubrité, telles que les voyages à travers des pays malsains et marécageux, ou des travaux excessifs qui ne laissent pas à la plaie le temps de se cicatriser, sont quelquefois mis en danger sérieux par suite d'une lésion primitivement sans importance; on dit alors que la plaie s'est envenimée; c'est aussi ce qui arrive toutes les fois qu'elle est mal pansée ou qu'elle n'est pas tenue avec une rigoureuse propreté. Bien des recettes diverses ont été proposées pour remédier à cet inconvénient; Raspail, l'inventeur du pansement camphré, a cru de très-bonne foi avoir trouvé le remède infaillible contre la corruption des plaies. « Désormais, dit-il (*Manuel de la Santé*, page 135), le pansement camphré a résolu le problème, et nous pouvons affirmer que les opérations chirurgicales ne seront plus suivies de ces contagions effrayantes qui décimaient, en certaines saisons, les opérés dans les hôpitaux. »

En fait le camphre, adopté par beaucoup de chirurgiens dans les pansements, a produit de bons effets, mais dans de certaines limites, et il n'a pas complétement résolu le pro-

llème. On a reconnu tout récemment des propriétés désin-
fectantes plus générales et plus efficaces à la poudre dite
coaltar, terme anglais qui signifie goudron de houille, parce
que le goudron de houille associé au plâtre est la base de
cette poudre. Une polémique très-vive s'est engagée, quant à
l'invention du coaltar; en attendant que ce côté de la question soit jugé, on trouve dès à présent du coaltar tout préparé
chez la plupart des pharmaciens; beaucoup de chirurgiens
l'adoptent, et la médecine familière, lorsqu'elle a une mauvaise plaie à panser en l'absence des secours de l'art médical,
peut très-bien la désinfecter à la minute, en la saupoudrant
de coaltar, et lui appliquant du reste le pansement ordinaire.
(Voyez chapitre XLI.)

FIN.

TABLE DES MATIÈRES.

CHAPITRE IV.

Dents de sept ans. — Accidents.

CHAPITRE V.

Adolescence. — Développement complet.

CHAPITRE VI.

Hygiène de l'âge adulte.

CHAPITRE VII.

Hygiène de l'âge adulte. — Suite.

CHAPITRE VIII.

Hygiène de l'âge adulte. — Suite.

CHAPITRE IX.

Maladies de l'âge adulte. — Soins généraux.

CHAPITRE XIII.

Maladies de l'appareil digestif. — Suite.

CHAPITRE XIV.

Maladies des organes respiratoires.

CHAPITRE XXI.

Accidents.—Poisons minéraux.

CHAPITRE XXII.

Empoisonnement par les poisons végétaux et animaux. —Asphyxie.

CHAPITRE XXIII.

Asphyxie. —Blessures.

CHAPITRE XXIV.

Luxations. — Fractures. — Brûlures. — Morsures. — Piqûres.

CHAPITRE XXV.

Du choix d'un médecin.

CHAPITRE XXIX.

Pharmacie domestique. — Suite.

CHAPITRE XXX.

De l'amélioration physique de la race humaine.

CHAPITRE XXXI.

Médecine domestique de la femme.

CHAPITRE XXXII.

Hygiène de la femme.

CHAPITRE XXXIII.

Hygiène de la femme. — Suite.

CHAPITRE XXXIV.
Hygiène de la vieillesse.

CHAPITRE XXXV.
Maladies de la vieillesse.

CHAPITRE XXXVI.
Maladies de la vieillesse. — Suite.

CHAPITRE XL.

Des maux qui ne sont pas des maladies. — Suite.

CHAPITRE XLI.

Instructions pour les gardes-malades.

FIN DE LA TABLE DES MATIÈRES

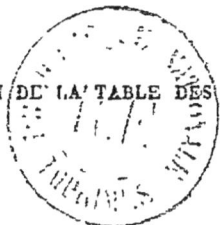

TABLE ALPHABÉTIQUE.

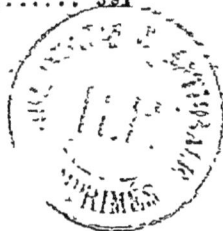

FIN DE LA TABLE ALPHABÉTIQUE.

Paris. — Imp. LAROUSSE, rue Montparnasse, 17.